コンパス
顔面骨の整美と治療

Clinical Operation Manual for
Plastic and Aesthetic Surgery;
ADVANCE

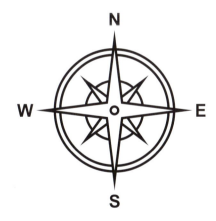

編著
慶應義塾大学形成外科　坂本好昭

克誠堂出版

執筆者一覧

編著

坂本　好昭　　慶應義塾大学医学部形成外科

執筆者　（五十音順、敬称略）

赤井　卓也　　富山大学医学部脳神経外科
井上　義一　　藤田医科大学医学部形成外科
今井　啓介　　大阪市立総合医療センター形成外科
今西　宣晶　　慶應義塾大学医学部解剖学教室
宇田　宏一　　リラ・クラニオフェイシャル・クリニック
及川　裕之　　慶應義塾大学医学部小児科
大原　博敏　　国際医療福祉大学三田病院形成外科
奥本　隆行　　藤田医科大学医学部形成外科
小山　明彦　　福島県立医科大学形成外科
加持　秀明　　静岡県立こども病院形成外科
國廣　誉世　　大阪市立総合医療センター小児脳神経外科
栗原　淳　　　埼玉県立小児医療センター脳神経外科
小室　裕造　　帝京大学医学部形成・口腔顎顔面外科学講座
坂原　大亮　　大阪市立総合医療センター形成外科
佐藤　兼重　　川崎幸病院・第二川崎幸クリニック形成外科・美容外科センター
菅原　康志　　リラ・クラニオフェイシャル・クリニック東京院
玉田　一敬　　東京都立小児総合医療センター形成外科
陳　　建穎　　表参道スキンクリニック
冨田　健太朗　慶應義塾大学医学部小児科
中嶋　英雄　　クリニークデュボワ・美容整心メンタル科
成田　真人　　東京歯科大学市川総合病院歯科口腔外科
彦坂　信　　　国立成育医療研究センター形成外科
平林　慎一　　関越病院創傷センター
宮川　正　　　松戸市立総合医療センター小児脳神経外科
宮本　純平　　宮本形成外科
三輪　点　　　慶應義塾大学医学部脳神経外科
元村　尚嗣　　大阪公立大学大学院医学研究科形成外科学
山下　昌信　　金沢医科大学形成外科
力丸　英明　　久留米大学医学部形成外科・顎顔面外科

はじめに

「クラニオの本は売れません。」
　出鼻をくじく厳しい一言からこの本の企画は吹き消されようとしていました。それが今こうして多くの先生方の力を借りて形になりました。こんなに嬉しいことはありません。

　当然ですが，売れない本を作るわけにはいきません。ただ手術手技書のニーズの高まりは肌で感じていました。VUCAの時代に生きる若い先生たちはインターネットで技術を学ぼうと検索しますが，学んだ気になっているだけということが少なくありません。タブレットの中ではなく，やはり手元に本という媒体が必要なのは今も昔も変わらないと思います。ぜひ，この本の厚み，重みを手に持って感じてください。そこには著者一人ひとりの術者としての情熱，そして臨床の醍醐味が詰まっています。

　今回の執筆陣もベーシック編と同様，経験豊富な先輩方です。私のような若輩編集者からのお願いに，快く執筆を引き受けていただいたことに御礼申し上げます。

　さて本書では，美容外科の手技では？と感じる術式を解説しています。美容外科に対して抵抗を持たれる方もいらっしゃるでしょう。実際私もその一人であり，意識改革になったのはパリ留学でした。Eric Arnaud先生は頭蓋縫合早期癒合症の治療の傍ら，美容外科手術を行っておられました。当時の私には美容外科に対する偏見があり，思い描いていたクラニオフェイシャルサージャンではなくがっかりしました。ある日，思い切ってなぜ美容外科をやるのかを聞いたことがあります。その答えは「若い頃は私もそう思っていた。でもクラニオを本格的にやるようになってからその必要性を知ったよ。いつかこの道にくれば，なぜやるのかがわかる」と言われました。

　いま，導かれた私なりの答えの一つは，クラニオフェイシャルサージャリーは単に骨切りして骨形態を正常にするのではなく，軟部組織に覆われた顔の形態を治す，ということです。現状よりも美しくすることが美容外科ならば，症候群性頭蓋縫合早期癒合症の治療は究極の美容外科と言えるのではないでしょうか。そこに保険か自費かということに差はないんです。かっこよく言いましたが別の理由もあります。それはまた機会があれば…。

　最後に，アドバンス編は標準化することがなかなか困難な治療法ばかりです。いまだ術式は完成されておらず，改善の余地は多くあります。本書が，これまでの頭蓋顎顔面外科の歴史と信念を紡ぎ，いつの日か術式の完成につながる架け橋になれば幸いです。
　The surgery must go on.

2024年10月

慶應義塾大学医学部形成外科

坂本 好昭

謝 辞

　こうして一つの本を編集するに至るまでクラニオフェイシャルサージャリーの厳しさと魅力を教えてくれた師・中嶋英雄先生、道に迷っていた私にEric Arnaud先生を紹介してくださった佐藤兼重先生、初めて美容外科が何たるかを見せてくれた菅原康志先生には、このたびご執筆までいただきました。本書の刊行が私からの恩返しと思いつつ、いつまでもお世話になってばかりです。

　またクラニオフェイシャルサージャリーを続けていられるのも12年来の戦友である慶應義塾大学脳神経外科 三輪点先生、同小児科 武内俊樹先生、同小児科 冨田健太朗先生の力添えがあったからに他なりません。まだまだ成長過程ですが世界に誇れる自慢のクラニオチームです。多謝いたします。

　ターニングポイントとなった留学先のパリには家族も一緒について来てくれました。私がやりたいことのために（しかも将来それができるとわからないにも関わらず）、友人もなく、言葉というハードルのある異国の地での生活。一番下の子は物心つく前であり、当時のことはさすがに覚えていません。無給で貯金も底をつきかけた生活でしたが、今思えばかけがえのない時間でした。一緒に来てくれたことはどれだけ支えになったことか。普段は面と向かっては言いませんが、どうもありがとう。

最後に、一冊の本を出版するには執筆者や編者のみならず、多くの方が力をあわせて、世に出していきます。執筆だけでは見えない本に隠された様々な魅力を克誠堂出版の大澤王子さんは教えてくれました。お互いコロナに倒れながらも、ときに頭を抱え、ときに無邪気に笑い喜びながら、本書の企画を完遂させてくれたことに深謝いたします。

CONTENTS　もくじ　〈アドバンス編〉

執筆者一覧　i　　　はじめに　iii　　　もくじ　v

準備　1

01　パワーインストルメント ……………………… 坂本好昭　2
パワーインストルメントって？／揃えておきたい器具

02　医療安全とチーム医療 ……………………… 冨田健太朗　6
はじめに／医療安全と航空安全／目指すチーム医療の形／おわりに

第1章　複雑な骨折　11

ミッション1　頭蓋底再建　12

01　前頭洞の処理 ……………………… 力丸英明　12
症状と手術適応／治療法の選択

02　ドレナージ ……………………… 力丸英明　16
本手技の適応／手技

03　頭蓋化と遮断 ……………………… 力丸英明　18
本手技の適応／手技

ミッション2　前頭骨骨折　24

01　総論 ……………………… 元村尚嗣　24
治療ダイジェスト／症状と手術適応／治療法の選択

02　新鮮例 ……………………… 元村尚嗣　28
本手技の適応／手技

03　陳旧例 ……………………… 元村尚嗣　34
手技

ミッション3　顔面多発骨折　38

01　総論 ……………………… 坂原大亮・今井啓介　38
治療ダイジェスト／症状と手術適応／治療法の選択

02　治療 ……………………… 坂原大亮・今井啓介　42
本手技の適応／手技

| Legacy | 戦争と形成外科 | 坂本好昭 | 48 |
| Chat Time 01 | チームワーク | 成田真人×力丸英明×坂本好昭 | 52 |

第2章 顔面輪郭手術 —変形治癒から美容まで—　59

ミッション4　眼窩変形　60

01 総論　宮本純平　60
治療ダイジェスト／症状と発生の機序

02 眼窩底変形治癒骨折　宮本純平　62
本手技の適応／手技

03 頬骨骨切り術　宮本純平　68
本手技の適応／手技

ミッション5　鼻骨変形治癒骨折　73

01 鼻の解剖と基本アプローチ　今西宣晶　73
解剖／基本アプローチ／オープンアプローチ

02 鼻骨骨切り術　大原博敏　81
本手技の適応／手技

03 外鼻形成術　陳　建穎　91
本手技の適応／手技

| Chat Time 02 | 国際学会のハードル | 山下昌信×奥本隆行×坂本好昭 | 102 |

ミッション6　顔面の輪郭　107

01 目標値について　山下昌信　107
顔の一般的な全体のプロポーション／手術計画を立案するうえでのポイント

02 頬骨骨切り術　井上義一　113
本手技の適応／手技

03 上顎骨骨切り術　成田真人　123
本手技の適応／手技

04 下顎骨骨切り術（SSRO）　加持秀明　132
本手技の適応／手技

05 オトガイ骨切り術　奥本隆行　145
本手技の適応／手技

06	下顎輪郭手術	宇田宏一	153
	本手技の適応／デザインのポイント／手技		
Chat Time 03	美容外科との付き合いかた	宇田宏一×井上義一×坂本好昭	163

第3章　先天異常　　169

ミッション7　総論　頭蓋縫合早期癒合症　170

01	手術のスケジュール	國廣誉世	170
02	頭蓋形成術に必要な基礎知識	赤井卓也	172
	正常な頭蓋骨／検査で確認すべきこと―必要な術前検査―		
03	手術体位	栗原　淳	177
Legacy	クラニオフェイシャルサージャリーのあゆみ	佐藤兼重	180

ミッション8　頭部の頭蓋縫合早期癒合症　185

01	Supraorbital bar の骨切り	坂本好昭	185
	本手技の適応／手技		
02	舟状頭 ―縫合切除術 strip craniectomy	三輪　点	190
	変形の特徴／本手技の適応／手技		
03	舟状頭 ――期的頭蓋形成術 parietal cranioplasty	宮川　正	198
	本手技の適応／手技		
04	舟状頭 ―前頭眼窩リモデリング subtotal fronto-orbital remodeling	坂本好昭	205
	本手技の適応／手技		
Legacy	クラニオフェイシャルサージャリーの存在意義	中嶋英雄	212
05	三角頭	小室裕造	217
	変形の特徴と治療の適応／手技		
06	斜頭	小山明彦	225
	変形の特徴と治療の適応／手技		
07	短頭	彦坂　信	234
	変形の特徴／治療の適応／手技		
08	後頭蓋形成術	玉田一敬	241
	後頭蓋形成術の適応／手技―片側ラムダ縫合癒合に対する後頭蓋形成―／ 後頭蓋延長術の適応／手技―後頭蓋延長―		
Legacy	ゲームチェンジャー ―骨延長法	菅原康志	248

ミッション9　顔面の頭蓋縫合早期癒合症　252

01　術前に行っておくべき検査 ……………… 及川裕之・冨田健太朗　252
　　　術前検査の目的／評価項目とそのための検査

02　Le Fort III 型骨切り術 …………………………………… 加持秀明　254
　　　本手技の適応／手技

　Chat Time 04　合併症、どうしてますか？ ……… 加持秀明×三輪 点×坂本好昭　264

ミッション10　顎裂　269

　　　顎裂骨移植術 ………………………………………………… 坂本好昭　269
　　　本手技の適応と目的／手技

　Chat Time 05　Craniofacial surgeonになるには ………………………………
　　　　　　　　　　　　　　　　　　　玉田一敬×小山明彦×坂本好昭　275

第4章　レジェンド座談会　−Link to the past and future−
中嶋英雄＋平林慎一＋佐藤兼重　　司会：坂本好昭　281

SHARE

若手の特権 ……………………………………………………… 元村尚嗣　37
形成外科と解剖 ………………………………………………… 今西宣晶　80
一生モノの相棒 ………………………………………………… 井上義一　122
仮想手術室 ……………………………………………………… 加持秀明　263

BUOY

フットペダル？　ハンドスイッチ？ ………………………………… 坂本好昭　5
院内迅速対応システム（Rapid Response System:RRS）とは？ ……… 冨田健太朗　9
SIMONとSYLVIA ……………………………………………… 大原博敏　87
ノミは何を使えばいい？ ……………………………………… 大原博敏　90
ガミースマイルと小顔化 ……………………………………… 山下昌信　112
もし異常骨折を起こしてしまったらどうするか ……………… 加持秀明　144

冒険の終わりに　291　　　索引　292　　　編者紹介　295

【謹告】

■本書に記載の製品名・薬剤名・会社名等は2024年10月現在のものです。
■本書に記載されている治療法に関しては，発行時点における最新の情報に基づき，正確を期するよう，著者ならびに出版社は最善の努力を払っております。しかし，その医学的知識は常に変化しています。本書記載の治療法・医薬品・疾患への適応等が，その後の医学研究や医学の進歩により本書発行後に変更され，記載された内容が正確かつ完全でなくなる場合もございます。
　したがって，読者自らが，メーカーが提供する最新製品情報を常に確認することをお勧めします。また，治療にあたっては，機器の取り扱いや疾患への適応，診療技術等に関して十分考慮されたうえ，常に細心の注意を払われるようお願い致します。
■治療法・医薬品・疾患への適応等による不測の事故に対して，著者ならびに出版社はいかなる責務も負いかねますので，何卒ご了承下さい。

※本著作物(図表など)を利用する場合(複製、上映など)には、権利者(著者ならびに出版社)の許諾が必要です。
　詳細は弊社HPをご覧ください。
　克誠堂出版㈱　　http://www.kokuseido.co.jp/permission_guide
　03-3811-0995　　info@kokuseido.co.jp

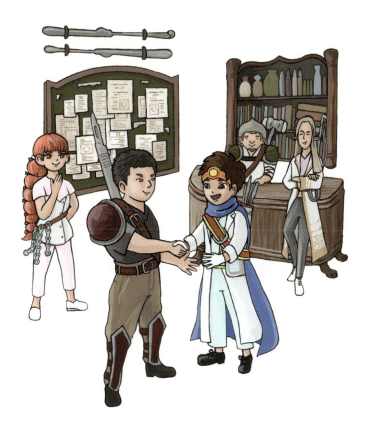

準 備

一人じゃできないことも、仲間となら成し遂げられる。
もちろん時にはぶつかることもあるだろう。
それでも根底にある思いが一緒なら、
それぞれが自分の仕事をこなし、お互いを支え、結果が出て、
そして共に成長していける。
そんなチームビルディングを目指そう。

準備

01 パワーインストルメント

坂本好昭

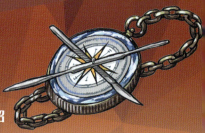

Explore the destination

» パワーインストルメントは手術を安全かつ迅速に行えるメリットがある半面，怖い事態も引き起こす。

» 回転系は周囲組織の巻き込みを特に注意しよう。

パワーインストルメントって？

ベーシックではドリル以外，特に必要ではなかったが，アドバンスとして要求されるのは骨切りだ。この骨切りに必要不可欠なものが，パワーインストルメントだ。一昔前はノミや糸ノコギリ，骨ヤスリを用いて手動で行っていた作業が，電動で行えるため重宝する。しかしその一方で，その扱い方を習得しなければ，手動では経験しないような恐ろしい事態を引き起こしかねない。

ここでは，パワーインストルメントの種類とその特性を解説する。このじゃじゃ馬を使いこなせるようになろう。

イリゲーション

パワーインストルメントの先端が骨と当たっている部分に注水することをいう。パワーインストルメントが骨を切る，削るとそこで摩擦熱が発生する。その熱で骨の細胞や周囲組織は壊死するため，その熱の発生をできるだけ防ぐ。また生じた骨くずを洗い流して骨切り部の視野を確保する目的もある。

シリンジで注水してもよいが，狭い視野で骨切りをする場合，パワーインストルメントの先端に取り付けられる方が何かと便利だ。

揃えておきたい器具

骨切り系

❶ レシプロケーティング・ソー（通称：レシプロ）

骨切りの3つのソーのなかで最も出番が多く，かつキレがいい。歯を寝かせて切ると直線で切ることができる。また起こして先端だけで切ろうとすればカーブすることもできる。

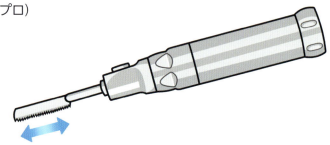

❷ サジタル・ソー（通称：サジタール）

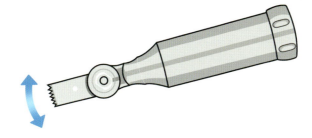

　押して切るタイプのノコギリだ。歯が当たった部分を直線的に切ることは得意だが，長い直線を切るのは意外と難しい。またレシプロに比べると力も時間もかかる。

❸ オシレーティング・ソー（通称：オシレ）

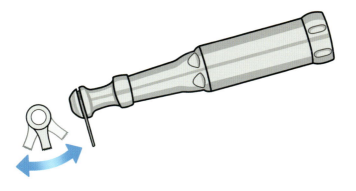

　正直，あまり出番はない。レシプロ，サジタールと比べて圧倒的にキレが悪い。使うのは下顎角の骨切りや腸骨採取の時ぐらいだ。

Bad fracture

　骨切りをして離断してほしいのにどこかがまだくっついていて動かない。でもどこがくっついているのか，それが見えないところだからわからない。これは往々にしてあることだ。ある程度きちんと切れているのは確認できるから大丈夫だろうと思って，ラスパを骨切り線に差し込んでひねってみる。こうすることでパキッという音とともに骨を離断することは可能だ。ただその骨切りラインはどこかがささくれだってしまってキレイとは言い難い。あとあと削骨して調整する方が大変だし，何より予期せぬところで骨折させてしまったら…。

　骨切りは大胆に見えるだろう。だが，決して無謀なものではない。運を天に任せるのではなく，ソーによる完全な離断を目指そう。

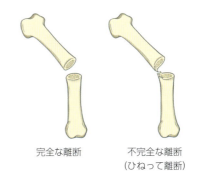

完全な離断　　不完全な離断（ひねって離断）

骨削り系
❶ ラウンドバー

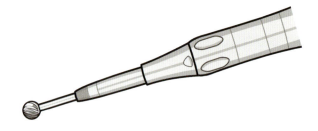

　角をとって丸みをだしたり，余計な部分の微調整など削骨のために使用する。時には切ることにも使用する。回転数とそのトルクになれるまでは，骨に当たった後にバーがはじかれてしまい，うまく扱えず危ない。慣れるまでは両手持ちでしっかり把持した方が無難だ。

　そして特に厄介なのが，骨以外のものに当たった時だ。止血用に詰めていたガーゼに触れれば，そのガーゼを勢いよく巻き取ってしまう。助手も回転しているドリルのそばには手を出さずに，手術器具で視野を確保するように心がけよう。

　こうしたことが軟部組織に起これば，組織をちぎってしまう。それが血管であれば止血に難渋することになる。また口腔内での使用の場合，先端に気をとられて，ロッドの部分が口唇に当たっていようものなら，口唇熱傷を引き起こす。

　使用にあたっては口唇に触れないようにしたり，保護することが最も大事だが，念のため口唇には軟膏をべったりと塗布しておこう。

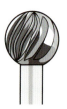 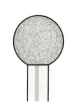 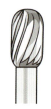

　　　ラウンドバー　　　ダイヤモンドラウンドバー　　バレルバー

　先端のバーはその大きさや形状など多数の種類がある。大きく先端のギザギザが荒いものほど削れる量と速度は速くなる。一方で周囲組織を巻き込みやすく危険性は高くなる。安全なワーキングスペースがあり，大胆に削る必要がある場合には有用だ。一方，ダイヤモンドバーなど先端のギザギザが小さいものは削れる量が少なく，時間がかかるが，何より周囲組織の巻き込みの危険性は低い。また，できるだけ平らに削るためには俵型のものが有用だ。

　すべてをダイヤモンドバーで行えば，安全性は上がるかもしれないが，日が暮れてしまう。それぞれの特性と使用する場所から最適な形状を選べるようになろう。

❷ やすり

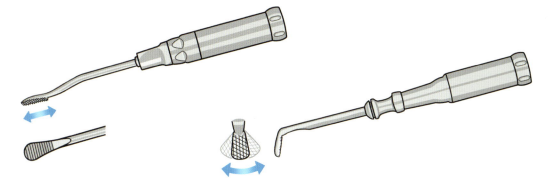

レシプロタイプのものとオシレーティングタイプのものがある。

フットペダル？ ハンドスイッチ？

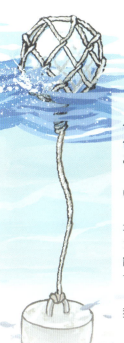

　パワーインストルメントの稼動方法には，ハンドピースに取り付けて指で操作するハンドスイッチと，足元でアクセルのように使用するフットペダルの2つがある。どちらがいいかは正直好みでいい。

　例えば，車の運転が好きであれば，フットペダルの方が合っているかもしれない。ただし足元にはバイポーラのペダルや，ベッドの昇降のペダルなども置いてある。間違って他のペダルを踏まないように気を付けよう。バイポーラだと思って誤ってパワーインストルメントのペダルを踏んだりしたら大変だ。また，立ち位置を変えたりすると足元のフットペダルに足が届かなくなるなんてこともある。

　一方，ハンドスイッチの方が立ち位置は自由になる。ただ深く狭い部分の操作の場合は不向きだ。

準備

02 医療安全とチーム医療

冨田健太朗

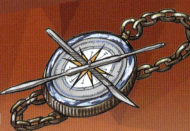

Explore the destination

» 人体はあまりに複雑で解明できていないことが多い。現状の限界を知ることが医療安全策を講じる第1歩だ。

» チーム医療の"縫合線"を意識したシステムを作ろう。

はじめに

『The Book』。

それは至高神によりあらゆる万物事象の最も美しい証明が記載された形而上の本のことだ。もし『The Book』に医療のことも記載されているとすれば，それは最適な治療方法についてだろう。しかしそこまで到達するにはあまりに人体は複雑だ。「無知の知」を理解し，謙虚に構えることが，医療を安全に行う第1歩になる。

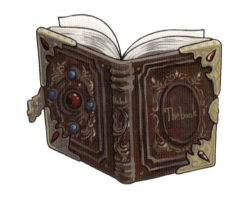

本書は顔面骨の手術書だが，著者は小児を専門とした集中治療医だ。本書の読者に対して，手術の勘所を伝える知識や経験をもち合わせておらず，手術技術の向上には何ら役に立たないだろう。

ただこれまで培ってきた経験の中で，医療安全とチーム医療への思いは人一倍強い自負がある。それが多少なりとも術者に寄与するのであれば，著者として幸甚だ。

医療安全と航空安全

医療安全に対する取り組みを論じる際，しばしば航空業界の安全対策と比較される。墜落する可能性が高ければ誰も飛行機に乗らない。それは治療にもあてはまり，失敗する可能性が高い侵襲度の高い治療＝手術を受けることは躊躇してしまう。

もちろんひとたび事故が起きればその被害，社会的影響は極めて大きい。にもかかわらず，航空機が安全性が高い移動手段として認知されているのは，その事故を顧みて直接の原因となった物的あるいは人的な改善策を講じるだけでなく，事故を未然に防ぐシステムづくりが重視され，実践されているからだ。

もちろん，医療安全と航空安全とではあまりに違いすぎる。その違いは，人体と医療がもつ6つの特殊性にある。

▲ 個体差
　人体は工業製品である航空機とはまったく次元が異なる。解剖学的な差異だけでなく，臓器機能の違い，治療に対する反応性をはじめ，誰1人として同じ人間は存在しない。それが個の魅力でもある。

▲ メンテナンス
　航空機は，専門的な維持管理により常に最適な状態に保たれ，大きな不具合が見つかれば運用から外れ，集中的な修理・修繕が行われる。しかし人体はそうはいかない。日頃のメンテナンスは専門家でない各個人に委ねられる。生活指導をしても時に指示に従わないなんてことも…。

▲ 恒常性
　進化の過程で長い年月をかけて最適化されてきたメカニズムは，多くの場合医療に味方をする。が，こと重症患者に対しては時に障害となる。炎症が臓器障害を惹起するカスケードなどが代表的だ。

▲ 未解明
　人体のメカニズムは，まだまだ大部分が未知の領域である。人間がなぜ生きているのか，つまり生命とは何であるのかすら十分に説明できない。医療が未解明の人体を対象にする以上，予期せぬ事態が起こるのは当然であり，完全な予測は不可能だ。

▲ 不確実性
　医学は科学だ。しかし医療の判断は科学だけに依らない。それは医療が人間そのものを対象としているからだ。だから患者やその家族の人生観，宗教観なども考慮する必要がある。同時に医療者側の価値観や倫理観も反映され得る。これが医療の不確実性の要因の1つだ。

▲ 標準化
　医療は標準化，画一化が非常に難しい。医療も他の多くの業種と同様に，人工知能（artificial intelligence：AI）に委ねられる部分が今後拡大するであろうが，それでもなお，人間が行わざるを得ない領域が他業種に比べて格段に広い。

目指すチーム医療の形

　複雑な人体をより深く理解するために，医学は必然的に部位ごとに細分化され，そしてさまざまな科が登場した。科の集合体が総合病院だ。そしてこの総合病院には医師，看護師，薬剤師，栄養士，技師のほかに，社会福祉士や医療事務なども含めて多種多様な専門職が存在する。
　こうした多くの専門家が，それぞれの専門領域を背景とした介入を行い，業務を分担しつつも互いに連携・補完し合い，患者の状況に的確に対応した医療を提供することを目的に掲げられたのが「チーム医療」だ。そのためチーム医療は臨床の柱とも称される。このチーム医療で大切なポイントは2つ。これらをおさえて持続可能な安全策を講じ続けよう。

▲ 指揮命令系統＝ガバナンスの構築

　難しそうな言葉だが，要はチーム医療でのリーダーを明確にすることだ。背景とする専門領域が違えば，判断や優先順位が異なることは珍しくない。ただ闇雲に有能な専門職を集めても，専門家同士の意見が対立し，治療が円滑に進まないばかりか，事故の原因にさえなり得る。

　例えばICUを見てみよう。ここでは集中治療医がすべての医療行為に承認を与えることでガバナンスを明確にし，意見の不一致やコミュニケーションエラーから発生するリスクを最小化している。

▲ 医療の"縫合線"を意識する

　ここでいう"縫合線"とは，かかわる医療チームが入れ替わる境目のことだ。ひとたび手術が始まれば，全身管理は麻酔科医が中心となり，看護師やコメディカルも手術に特化した布陣となる。手術が終わり，集中治療室に入室した途端，全身管理は集中治療医に引き継がれ，看護師やコメディカルの配置も集中治療に最適化される。術後急性期が過ぎ，集中治療の手を離れると，再び一般病棟で主治医と病棟看護師を中心とした医療体制となる。つまり，患者が不安定な周術期に，担当チームがコロコロと変わるのだ。

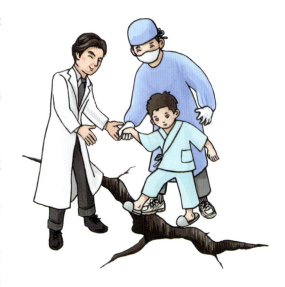

　この"縫合線"を安全に乗り越えるためには，必要かつ十分な情報伝達を担保すること，それぞれの立場で弱点を理解し，補完し合うことが大切だ。

おわりに

　医療は構造的に解決不可能な危険性を多分に孕んでいる。それは医療とは人がヒトそのものを対象にして行う行為だからだ，ということに尽きる。

　安全な医療を提供するために，私たちができ得ることは生命に対しての謙虚さを忘れることなく，常にリスクを最小化する取り組みを地道に継続する以外に術はない。「過つは人の常だが，解決するも人の業」なのだ。

院内迅速対応システム
(Rapid Response System：RRS)とは？

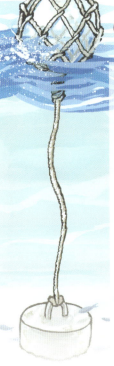

　多くの院内心停止症例では，その数時間前にはバイタルサインなどの異常が認められる。異常の早期認識と適切な介入がなされれば，予期せぬ心停止を未然に防止し，予後の改善が期待できる。これがRRSの基本的な概念だ。

　患者がひとたび心停止に至ると予後は悪く，救命できたとしても重度の神経学的後遺症を来たすことが少なくない。また院内心停止による影響は，患者が危機に瀕するだけに留まらず，患者家族は医療不信を募らせ，医療チームは疲弊する。従来の心停止に対応した院内救急システム（code blue system）では，心停止の「予防」はできなかったため，RRSにかかる期待は大きい。

　わが国においては，2008年から始まった「医療安全全国共同行動 いのちをまもるパートナーズ」において行動目標の1つとしてRRSに関するキャンペーンが実施され，必要性が認知されるようになった。ただし，いまだにRRSの普及は諸外国に後れを取っており，喫緊かつ重要な課題となっている。

Chapter 1

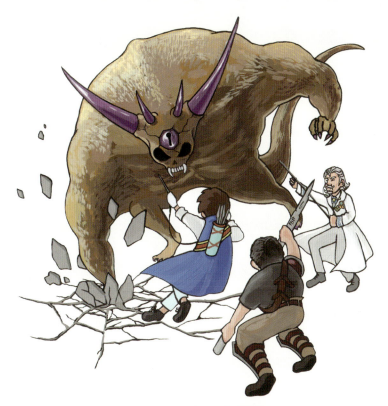

第1章

複雑な骨折

「まあ、いいか」と術中に思ったら、いい結果は得られない。
ほかのことにどんなに妥協をしたとしても
手術室では妥協をしちゃいけない。
知識と技術をフルに生かし、
1つ1つのピースを丁寧にはめていこう。

ミッション 1　頭蓋底再建

01　前頭洞の処理

力丸英明

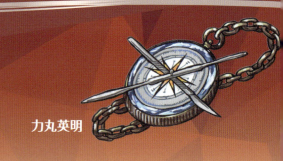

　前頭洞は鼻腔に連続する不潔領域である。外傷や開頭によって，前頭洞に何らかの損傷が生じた場合には，状態に応じた適切な処理を行う必要がある。さもなければ，急性期から慢性期にかけて硬膜外膿瘍，脳膿瘍，髄液鼻漏，髄膜炎といった重篤な症状を生じたり，前頭洞の孤立化により生じた粘液嚢胞（mucocele）によって数〜10数年かけて眼位の偏位が生じたりする。以下は治療のダイジェストだ。

❶ 前頭洞に損傷を認めるものの骨片の偏位がほとんどなく，前頭洞のドレナージが十分に効いていれば，経過観察とする
❷ 前頭洞前壁の損傷によって前頭洞が孤立化しドレナージ機能が失われている場合は，観血的に前頭洞の前壁を修復するとともに前頭洞のドレナージを確保する
❸ 前頭洞の損傷が後壁にまで及び，開頭による硬膜の修復などが必要な場合は，それらの処置とともに前頭洞の頭蓋化（cranialization）と鼻前頭管の閉鎖充填を行う
❹ 10日以上髄液鼻漏が続く場合は，脳外科医と協議のうえで硬膜の修復と頭蓋化（cranialization）および頭蓋底の再建の適応を検討する

症状と手術適応

▲ 前頭洞の発達

　副鼻腔の発生は胎児の時から始まる。上顎洞と篩骨洞は出生時に存在しているが，前頭洞はまだ存在しておらず膜状だ。2歳ごろから徐々に発達し始め，3歳くらいからはCTで鼻根部に確認できるようになる。その後，7〜8歳の間に眼窩上壁の高さに発達し，X線でも確認できるようになる。その後も頭側，前後，左右に発達し，最終的に思春期ごろに完成する。

　この発達過程から前頭洞は脳と中顔面の成長に影響されていると考えられている。脳は生後6歳くらいまでに急激に成長する。この時に頭蓋骨は脳実質にあった頭蓋内容積を確保することを優先して成長する。そして脳の成長が完成したころから前頭洞が発達していく。

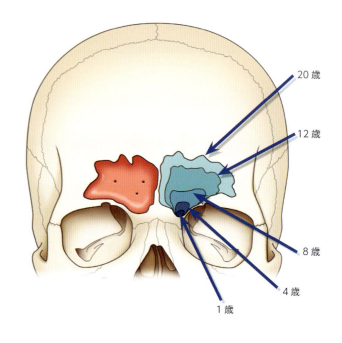

12

前頭洞は基本的には左右非対称な形態だ。なかには片方の前頭洞が優位で，もう片方の前頭洞が低形成，あるいは無形成であることが1〜7％，また両側の前頭洞の無形性が3〜5％の頻度で存在する。

前頭洞の解剖とその機能

　左右の前頭洞は前頭洞中隔と呼ばれる薄い隔壁で隔てられている。この中隔はどちらかに偏位していることがほとんどだが，下端部では常に正中線上に存在している。そしてこの下端部の両側に鼻前頭管が開口しており，中鼻道につながっている。

　内腔は鼻腔と同様の線毛のある粘膜で覆われており，粘液を産生している。ミクロで観察するとBreschet孔と呼ばれる組織が骨内に存在している。

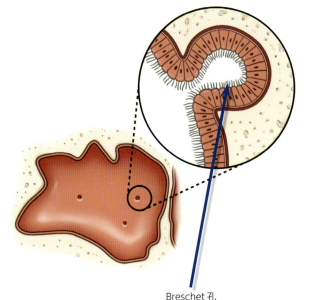

Breschet孔
これがあるために単に粘膜切除だけではだめで，削骨が必要になる

　後述するが，頭蓋化の際，粘膜を取るだけではなく削骨する必要があるのは，このBreschet孔の存在のためで，微細な粘膜組織を完全に除去するためだ。

　前頭洞の機能については明らかになっていないが，空気の清浄化，鼻腔の免疫防御，ぶつかった時の衝撃をやわらげる働きがあるとされている。

手術適応

　前頭洞が破綻し，粘液の排出ができなくなると細菌感染を伴わない粘液嚢（mucocele），あるいは細菌感染を伴う膿囊胞（pyocele）が生じる危険性がある。これらは放置すると時に頭痛や複視を生じることがある。

　何より，前頭洞は鼻腔に連続する不潔領域だ。一方，頭蓋腔は脳実質を入れる清潔領域だ。そのため外傷や開頭によって両領域に交通が生じた場合は，それを修復する必要がある。でなければ清潔領域の頭蓋腔に感染を来たし，生命にも影響しかねない。例えば，

❶ 致命的な前頭蓋底骨折を認める場合
❷ 10日以上髄液鼻漏が続く場合

などだ。こうした場合は，脳神経外科医と連携して，それぞれの専門性を発揮して治療にあたることになる。長期的にも安定した処理を行い，他科から一目置かれた信頼される医師を目指そう。

　処理法は，前頭洞の損傷の程度や症状によって異なる。治療のフローチャートを次で解説していく。

治療法の選択

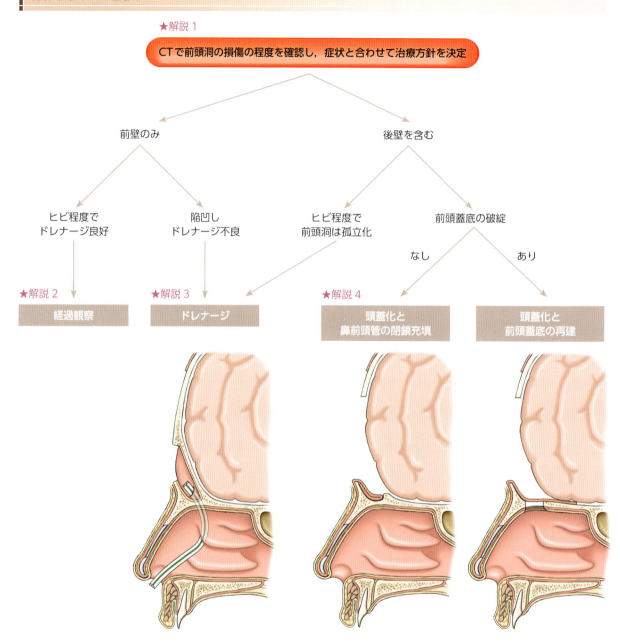

解説1　まずはCTで損傷の部位と程度を確認する

骨折では3DCTが有用だが，前頭洞は3DCTよりもCTの水平断，前額断，矢状断で，前頭洞の広がりおよび損傷の部位と程度を確認する。症状と合わせて手術の適応を総合的に判断しよう。

解説2　骨片の偏位が軽微で，ドレナージが効いていれば経過観察

陥凹していてもドレナージが効いていることもある。その場合は，陳旧化させてペースト状人工骨などで修復する方法もある（p34参照）。

解説3　ドレナージ機能が失われていればドレナージ

前壁を修復すると同時に，鼻前頭管をシリコンチューブなどで確保して，前頭洞の鼻腔へのドレナージをつける。なお，前頭洞の孤立化は眼窩上壁の損傷によっても生じることがある。

解説4　頭蓋腔と交通している場合，開頭して処理が必要

時に髄液漏も生じ，硬膜の修復も必要になることがある。こういった場合の最大の目的は，頭蓋腔への細菌播種を防ぐことだ。そのために前頭洞の頭蓋化（cranialization）と血行のある組織（前頭筋骨膜弁や側頭筋骨膜弁など）による鼻前頭管の閉鎖充填を行う。また，前頭蓋底にまで損傷が及ぶ場合は，篩板や蝶形骨洞の上に前頭筋骨膜弁をしきこんで前頭蓋底を再建する。この際は，頭蓋腔から鼻腔に向かって篩骨洞蜂巣を削開して鼻腔に広くドレナージをつけ，鼻腔からの逆行性感染を防ぐ。

ミッション 1 頭蓋底再建

02 ドレナージ

力丸英明

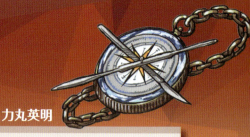

Explore the destination

>> 鼻前頭管に挿入可能な太めのドレーンを使用する。
>> ドレーンは 3 カ月間は留置しよう。

本手技の適応

　この手技が適応になるのは，前頭洞の後壁や頭蓋内には損傷を認めないものの，前頭洞前壁や鼻篩骨の骨折によって前頭洞が孤立化し，鼻腔へのドレナージ機能が失われている場合だ。前頭洞が孤立化すると，急性期には前頭洞膿瘍，慢性期には粘液囊胞（mucocele）によって数〜10 数年かけて眼位の偏位が生じたりする。こうなると改善はなかなか困難だし，治療の侵襲度もかなり上がってしまう。そうならないように対処したい。

　中鼻道の鼻前頭管開口部から内視鏡を用いて逆行性に挿入したくなるが，それはなかなか難しい。そのため冠状切開をして前頭洞側から挿入することになる。アプローチが面倒なだけで挿入自体は上からの方が楽だ。多くの場合は骨折も合併しているため，その整復も必要になるので，そのついでだと思えば手間ではないはずだ。

　ただし，ドレーンを 3 カ月間は留置しておきたいところで，それがちょっと患者には気の毒かもしれない。

手技

❶ アプローチ

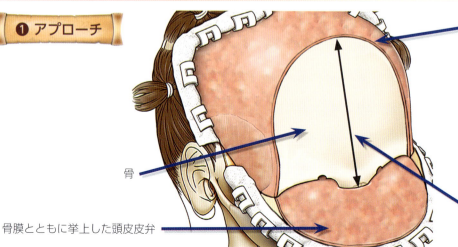

このラインまで帽状腱膜下に剥離して、ここから骨膜下に剥離することで頭皮皮弁に前頭筋骨膜弁が温存される

骨

骨膜とともに挙上した頭皮皮弁

12 cm 程度の長さをとることで前頭筋骨膜弁で前頭蓋底全域を被覆可能となる

1 **前頭筋骨膜弁を頭皮に温存した状態で，前頭部を眼窩上縁まで展開する**
- ドレナージの場合には前頭筋骨膜弁の挙上は必要ない。
- 前頭骨骨折の場合など，骨折線に結合組織が入り込んでいることがある。丁寧に剥離しよう。

2 **前頭洞前壁の骨片を外して，前頭洞を露出させる**

❷ ドレーン挿入と固定

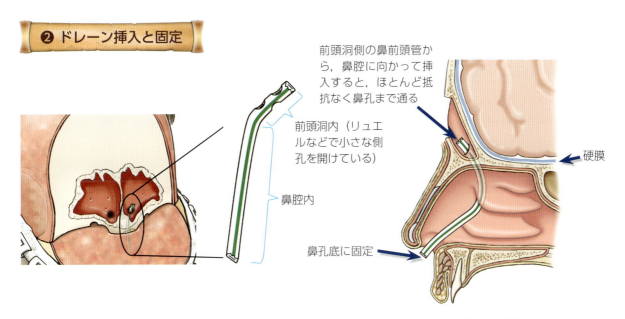

前頭洞側の鼻前頭管から，鼻腔に向かって挿入すると，ほとんど抵抗なく鼻孔まで通る

前頭洞内（リュエルなどで小さな側孔を開けている）

鼻腔内

硬膜

鼻孔底に固定

1 **前頭洞の前壁を修復する際に，骨折線を利用して前頭洞をいったん開放し，明視下に置く**

2 **前頭洞を左右に分ける隔壁は尾側端を十分に切除して，左右を交通させる**
- こうすることでドレナージの効果を高める。

3 **鼻前頭管に挿入可能な太めのチューブを選択し，それに側孔を開け，前頭洞側から鼻腔に向かって挿入する**
- この際，チューブは前頭洞内も含めてやや長めに留置し，鼻孔底に固定する。
- チューブは損傷側に挿入し留置するが、対側にも損傷が及ぶ場合は対側にも留置する。

4 **チューブ留置後に前頭洞の前壁を修復し，手術を終了する**
- 前壁を修復する際は，骨片や粘膜で前頭洞内に孤立する部位が生じないように留意する。
- 前頭洞の孤立化には眼窩上壁の損傷が関与する場合もあるため注意を要す。眼窩上壁に損傷を認める場合は，この部分の硬性再建を確実に行う。これにより，眼窩内容によって流路が閉塞されるのを予防する。

❸ 術後管理

- 術後は，X線で前頭洞のドレナージが効いているかを定期的に確認する。
- 適宜鼻処置を行い，その際ドレナージチューブも軽く吸う。
- チューブの閉塞が疑われる場合は，生理食塩水で逆行性に洗浄する。
- 粘膜が上皮化し骨折が治癒するとともに瘢痕拘縮の影響がなくなる3カ月をめどに，鼻孔からチューブを抜去する。いったん抜去すると再挿入は困難だ。

ミッション 1 頭蓋底再建

03 頭蓋化と遮断

力丸英明

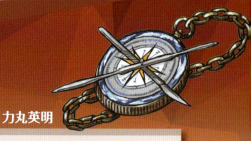

Explore the destination
- 前頭洞粘膜の除去後はバーでしっかり削骨する。これでBreschet孔を切除する。
- 血行のある組織で鼻前頭管を閉鎖充填して，頭蓋腔と鼻・副鼻腔を遮断する。

本手技の適応

外傷により前頭洞の損傷が後壁にまで及び，開頭による血腫の除去や硬膜の修復などが必要な場合や，前頭蓋底の再建が必要な場合が適応だ。

「前頭洞の頭蓋化＝cranialization」と「鼻前頭管の閉鎖充填による遮断」の2つを行い，頭蓋内への感染を防ぐことが目的だ。

外傷により頭蓋内に汚染が及んでいても，血行のある組織を用いることで感染に強い再建が可能だ。

手技

❶ 骨膜弁の準備

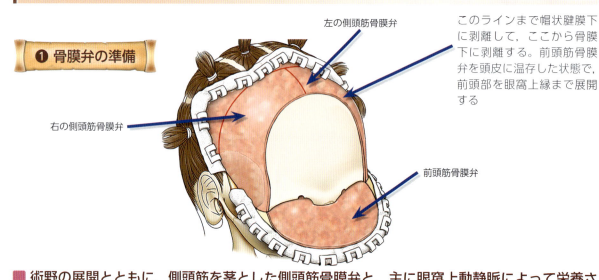

左の側頭筋骨膜弁

このラインまで帽状腱膜下に剥離して，ここから骨膜下に剥離する。前頭筋骨膜弁を頭皮に温存した状態で，前頭部を眼窩上縁まで展開する

右の側頭筋骨膜弁

前頭筋骨膜弁

■ 術野の展開とともに，側頭筋を茎とした側頭筋骨膜弁と，主に眼窩上動静脈によって栄養される前頭筋骨膜弁が準備される
- 頭頂よりやや後方から冠状切開を行って帽状腱膜下で剥離する（loose areolar tissueを骨膜に温存）ことで側頭筋骨膜弁が準備される。

- 前頭部は骨膜下に剥離することで前頭筋骨膜弁が頭皮に準備される。
- 硬膜の損傷や欠損の修復には側頭筋骨膜弁が有用だ。感染に対する強力なバリアとなる。
- 前頭筋骨膜弁は前頭筋の全幅を用いれば前頭蓋底のほとんどの範囲の再建も可能だ。
- 鼻前頭管の閉鎖充填には，血行に注意して前頭筋骨膜弁を必要な部分（正中の 1/3 程度の幅）だけ挙上して用いよう。
- 術後の眉毛の挙上も問題ない。

❷ 頭蓋化 ―前頭洞粘膜の除去

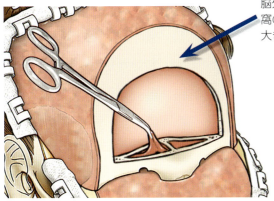
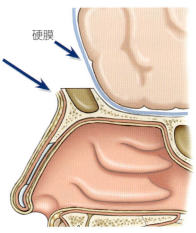

脳外科と協議し，開頭は眼窩の上縁付近からなるべく大きく行う

硬膜

1 眼窩上縁から大きめに両側前頭開頭を行う

- 大きめに開頭する理由は，次の3つだ。
  ①額の変形を最小限にする。
  ②後方に圧着させるように骨弁を固定することで，骨弁の生着と固定が安定する。
  ③前頭筋骨膜弁を挿入しやすい。

2 明視下となった前頭洞の粘膜をすべて抜去する。また，開頭を行った前頭骨弁からも同様に前頭洞粘膜を除去する

- 粘膜の除去はラスパを用いたり，ペアンやコッヘルでむしり取るようにする。

側頭筋骨膜弁の血行形態

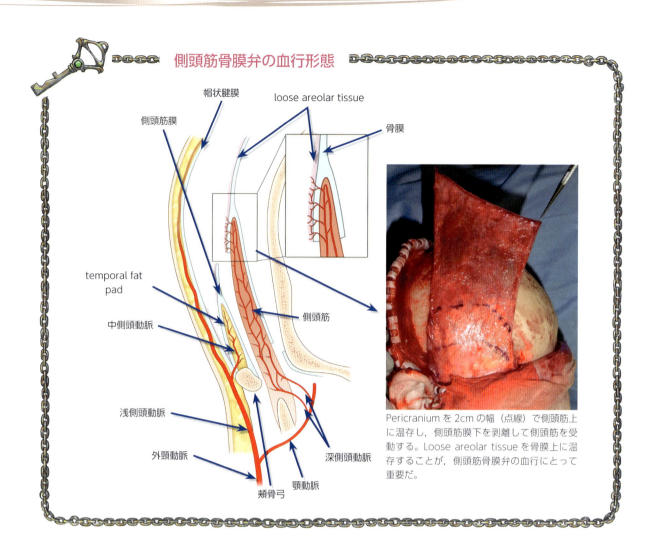

Pericranium を 2cm の幅（点線）で側頭筋上に温存し，側頭筋膜下を剥離して側頭筋を受動する。Loose areolar tissue を骨膜上に温存することが，側頭筋骨膜弁の血行にとって重要だ。

❸ 頭蓋化 ―後壁の切除

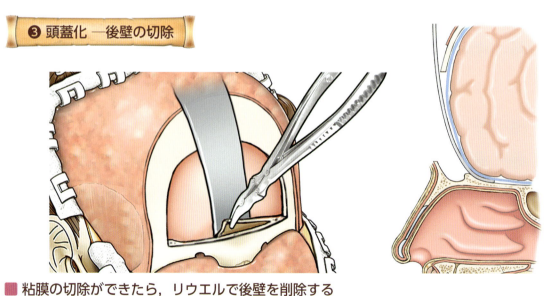

■ 粘膜の切除ができたら，リウエルで後壁を削除する
　　前頭骨弁からも同様に後壁を除去する。

❹ 頭蓋化 ―削骨

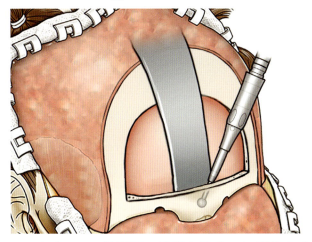
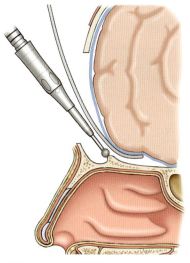

■ ラウンドバーで，前頭洞の粘膜を抜去した部分をすべて削骨する。削骨によって，先に述べた Breschet 孔と呼ばれる骨内に存在する組織を除去すると同時に表面を平坦化させる。開頭を行った骨弁裏面の前頭洞粘膜も除去し，同様にサージカルバーで削骨する

❺ 鼻前頭管の閉鎖充填

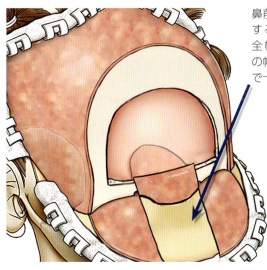
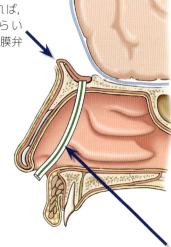

鼻前頭管を閉鎖充填する程度であれば，全幅の 1/3 ぐらいの幅の前頭筋骨膜弁で十分だ

篩骨洞蜂巣が外傷によってドレナージが怪しい場合には，ドレーンを入れておこう

■ 術野展開の際に準備した前頭筋骨膜弁で，頭蓋腔に開放された鼻前頭管を閉鎖充填する

- 第 1 選択は前頭筋骨膜弁，使用できない場合は側頭筋骨膜弁だ。
- 鼻前頭管の閉鎖に，遊離の脂肪，骨屑，骨蝋，レジン，またはペースト状人工骨などが用いられる場合がある。しかし，それら血行のないものは鼻腔に露出した異物として感染源となり，急性期もしくは十数年後に膿瘍を形成する危険がある。

❻ 骨膜弁による遮蔽

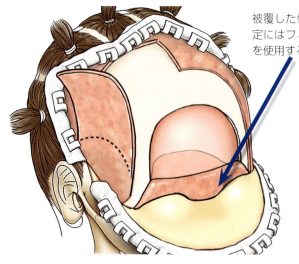
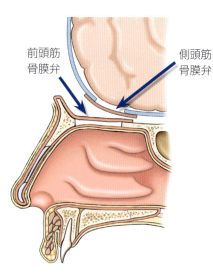

■ 前頭蓋底が破綻している場合には，前頭筋骨膜弁で欠損部を被覆する

- 血行を有する組織が，鼻腔からの逆行性感染の強力なバリアとなり，清潔領域である頭蓋腔が不潔領域である鼻・副鼻腔から完全に遮断される。
- 硬膜の再建も必要な場合には，側頭筋骨膜弁で硬膜を閉鎖する。この際は，硬膜と骨膜弁を広くオーバーラップさせる。こうすることで血行のある組織同士が早期に生着しウォータータイトとなって髄液漏が止まる。

❼ 術後管理

- ドレーンは，閉鎖式硬膜外ドレーンを硬膜修復部に1本，頭皮下に2〜3本留置する。
- 常にhead up 30°程度として，逆行性の感染に留意する。
- 3〜4日で脳が膨らむとともに死腔が消失し，髄液の流出も止まる。
- 1週間程度でドレーンを抜去し，徐々に安静度を解除する。
- 鼻腔に挿入したドレーンは3カ月を目安に抜去する。

閉頭時のポイント

閉頭の際，骨弁によって前頭筋骨膜弁が圧迫されないように，前頭筋骨膜弁の挿入部分の骨弁を削って骨弁を固定する。

なお，ずれるのが心配なら，頭蓋底の断端に穴を開け糸で固定するのも一法だ。

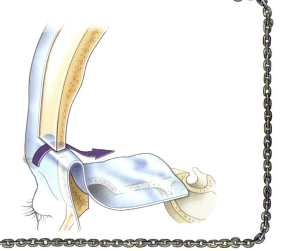

ミッション2 前頭骨骨折

01 総論

元村尚嗣

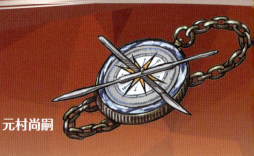

治療ダイジェスト

　頭蓋骨のうち，前頭骨の正中部分は前頭洞を有するために他の部位に比べて厚みが薄い。その骨折部位から前壁骨折・後壁骨折・鼻前頭管開口部に分けられる。後壁骨折，鼻前頭管開口部を伴う場合は高エネルギー外傷であることが多い。脳挫傷や気脳症，髄液漏を合併することが多く，脳神経外科の介入が必要だ。診断にはCTが有用だが，3DCTでは前壁骨折しかわからない。前壁骨折を認めた場合には，矢状断で後壁骨折や鼻前頭管開口部にも骨折がないか，また気脳症の有無を確認しよう。
　それぞれ部位ごとの症状と治療目的は次の通りだ。

骨折部位	症状	治療目的
前壁骨折	前額部の陥凹	整容面の改善
後壁骨折	髄液漏，気脳症	髄液漏閉鎖，逆行性感染の予防
鼻前頭管開口部	ドレナージ不良	慢性副鼻腔炎の予防

　治療は後壁骨折で髄液漏を来たしている場合には，1週間の保存的治療が望ましい。1週間経過しても改善しない場合には，前頭洞の処理を行いつつ，整復術を行う。鼻前頭管開口部の場合には，耳鼻科に経鼻内視鏡的にドレナージを行ってもらってもよい。
　前壁骨折は，上記の治療とともに早期に整復術を行ってもよいし，硬膜損傷がない場合には待機して陳旧化させてからペースト状人工骨で頭蓋形成を行うという手もある。

症状と手術適応

▲ 前頭骨骨折に伴う症状

　前頭骨は前壁，後壁，そして鼻前頭管開口部の3壁からなる。これらの部位別でみた症状は以下の通りだ。

❶ **前壁骨折**：前壁が前頭洞内に落ち込むことで前額部陥凹変形を生じる。
❷ **後壁骨折**：後壁より深部には脳が存在する。後壁が線状骨折を来たした場合には，気脳症を生じる。後壁が骨折し，その骨片が硬膜を損傷すると硬膜を損傷し，髄液漏を来たす。

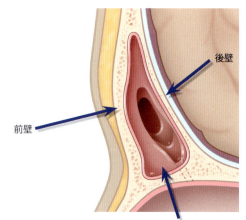

前頭洞矢状断

❸ 鼻前頭管開口部：開口部の骨折は開口部を塞ぐような骨折になることが多い。開口部が閉塞すると前頭洞のドレナージが不良となり，慢性副鼻腔炎を来たしやすくなる。

　受傷直後は腫脹のために陥凹が目立たないこともある。またこれらの3部位が合併している場合，鼻前頭管のドレナージが不良となることで，髄液漏が認められないということもある。また3部位の場合には高エネルギー外傷のために前額部軟部組織に挫創を来たし，複雑骨折になっていることも少なくない。

複雑骨折

　骨が"複雑"にいくつもの骨片に分かれている骨折をいうわけではない。複雑ではなく単純骨折もある。それぞれの定義は次の通りだ。
- 単純骨折：骨折をした際に，皮膚表面から骨が露出していない状態（別名：閉鎖骨折）
- 複雑骨折：骨折した部位の皮膚も損傷して，骨が露出した状態（別名：開放骨折）
- 粉砕骨折：骨がいくつもの骨片に分かれている骨折

　これらを組み合わせて，複雑粉砕骨折というのもある。

前頭骨骨折の診断

　診断にはCTが有用だ。他の骨折は3DCTが特に有用だが，前頭骨骨折の場合，3DCTでは前壁骨折しか診断できない。後壁や鼻前頭管開口部の骨折の有無は特に矢状断が有用だ。

　また，骨部分のみに着目するのではなく，頭蓋内に空気が入っていないか（気脳症）も大事な所見だ。気脳症を認めた場合には副鼻腔と交通していることを表し，後壁骨折を疑う所見の1つになる。気脳症があれば髄液漏の有無も考慮する必要がある。

髄液漏が続く場合には手術は絶対適応

　髄液漏があった場合には脳神経外科にコンサルトし，1週間の臥床と抗生剤投与が基本となる。それでも髄液漏が続く場合には，外科的に硬膜損傷部を閉鎖することを考慮すべきだ。閉鎖方法は経鼻的にパッチを行うこともあるが，その場合だと前頭部の骨折に伴う陥凹変形の治療は二期的になる。

　一期的に行う場合には冠状切開からアプローチして，前頭洞の処理を行いながら骨折部の整復と硬膜パッチを行う。

　鼻前頭管開口部を骨折している場合，ドレナージが不良の場合には受傷後1〜2週間ほどで前頭洞の処理と骨折部の整復を行う。ドレナージに問題がないようであれば，前壁骨折の治療時期と治療法に準じて治療を検討する。

　前壁骨折では同部の陥凹変形を生じる。頭蓋骨が折れるほどのエネルギーが加わっているために，軽微な変形で済むことはまれで，外見的には腫脹が軽快すると陥凹変形が目立つことがほとんどだ。ただ腫脹が軽快するのにはやや時間がかかる。1カ月くらいしてから患者が気にするようになることも少なくない。他の骨折と同様に，早期に治療を行う場合には受傷後1〜2週間がよい。それを過ぎると，骨折部位が癒合し始めてしまうため，2〜3カ月して陳旧化させてから治療するのもよい。

治療法の選択

骨片の大きさ・粉砕の程度と内眼角の位置異常で治療法は決定する。

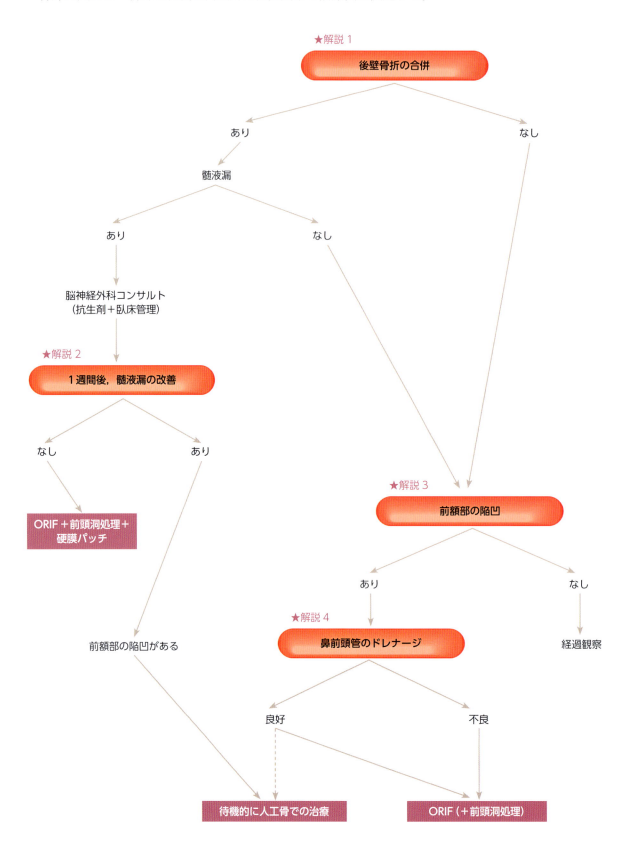

解説1 まずは前頭洞後壁の骨折の有無を確認

前頭洞後壁も合併して骨折している場合，硬膜も損傷し髄液漏の可能性がある。前頭洞後壁の骨折線は見逃しやすい。気脳症を認めた場合，脳外科にもコンサルトしよう。基本は抗生剤投与と安静治療を1週間ほど行う。

解説2 髄液漏の改善なければ修復が必要

保存的治療で，髄液漏が改善しなければ硬膜の修復が必要になる。場合によっては耳鼻科と脳外科により経鼻内視鏡的にパッチを行うこともある。骨折による前額部の変形も強い場合には，観血的整復固定術（open reduction and internal fixation：ORIF）も必要になる。

解説3 前額部の陥凹変形があれば手術適応だ

他の顔面骨骨折と同様に，前額部に変形を認める場合には手術適応だ。一般的には陥凹変形を来たしていることが多い。

解説4 鼻前頭管のドレナージが不良なら，早期に行うことも

鼻前頭管のドレナージが不良の場合には，それを放置すると慢性の前頭洞炎を来たし，頭痛に悩まされることもある。一方で受傷早期には浮腫の影響でドレナージ不良になることもある。1週間経過しても含気が不十分の場合には，早期に前頭洞の処理を行いつつORIFを検討しよう。

あえて陳旧化

他の顔面骨骨折の場合，陳旧化させてしまうと骨切りが必要になることがほとんどだ。そのなかで前頭骨骨折はあえて陳旧化させて治すという選択肢がある（冠状切開が不要という利点がある）。特に粉砕されていない小範囲の陥凹骨折では，なかなか整復が難しいことがある。外見の改善目的であれば陳旧化させた方が修復しやすい。

ここでは後壁骨折を認めない場合の新鮮例，また陳旧例の治療法について解説する。

ミッション2 前頭骨骨折

02 新鮮例

元村尚嗣

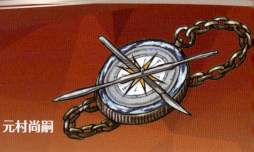

Explore the destination

» 比較的広範囲の骨折の方が整復はしやすい。
» できれば持ち上げるだけで治したいところだが，崩れてしまったらすべて外してジグソーパズルのごとく組み上げよう。

■ 本手技の適応

　後壁骨折を合併した前頭骨骨折により，髄液漏が1週間しても改善しない場合には，冠状切開アプローチによる開頭と前頭洞処理などが必要になる。ただ，それ以外の整復方法は共通しており，例えるならばジグソーパズルだ。ここでは便宜上，ジグソーパズル整復固定と称することとし，その方法はこのあと解説する。

　ただ，髄液漏を来たしていない，あるいは1週間で改善した後壁骨折の場合，早期の整復は自然閉鎖した硬膜を再度損傷しかねない。そのため基本的には陳旧化させてからの方が無難といえる。

　後壁骨折がなく，前壁骨折に鼻前頭管開口部の骨折が合併している場合には，ドレナージの具合で検討する。受傷早期には粘膜の浮腫がありドレナージ不良のことが多く，時間の経過とともに自然に軽快する可能性もある。ただ，あまりに待機して骨癒合してしまうと新たに開窓してドレナージ処理が必要になるため，1週間くらいの含気で判断しよう。

　前壁骨折単独の場合は整容面のみの問題だ。患者が早期に治療を希望する場合には受傷後1〜2週間で整復する。まずは骨片を下から持ち上げる徒手整復を試みる。バラバラになるようならジグソーパズル整復固定に移行する。冠状切開部の禿髪瘢痕のリスクに抵抗がある場合は，陳旧化させてから治すのも選択肢の1つだ。

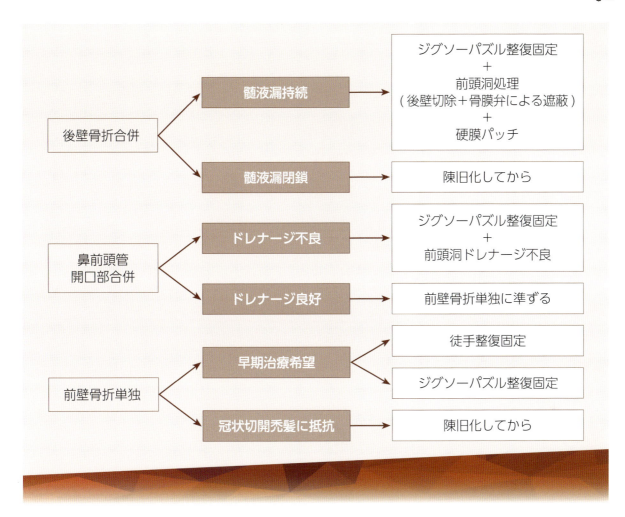

手技

❶ アプローチ

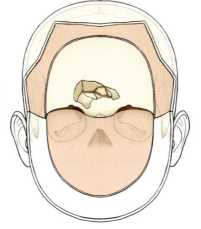

冠状切開の場合，あとあと骨膜で骨折部を被覆できるように骨膜弁を大きく作成する

骨折部には線維組織が存在し剥離しにくい。丁寧に，破らないように

■ アプローチとしては2つ。前額部に挫創があればそこからアプローチしてもよい。挫創がない場合には冠状切開からのアプローチになる

　骨折線部と骨膜は癒着していることが多い。骨膜を損傷しないように丁寧にはがそう。

❷ 骨片の摘出

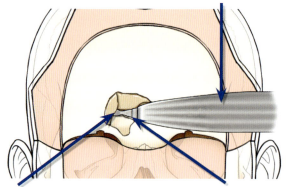
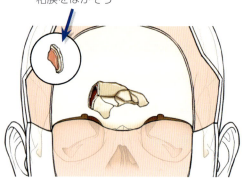

ラスパが入りそうな骨折線をターゲットにして外す骨片を決めよう

骨片が外れたら，副鼻腔粘膜をはがそう

辺縁の骨片を摘出した方が次の整復が楽だ

他の骨片が一緒に外れないように内から外に向かって外す

■ 骨折が広範囲の場合にはある程度大きさのある骨片を1つ外す。この骨片の後方の前頭洞粘膜は切除する

💠 前頭洞内に血腫が貯留しているようであればドレナージ不良が疑われる。その場合は前頭洞ドレナージ（p16）を行おう。

❸ 徒手整復

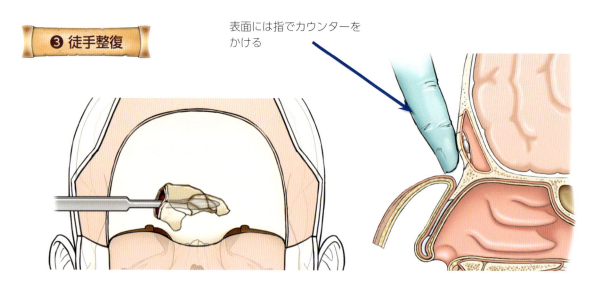

表面には指でカウンターをかける

■ 骨片を摘出した部位から鈍フック，あるいはエレバトリウムを前頭洞内に挿入し，そこからじわじわと力をかけて陥凹の整復を行う

💠 最陥凹部の下に器具先端を進ませてそこで持ち上げるようにする。周囲も連動して動いてくれることが多い。

💠 整復授動後に骨片が再陥凹してしまうこともある。それでも整復した形態が問題なければ固定に移る。

💠 整復してもそれぞれの骨片が干渉してきれいな形に合わない時は，骨片を外して固定する方法に変更しよう。

❹ 固定

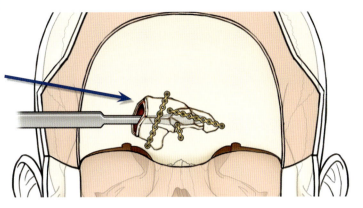

どれか1枚のプレートの両端は骨折していないところに固定する。このプレートと骨片が整復の土台になる

■ 脳ベラで前頭洞から骨片を支えながら固定を行う
- プレートのベンディングがすべてだ。それで形態は決まる。
- 最後に外していた骨片を戻すが，トリミングが必要なことが多い。バーあるいはリウエルで削って大きさを調整して固定する。
- 前頭部の軟部組織は非常に薄く，長期間経った際にはプレート上の皮膚は菲薄化して顕著となる。プレートの選択としてはマイクロミニプレートあるいは吸収性プレートが良い。

❺ 骨膜弁での被覆

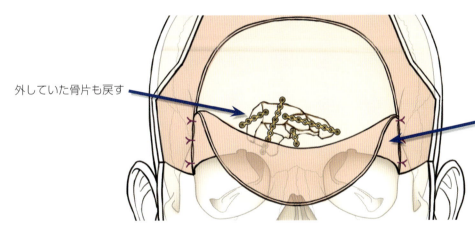

外していた骨片も戻す

骨膜は縮こまるので完全に元に戻すのは難しいことがある。それでもできるだけ元の位置まで牽引して縫合固定する

■ 骨膜弁で骨折部を被覆する
- 基本的にドレーンは不要だ。

スクリューでの整復

　粉砕が少なく小範囲の骨折ほどなかなか整復が難しい。できることならまずは徒手整復を試みたいところだ。隙間もなく持ち上げられるきっかけとなる場所がない場合には，一番大きな骨片の正中に1本長めのスクリューを打ってみよう。このスクリューを把持して持ち上げて整復を試みる。持ち上がればラッキー。

　整復がうまくいかなかったとしても骨片の摘出は可能だ。あとはジグソーパズル整復を頑張って行おう。

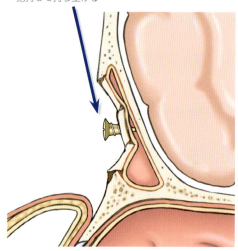

ヘッドを少し出しておいてリウエルなどで把持して持ち上げる

ジグソーパズル整復

前頭洞処理が必要な場合や，徒手整復でバラバラになってしまった場合にはこの方法をとる。

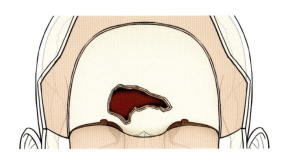

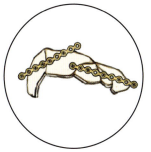

骨片を連結しては，それを戻して位置が合っているか，ベンディングがいいかを確認してつなげていき，塊を作る

1 骨片を外して，外した骨片から前頭洞粘膜を切除する
- 骨片はそれぞれの位置と向きがわからなくならないようにテーブルに置いておく。

2 前頭洞の処理を行う
- 後壁骨折がなく，鼻前頭管開口部に骨折を来たしている場合には中隔を削骨してから注水を行い，ドレナージを確認する。健側へのドレナージが確保されていればよいが，ドレナージ不良の場合にはできるだけ太めのシリコンドレーンを鼻腔へ留置する。

3 端にある骨片から順にジグソーパズルのピースのようにあてがって順に連結固定していく
- 1つが連結できたら，それを骨折部にあてがって傾きが辺縁とピタッと合うかを確認しよう。

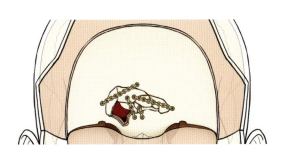

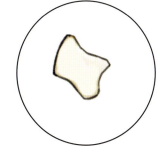

最後のピースは満足いくまでトリミングしよう

4 ある程度の塊が連結できたら，それを戻して固定する
- 最後の1ピースは小さいものよりも比較的大きいものの方がいい。トリミングが必要になることがあるからだ。小さすぎるとトリミングで割れてしまいかねない。
- トリミングしてピタリと合う整復をめざそう。

ミッション 2 前頭骨骨折

03 陳旧例

元村尚嗣

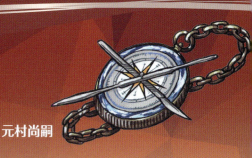

Explore the destination

》 髄液漏がなく，前頭洞のドレナージもよければ，あえて陳旧化させるのもあり。
》 セメント状人工骨は血液と混ざると固まらない。止血はしっかりと。
》 慣れるまではセメントの固さの調整が難しい。入れやすく固まりやすい，そんな理想的な固さを見極めよう。

手技

❶ アプローチ

剥離子が入る分だけ切開すればよい。内視鏡を用いる場合は切開を延長させるか，内視鏡用に切開を追加する

剥離の範囲はこんな感じで台形になるように。人工骨が流れていかないように必要最低限を剥離する

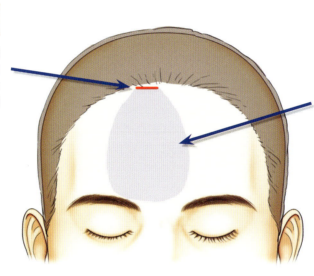

■ 前額部生え際からアプローチする

- 前額部の形態上，毛髪内から行おうとすると角度がきつく，器具が入らないことがある。
- 不慣れな場合は内視鏡（硬性鏡）を併用してもよい。直視鏡よりも 15〜20°くらいのものがいい。

❷ 剥離

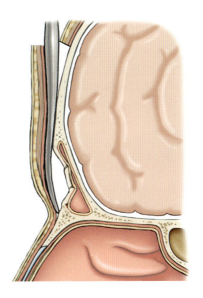

1 骨膜下で陥凹部周辺の剥離を行う
- 確実に骨上で剥離して，軟部組織がない状態を作ること。内視鏡を使うのはこの確認のためだ。

2 ガーゼを挿入し，圧迫止血を図る
- セメント状人工骨は血と混ざると固まらなくなる。ここでしっかりと圧迫止血すること。

❸ セメント状人工骨の注入

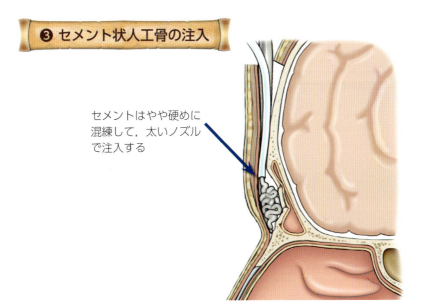

セメントはやや硬めに混練して，太いノズルで注入する

■ セメント状人工骨を注入する
- あまりに硬いと入りにくい時がある。その時は注入ガンがあると便利だ。注入時はできるだけ空気が入らないようにしよう。

❹ 成形

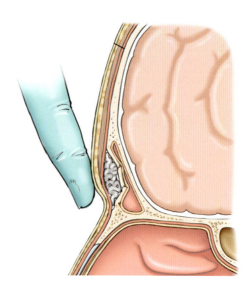

少し強めの力でなでる
感じで成形する
押し込まないように

1 少し硬化してから体表からなでながら成形する
- 辺縁に段差が残らないように自家骨と平坦化するように成形しよう。
- 陳旧例は時間的余裕があるので，あらかじめ3Dプリンタで実体模型を作成し，粘土を使って必要な量をシミュレーションするのもありだ。

2 切開部を閉創して手術を終了する
- セメント状人工骨の使用が苦手なら，CTデータから事前にカスタムメイド人工骨を作成してonlay graftを行うのもありだ。その場合は冠状切開でアプローチした方がbetterだ。

❺ 術後管理

- 鼻前頭管開口部にドレーンを挿入した場合は，術後3カ月くらい留置する。
- 術後2週間程度は強く鼻をかまないように指導する。
- 人工骨で整復した場合，異物反応で漿液がたまることがある。予防のため，1～2日ほど注入部と剥離した部分を圧迫する。

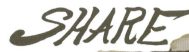

若手の特権

　これまで多くの上級医からさまざまな指導を受けてきた結果が今につながっている。指導する立場になった今でも正直，どのような指導がbestなのかはいまだにわからない。ただ若い先生には「郷にいれば郷に従え」と常日頃言っている。いろんな上級医が若手のことを思って一番良い方法を伝授しようとしてくれる。その指導に対して首を傾げたり，自分がこれまで教わった方法と違うと言ってみたりすると，その上級医はどのように思うだろうか。多くの上級医は，おそらく2度と指導したくないと思うだろう。せっかく，いろんな方法を学べるチャンスを自ら放棄してしまっていることに気がつくべきだ。

　私が初めて執刀した下顎関節突起骨折の手術は7時間半もかかったが，その時の上級医は文句や嫌味も言わずに根気よく指導を続けてくれた。手術が何とか無事に終了し完遂できたことに対しては本当に感謝しかなかったが，術中には「もう無理！早くメスを取り上げて！！」と内心思っていた。完遂できた手術の後は高揚感があり，とても充実した気持ちとなった。手術を完遂することの重要性を経験でき，本当に良い指導者に巡り会えたと感謝している。

　しかし，自分が指導する立場になって，先の指導医のように根気よく指導できるかと問われれば，答えは「No！」だ。それは，自分がせっかちであることも多大にあるが，手術を適正時間で終わらせることが重要であると考えているから。手術時間が伸びれば伸びるほど腫脹は強くなり，感染のリスクも上がる。特に眼窩内骨折での長時間手術では失明のリスクも上がるかもしれない。手技のみならず，適正な時間を教えることも指導にとって重要な点であり，時としてはメスを取り上げて上級医の手術を直接見せて，悔しい思いをさせることも大事だと思っている。

　価値観は指導医によってさまざまだ。いろんな術式や指導方法を上級医から引き出して，それらの方法を取捨択一できるのが若手の特権だ。そうして自分なりの術式や指導法を見つけていく，そこには育児と同じで画一したマニュアルなんてありはしない。

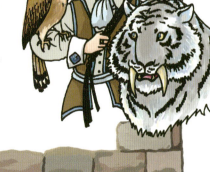

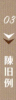

ミッション3 顔面多発骨折

01 総論

坂原大亮・今井啓介

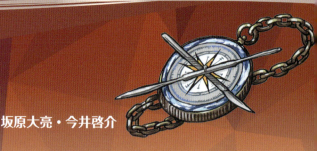

治療ダイジェスト

　顔面多発骨折は高エネルギー外傷に伴って生じる。自動車の安全性が向上した影響で自動車事故による顔面多発骨折は減少した。しかしバイク事故，工事現場での事故，転落を契機とした発症はいまだ存在する。

　中等度以上の偏位を伴っているため，ほとんどが手術適応になる。気道確保を優先し，出血コントロールを行いつつ，これまで得た個々の骨折の知識をフル活用して，丁寧かつ正確な整復を目指す。初回の整復が最も肝要だ。

症状と手術適応

▌顔面多発骨折に伴う症状

　顔面多発骨折は別名を汎顔面骨骨折（panfacial fracture）と呼ばれる。この意味合いは顔面を1/3ずつに分けて，このユニットの2つ，あるいは3つに骨折が及んでいる場合をさす。それぞれの部位で認められることの多い症状は次の通りだ。

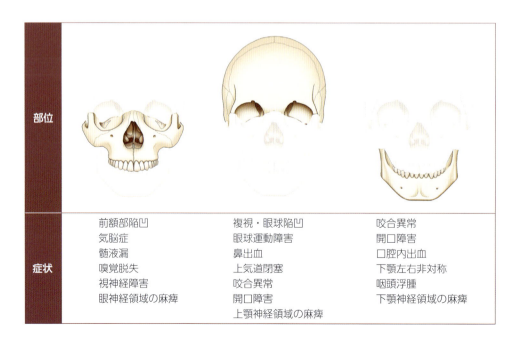

部位			
症状	前額部陥凹 気脳症 髄液漏 嗅覚脱失 視神経障害 眼神経領域の麻痺	複視・眼球陥凹 眼球運動障害 鼻出血 上気道閉塞 咬合異常 開口障害 上顎神経領域の麻痺	咬合異常 開口障害 口腔内出血 下顎左右非対称 咽頭浮腫 下顎神経領域の麻痺

細かく記載したが，前頭骨骨折，頬骨骨折，鼻篩骨骨折，上顎骨折，下顎骨折の時に認められる症状と同じことに気がつくだろう。では，これらが組み合わさると顔全体はどうなるかというと，中央部が陥凹し凹凸感のないdish faceと呼ばれる顔貌になる。

画像検査を行うまでは，頸椎を損傷している可能性もあるため，むやみに顔の向きを変えることは控えた方がよい。また，顔以外の診察も重要で，耳の後ろに血腫がないか，耳孔からの出血の有無といったことも確認しよう。これらが認められた場合には中頭蓋底の骨折が疑われる。

もし意識障害も来たしているようであれば，くも膜下出血や硬膜下血腫の可能性も考えなければならない。

このように顔面多発骨折は時に生命予後にかかわる症状を合併する。迅速な診断と，呼吸状態を含めた生命予後にかかわる治療を優先させる。

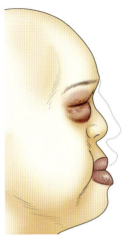

dish face

◼ 手術適応

顔面多発骨折は高エネルギー外傷に伴って生じる。そのため偏位の程度も中等度以上のことが多いため，ほとんどの場合，手術適応だ。ただ生命にかかわることも少なくないため，どの順番で治療をしていくかが重要だ。

また，受傷機転によっては精神的ケアも必要になることがある。

マンパワーとチーム

顔面多発骨折の場合，形成外科が単科で治療にあたるのははっきりいって不可能だ。気管切開は初期対応を行う救急科，パッキングは耳鼻科，動脈塞栓は放射線科など，いざ患者が来た時，系統だった治療ができるよう，前もって院内でシミュレーションできるようなチームを作っておきたい。

治療法の選択

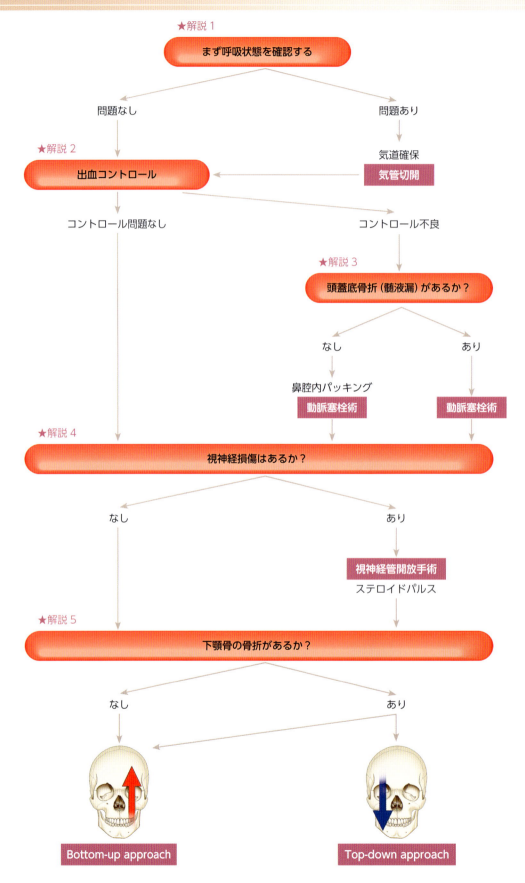

解説 1
まず呼吸状態を確認する

　すべての頭蓋顔面外傷にいえることだが，初期対応においては気道の確保と出血のコントロールに対して全神経を向ける．

　鼻道や口腔内出血のたれ込み，上気道の腫脹，上顎の偏位による気道閉塞に注意する．少しでも気道閉塞が疑われる場合には，迷わず気管内挿管もしくは気管切開による気道確保を行う．

解説 2, 3
出血のコントロール。髄液漏はある？

　軽微な鼻出血があれば，自然に止まるのを待つ．止まらない場合は鼻腔内パッキングによる止血を行う．ただし髄液鼻漏がある場合，パッキングしてしまうと逆行性感染のリスクになるので，髄液漏のリスクがある場合には避けた方が望ましい．

　また，重篤な出血の多くは上顎動脈やその分枝の損傷による．深部から湧き出てくるような出血を認める場合，止血は直視下による出血点の確認よりは，透視下での動脈塞栓療法の方が圧倒的に早くて確実である．これは急ぐべき処置だ．

解説 4
視神経損傷（散瞳，瞳孔不同，視野欠損）がある？

　散瞳，瞳孔不同，視野欠損があった場合，脳損傷だけでなく，視神経損傷も疑うべきだ．特に意識に大きな障害がなければ，視神経損傷の可能性が高い．視神経管骨折などで視神経が圧迫されていれば，緊急手術で開放して減圧すべきだ．視神経管骨折がなくても，高エネルギーによるインパクト損傷でも生じるので，疑わしい症状があればステロイドパルス療法を行おう．早急な対応は，失明や視野欠損などの後遺症を回避できる可能性が高い．

解説 5
下顎骨骨折の有無からアプローチを決定する

　多発骨折であっても，バットレスの再建という顔面骨骨折の治療目標自体に変わりはない．ただ最も困るのが，整復すべき指標がないことだ．少しずつきちんと治していったつもりでも，ちょっとずつの小さなゆがみが，最後には大きなゆがみを引き起こしているなんてことがある．

　そんななかで，整復の指標になりやすいのが咬合だ．下顎が運よく骨折を免れていた場合には，まず咬合を参考に上顎の位置決めから行うとよい．上顎の位置決めが終わったら，今度は上顎を支えるために頬骨の位置を決めてと，下から上に向かって整復していく．これを bottom-up アプローチと呼ぶ．

　下顎も折れている場合は，下顎の整復と咬合の再現が容易であれば，同じように bottom-up アプローチでもよい．それも無理なようなら頭蓋に基準点をおいて上から下に整復していく．これを top-down アプローチと呼ぶ．

　ただし，いずれのアプローチであっても，結局は1つ1つジグソーパズルのようにピースをあてはめていく根気と時間のかかる整復になる．個々の骨折治療の知識とこれまでの経験を総動員して，腰を据えて治療に臨もう．

ミッション3 顔面多発骨折

02 治療

坂原大亮・今井啓介

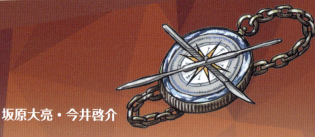

Explore the destination

- まず眼瞼，ついで冠状切開の順が行いやすい。
- 冠状切開は，躊躇なく耳前部は頬骨弓下まで延長しよう。
- 正中のみならず，頬骨弓，関節突起，下顎枝といった側方にもアプローチ可能だ。
- 兎眼予防に眼輪筋，頬部脂肪組織の乾燥予防が重要だ。

本手技の適応

　顔面多発骨折はこれまでベーシックで培ってきた技術の集大成だ。組み立てること自体はかなり時間がかかるし大変だが，固定の理論は個々の骨折が組み合わさっているにすぎない。

　アプローチとしては，それぞれの骨折に対して使用するアプローチでも対応できる。ただしその場合，術野を行き来することになり，全体のバランスが把握しにくくなる。その点で，1991年に故田嶋定男先生によって報告されたdismasking flapは前額部〜中顔面を同一視野で確認できるという利点がある。

　ここでは主にdismasking flapの基本的な挙上方法について解説する。

▲ 術後の後遺症に留意しよう

　Dismasking flapは良好な視野を得られる反面，犠牲になるのが眼窩上神経だ。後述するように一度切離し，整復後に再び吻合することになる。多くの場合，吻合すれば感覚障害は回復することがほとんどだが，それでもまれに残ってしまうことがある。

　また，顔面多発骨折はその整復に長時間を要することが多い。この間，露出している眼輪筋や脂肪組織が乾燥しないように十分な注意を払おう。眼輪筋などが乾燥すると，兎眼を半永久的に残すことになる可能性がある。

手技

❶ アプローチ

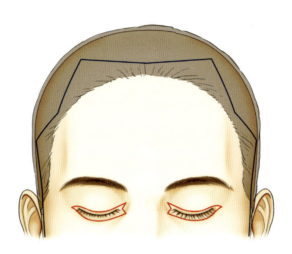

- 冠状切開と，眼瞼周囲の切開からアプローチする。上下眼瞼は瞼縁から5mmほど離した位置で，内眼角部分は三角弁になるようにデザインする
  - 眼球保護のためのテープは貼れない。そのため上下眼瞼の瞼板をあらかじめ5-0ナイロン糸で縫合する（tarsorrhaphy）。
  - 閉創時，眼瞼周囲の切開創は位置合わせに難渋することが多い。切開前に数カ所マーキングしておくと，比較的楽に合わせられる。

❷ 眼瞼の剥離

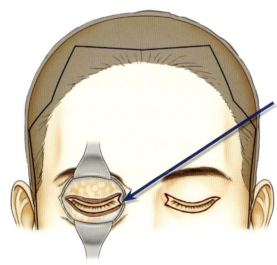

骨折で内眼角靭帯の付着部がずれている場合，この時点で30 Gワイヤをかけて固定しておくと再建が楽だ

- 冠状切開より眼瞼から先にアプローチした方がオリエンテーションがつきやすい。
- 眼瞼からのアプローチは眼窩底骨折などのアプローチと一緒だ（ベーシック編p132参照）。
- 上眼瞼も下眼瞼と変わりはない。切開部から眼輪筋を数mm残して，眼窩隔膜上を眼窩縁まで剥離する。

❸ 眼窩上神経の処理

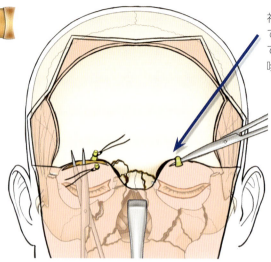

神経はそのまま切離するのではなく，少し剥離受動してから切離する。その方が吻合の時に楽になる

1. 冠状切開から眼窩上縁まで到達する。眼窩上神経が確認できたら6-0ナイロン糸をマーキングに2本かけて，その間で神経を離断する
2. その後，眼瞼部を切開して眼窩上縁部で交通させる

- 上眼瞼のアプローチは下眼瞼とほとんど同じだ。切開して少し眼輪筋上で剥離をしたのちに隔膜上に入り，眼窩上縁で骨膜下に侵入する。
- ここからは眼輪筋が乾燥しないように生食ガーゼを乗せて作業する。乾燥するとあとあと兎眼の原因になりかねない。

❹ 剥離後の全貌

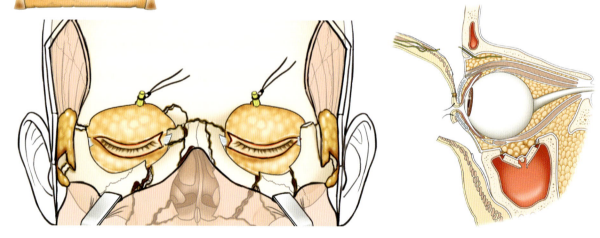

■ 下眼瞼を剥離するとその視野展開はこんな感じになる。実際は骨折線に軟部組織が介在したりするので骨膜下を剥離するのは大変だ

- 鼻部を梨状孔縁で切開し，かつ眼窩下神経を離断すればもっと尾側の上顎まで視野展開は可能だ。
- Dismasking flap は前方からの術野展開に注目しがちだが，実は側方の展開ができることが魅力だ。具体的には頬骨弓，顎関節，下顎枝の整復が軟部組織を強く牽引することなく，直視下でできる。

❺ 整復と固定

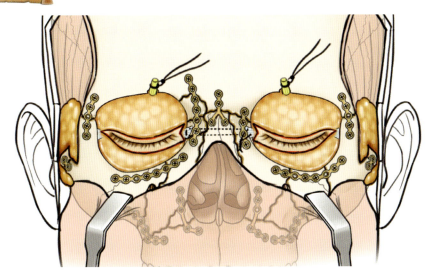

■ これまでの技術をフルに活かして固定を行う。特に大事なのは咬合の獲得と中顔面の長さだ

- 受傷前の正常な時のCTデータがあるわけがない。完璧に戻すことはなかなか難しい。中顔面の長さは上顎前歯の見える量から推測しよう。あまりに中顔面が短いとあとあとその修正はやっかいになる。
- 骨が足りない場合には躊躇せずに骨移植を検討する。採骨部位は頭蓋骨外板か腸骨だ。

顔面多発骨折の整復の原則 ― outside-in アプローチ ―

骨片の整復固定の順番は，top-down でも bottom up でも，その大原則は outside-in ＝外側から内側に向かってだ。

ジグソーパズルでも外枠からピースをはめてくるのと同じ。いきなり鼻篩骨部分から止めてきてもそれが正しい位置かはわからない。土台となる頭蓋骨が骨折していなければ，まずは頬骨弓を整復することから始めていこう。

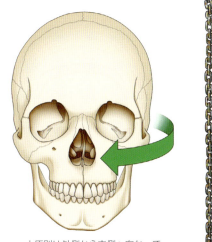

大原則は外側から内側へ向かって

❻ 下眼瞼骨膜の縫合

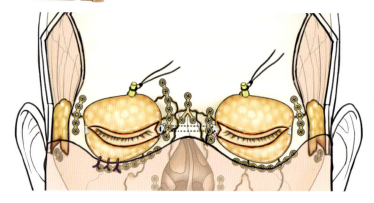

内眼角靭帯を切離した場合は縫合すること

1. 頬部が下垂しないように眼窩下縁で骨膜はしっかり縫合する
2. 神経は 7-0 ナイロン糸で端々吻合し，それぞれの部位を閉創する
   - 正直疲れているかもしれないが，マイクロ下で神経縫合しよう。あともう少しだ。

❼ 下眼瞼の牽引

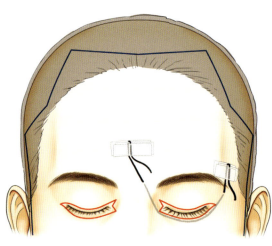

慎重にするなら、正中にも 1 針かけて頭側に suspension する

- 兎眼予防に下眼瞼瞼板前縁組織に 2-0 ナイロン糸を通して斜め上方向に吊り上げ固定をする
  - Tarsorrhaphy までは必須ではない。

❽ 術後管理

・下眼瞼の牽引は術後 4 週間ほど行っておく。
・一過性の兎眼，眼窩上神経の麻痺を認めるが，6 カ月～1 年くらいの自然経過で回復する。
・眼窩上神経の回復にはビタミン B12 を内服させて経過を見る。

頭蓋骨外板の採取方法

　骨移植が必要になった際，腸骨から採取してもよいが，頭蓋骨外板なら同一視野から比較的短時間で採取可能だ。

❶採取場所は静脈洞を避けたところで，骨が分厚く板間層がしっかりしているところ。術前にCTで確認しよう。正中は矢状静脈洞があるので，危険！

❷採取する大きさに合わせて，まずは2～3mmのラウンドバーで溝を掘る。板間層に到達すると海綿骨から出血する。その深さを目安に溝を掘ろう。

❸全周性に溝が掘れたら，幅広ノミを板間層に打ちこんで，削り剥がすイメージで外板を摘出する。摘出後は骨蝋を最低限使用して止血を行う。

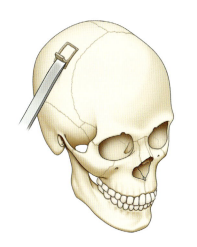

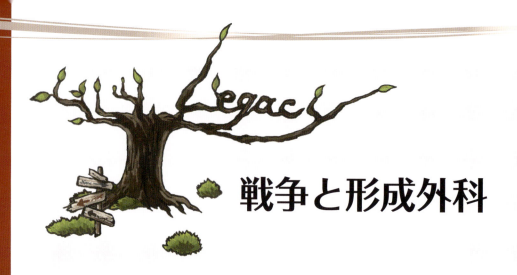

戦争と形成外科

坂本好昭

形成外科（plastic surgery）の始まり

　形成外科の歴史はどこから始まったのか。形成外科の清書を紐解くと，そこには紀元前6〜7世紀のヒンズー外科の「はなきりの刑」のあとの造鼻術の絵，そして16世紀にはGaspare Tagioacozziによる上腕の前内側皮膚を用いるイタリア式造鼻術の絵が，その「はじめに」に登場する。本書を手に取った者であれば，そのあたりはトリビア的に知識をもっていることだろう。

　では，近代の形成外科はいかにして発展してきたのか。それを紐解くカギは各国の外科博物館にある。

1. Hunterian Museum（イギリス，ロンドン）
2. Surgeons' Hall Museums（スコットランド，エジンバラ）
3. International Museum of Surgical Science（アメリカ，シカゴ）
4. Musée de l'Armée（フランス，パリ）
5. Museo Universitario delle Scienze e delle

The birth of plastic surgery

The Great war of 1914-1918 brought a dramatic increase in the number of wounds to the face and jaw. Such injuries had a prodound effect on patient who endured both physical pain and the emotional trauma of disfigurement.

Among those who recognised the need for specialist treatment for facial injuries was the New Zealand born surgeon Harold Gillies (1882-1960). While working in France in 1915 he had observed the work of Hippolyte Moresin (1869-1919) and Varaztad Kazanjian (1879-1974). He also read about he work of German surgeons. On his return Gillies established a ward for facial injuries at the Cambridge Military Hospital in Aldershot.

In 1917 the unit moved to the purpose-built Queen's Hospital near Sidcup. By the end of the war Gillies and his colleagues had treated over 5,000 patients and carried out over 11,000 facial operations.

Gillies later described his work as a 'strange new art'. Alongside teams of surgeons, dentists, anaesthetists and nurses he also recruited artists and sculptors. They included Henry Tonks (1862-1937), who made pastel drawings of many of the patients.

Hunterian Museum（ロンドン）注釈より

Arti（イタリア，ナポリ）

いずれの博物館もかなり見ごたえがある。4は直訳すると軍事博物館で，ナポレオンの墓があることで有名だが，それが示すように形成外科の発展の裏には戦争が見え隠れしている。

このうち Royal College of Surgeons of England 内にある Hunterian Museum には "The birth of plastic surgery" というコーナーがある。そこにはこう記載されている。

第一次世界大戦で顔面を負傷した兵士を治療する医師として，頬骨骨折のアプローチで有名なイギリスの Harold Gillies の名前がそこに記されている。彼は 11,000 例以上の顔面外傷者を治療している。

注目すべきは記載されているように，Gillies がすでに歯科医や麻酔科医，看護師とともにチームを編成して治療にあたっていたことだ。当時からチームアプローチの必要性を認識していた先見の明がある。なお，この後にはさまざまな皮弁で治された顔面外傷の症例をはじめ，当時のエピテーゼも紹介されている。そのほかの収蔵物も見ごたえのあるものばかりで，1 日費やすこともできるほどだ。もしロンドンに行くことがあれば足を運ぶことを強くお勧めしたい。

なお余談だが，Gillies の従兄弟がマッカンドー鑷子で有名な Archibald McIndoe だ。

形成外科医としてはあまり有名ではないかもしれないが，Gillies のよきライバルであったとされる Henry Pickeril にも触れておきたい。彼もまた Gillies 同様イギリス出身で，外科のみならず歯科口腔外科でもトレーニングを受けており，ニュージーランド（当時はイギリス領）で活躍していた。その彼の功績の 1 つは，たくさんのワックスモデルを教育用として作成し，後世に残していることだ。

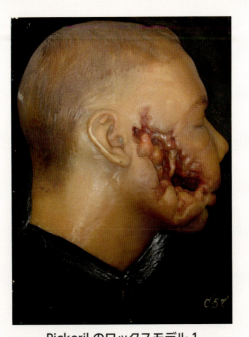

Pickeril のワックスモデル 1
〔National Army Museum（ロンドン）所蔵〕
技術を教育するためのモデルとして，あるいは戦争による悲惨な現状を教育するために作成したのか，今となっては Pickeril の真意はわからない。

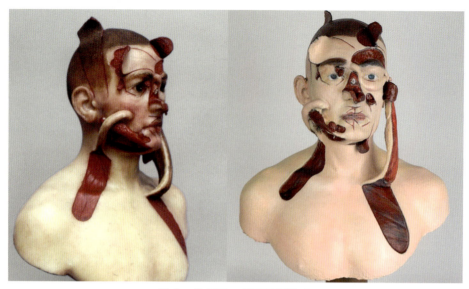

Pickeril のワックスモデル 2
（左：Hunterian Museum 所蔵，右：National Army Museum 所蔵）
顔面の修復で使用可能な各種皮弁を示している。ライバルの Gillies が考案した tube pedicle flap が多用されている。

　さて1939年，ドイツ軍のポーランド侵攻により，世界は第二次世界大戦に突入するが，Reconstructive Plastic Surgeon の著者である Converse は30代前半にヨーロッパで軍に所属するとともに，戦傷者の治療にあたっていた。その後，1960年代に Converse は形成外科領域へのパワーインストルメント（p2）の導入に一役買うこととなった。

　Modern craniofacial surgery の父と称される Paul Tessier は，第二次世界大戦中に一時的ではあるが捕虜にもなった。そしてインターンとして働いていたナントでは空襲にも遭遇したという記録が残されている。

　その第二次世界大戦終了後，世界は東西冷戦時代に突入した。その中で始まった戦争の1つで，そして現在もまだ停戦中の戦争が朝鮮戦争だ。この朝鮮戦争中に韓国で戦傷者の治療を行っていたのが，唇裂の画期的な治療を考案した Ralph Millard だ。唇裂の術式があまりに有名だが，アジア人に対する重瞼形成の功績も忘れてはならない。

　こうした形成外科医の活動の背景にあるのは，戦争の様式の変化だろう。地雷の登場が最たる例だが，地雷は「人の生命を奪う」のではなく「怪我を負わせる」ことであり，それはまた精神的ショックを受傷者のみならずその周囲に与えることになる。

　生きていけるけれど社会復帰が難しい人をなんとかしたい。あくまで個人的な推測に過ぎないが，戦争を体験し，そして戦争の被害者を間近で見て感じた思いが形成外科のレジェンドたちを動かす原動力となり，それが今日の形成外科のアイデンティティの基盤となったのだと思う。これは生物学的な「生」の先にある社会的な「生」の救済，今でいう生活の質（quality of life）の改善に取り組んだ点で医学が1歩進んだといえるだろう。

クラニオフェイシャルサージャリー

　クラニオフェイシャルサージャリーの歴史において画期的な治療法の1つとされるのが骨延長術だ。その誕生のきっかけを作ったのはロシアの整形外科医 Gavril Ilizarov だ。彼が治療に携わっていた患者のほとんどは第二次世界大戦の負傷帰還兵であった。

　では現代はどうなのか。例えば顔面移植はアメリカ国防総省が資金面のサポートを行っている。クラニオフェイシャルサージャリーに限らず，形成外科の一分野として創傷処置という点に視点を向ければ，糸に頼らないテープによる創閉鎖，止血を容易にする製剤の誕生は戦地での受傷を想定したものだ。その場で専門的な医療知識がなくても簡便に応急処置をするために考案された。

　皮肉にもクラニオフェイシャルサージャリーの発展の歴史の裏には戦争が必ずちらついている。最終的に行きつくところは脳移植だろうか。はたして今後，クラニオフェイシャルサージャリーがさらなる発展をするには何が必要なのか。学会での白熱する議論など，何か別の起爆剤であってほしいと切に願う。

Chat Time 01 チームワーク

あやしげな酒場でのホンネトーク

認知のために

坂本: お2人とも普段、何科とコラボしてますか？

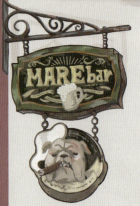

成田: 顎変形症だと矯正歯科、再建などは形成外科、あとは耳鼻咽喉科ですね。

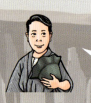
力丸: ほぼ、あらゆる科の先生方とコラボ？チーム医療を行ってます。

坂本: その時に大事にしていることってなんですか？

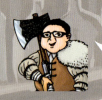
成田: 基本的に直接会って話す。無理ならメールではなく、電話やこのようにZOOMでやりとりすること。ベストは飲み会ですけどね。

人物紹介

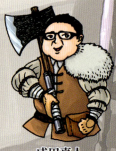 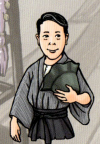 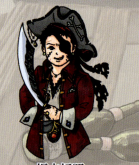

成田真人 × 力丸英明 × 坂本好昭

力丸
手術後に飲み会をしたり、年に1回忘年会をしたりといった交わりをもつのは大事ですね。個人的にも仲良くなりますし。

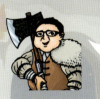
成田
はい。あとは頼まれたら断らないということですかね。飲み会はメンバーによって断りますが。

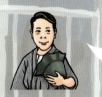
力丸
そう思います。一番大事なのは、与えられた仕事をきちんとこなすということだと。そうでないと、相手にされなくなります。

坂本
かっこいいですね。形成外科の歴史は浅いですし、いかに他科に認めてもらうのか先人たちの苦労があったと聞きます。

力丸
他科の先生たちは自分達が最難関分野をやってるという自負があるんです。私が形成外科医になりたての1990年代前半のころは、形成外科はいろんな科のスキマ産業でした。そんな形成外科にいったい何ができるんだっていう感じで、なかなか同等に認めてくれませんでした。

成田
意外です。そんな苦労があったんですね。

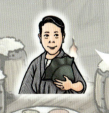
力丸
はい。なので例えば、脳外科の頭蓋感染などの症例を紹介されて、コイツら本当にできるのか、みたいな感じでした。われわれは、このチャンスにきっちり治して認めさせようという思いがありましたね。

坂本
そうやってトラブルを治していって、少しずつ認めてくれるようになったってことですね。

力丸
はい。そして形成外科は関連各科をつなぐ、にかわ（膠）のようなものだと故田井良明教授に教えられました。

成田
にかわ…、接着剤ですね。たしかに、うち（口腔外科）と耳鼻科と形成がジョイントする時、形成の先生って間を取りもってくれる感じです。

力丸
頭蓋底外科の始まりもそうでした。脳外科と耳鼻科の境界領域は頭蓋底です。耳鼻科は、頭蓋内は絶対ダメだし、脳外科は、副鼻腔があり得ない領域でした。そこに形成外科が、頭蓋底が交通してもなんとかするんで大丈夫ですよ、ってな感じで2つの科を結びつけて頭蓋底外科が始まりました。

立ち振る舞い

坂本
そんなチームの中で、お2人はどう立ち回っているんですか？

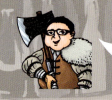
成田
一応チームの中ではチーフをしていますが、基本、後輩たちにおんぶにだっこです。でも、必要な時はしっかりやるとこ見せるって感じです。

力丸
私の場合も、すでに後輩の先生方が頑張ってくれてるので、上のうるさい先生が相手に出てきた時にちょっと言うぐらいです。

坂本
頼りになりますね。

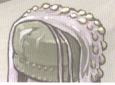
成田
やる時はやらないと、下はついて来ませんしね。

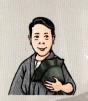
力丸
昔は、とっても上の偉い先生方が多かったんでもっと大変でした。それが同世代になり、そして今だと、相手の科の先生方が年下のことが多いので楽にはなりました。

坂本
チーム医療ってそこが難しいところだと思うんです。お友達の集団ではないですよね。年齢も違います。仕事をきっちりこなすには時に譲れないところっていうのがあります。だから誰かがしめるところはしめないとって思います。でもその押し引き、匙加減が難しい。

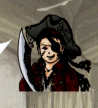

成田
その通りです！

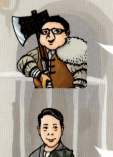

力丸
そのために相手の科と重なる領域については、ある程度知識がある、手術操作もできるというのが理想です。そうじゃないと話が通じなかったり、相手のレベルを見極められない。

坂本
他科に迷惑をかけるのはよくないですからね。

力丸
「チーム医療の結果は、最もレベルの低い科に一致する」って田井教授から常々言われました。他科の足を引っぱってはいけない。

成田
私が常に言われてきたことは"守破離"です。これは後輩たちにも伝えていきたいですね。

力丸
千利休の「規矩作法 守り尽くして 破るとも 離るるとても本を忘るな」が元ともいわれている。

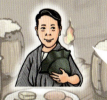

坂本
いつまでが「守」でよくて、いつから「破」で、いつには「離」しなきゃって思いますか？

成田
すごく難しい質問ですね。自分は初めの10年は守、次の5〜10年が破、そして離ですかね。んー、まだまだ私自身がその道半ばかも。

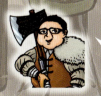

55

力丸
私はもう、別の意味で離かな。

坂本
いやいやいやいや！

力丸
チーム医療を長くやってると、メンバーが少しずつ変わっていきます。ですから、それに対応する能力、相手の自尊心を傷つけないような教育なども人知れず必要かもしれません。

必要なもの、捨てるもの

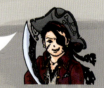
坂本
さっきの千利休の「守破離」の中で、大事なのは最後だと思うんです。「習った教えを守りながら、いつかはその教えを破って独自性のあるものを見出すことになっても、本質を忘れるな」

成田
質問が読めましたよ。チーム医療の本質は何だと思いますか？ですよね

坂本
はい。というのもチーム医療に関しては、実は僕は今、手探りの状態なんです。うちの先代たちは個人の能力があまりにも高くて、なんでも自分でこなしていました。でもそれは僕には無理で…。だから他の科にも頼ろうと。チームを作って10年以上が経ちましたが、まだ育てているところなんです。

成田
本質ってのはこれまた難しいですね。

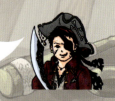
坂本
そしたらちょっと変えます。あえて変化球で。チーム医療に必要ではないもの、捨てた方がよいものってなんでしょう？

力丸
甘えでしょう。

坂本
切れ味すごっ！　成田先生は？

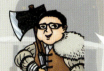
成田
謙虚な心があればいいチーム医療ができると思います。なので変なプライドはいりません。

坂本
お2人ともかっこいいです！

成田
かっこいいとは言われたことないので、その言葉、照れますね。

力丸
はい、照れます。決してかっこよくないです。ただ泥臭くやってます。

坂本
きっとそれが本質なんだと思います。

力丸
そんなに強くはないんです。本当は甘えたい時もあるのですが、都合のいい人でいいんです。

坂本
甘えていい場所、それがチーム…。

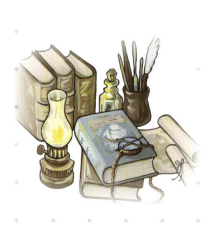

Chapter 2

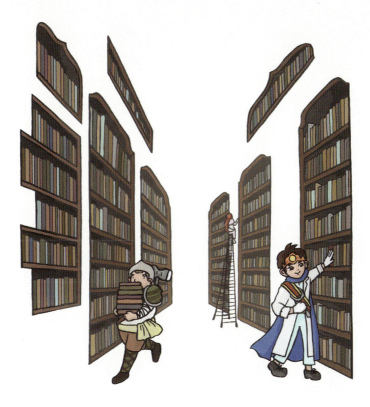

第2章

顔面輪郭手術 - 変形治癒から美容まで -

一つバランスをよくするとどこかのバランスは崩れてしまう。
そのためにはあらゆる要素を
最大限のバランスで成立させるようにしよう。
でないとコンプレックスの解消のはずが
さらなるコンプレックスを生んでしまいかねない。
そのためには術前に患者とのイメージ共有が大切だ。

ミッション 4 眼窩変形

01 総論

宮本純平

治療ダイジェスト

　できることは，眼窩という箱を治すことであり，それは元通りの位置に骨再建を行うことだ．それで戻らないケースにあれやこれや行うと，かえって瘢痕化が強くなり良くない結果になる．引き際も大事だ．

　眼窩骨折や頬骨骨折で整復が不十分だと，眼球陥凹を訴える．初回の治療がいかに大事かということだが，さらに複視が残存しているのならば，治さなければならない．

　完全に陳旧化する前に，できるだけ早く眼窩の再建を行った方がよい．ただ，適切に再建できたか，すなわち適切な位置に眼球を誘導できたかを術中に判断することはできない．また，陳旧化している場合は，再建が適切にできたとしても，眼窩内容の瘢痕化の影響も加わるため，眼球が前方へ出てこないことがある．

　眼窩の整復方法には，骨切り，自家骨移植，人工骨の選択肢がある．

症状と発生の機序

▰ 症状

　眼球陥凹は，眼球位置が奥まってしまうことを意味する．単に後方移動するのではなく，眼窩が拡大している場所に伴って，下壁であれば後尾側方向に，内側であれば後内側に偏位する．

　それに伴って，機能面では複視が生じたり，整容面では上眼瞼がくぼんでいるように見えたりなど，左右非対称が問題になる．急性期は腫脹でカムフラージュされていて，その後，陳旧化してから問題になることもある．

> **陳旧っていつから？**
>
> 　陳旧性顔面骨骨折といった場合には，新鮮（急性）時に"適切な"治療を受けずに一定の期間が経過してしまい，十分な骨癒合が得られていない，あるいは変形を残したまま癒合した状態を指す。
> 　骨癒合のみに着眼するならば，1カ月もすればある程度は癒合する。しかし，顔面の場合には，手術創を含めた軟部組織の瘢痕に伴う変形も考慮する必要がある。軟部組織の変化は受傷後3カ月くらいかけて落ち着いてくる。
> 　この一定の期間が，具体的に受傷後いつからというのはなかなか定義しにくいが，陳旧性顔面骨骨折の場合には，一般的に受傷後3カ月以上経過したものと思っておいてよいだろう。

▌発生の機序

　眼球陥凹が生じる骨折は，主に眼窩骨折と頬骨骨折だ。それぞれ起こる発生の機序は異なる。

　眼窩骨折では，骨折部からの眼窩内容物の上顎洞内への脱出で生じる。そのため，眼窩欠損部の再建と，それによる眼窩内容物の眼窩内への嵌納が必要になる。

　一方，頬骨骨折の場合には，頬骨が咬筋などの影響を受けて下内方へ偏位し，それに伴って眼窩容量が増大するために陥凹が生じている。そのため，眼球陥凹の他にも，頬骨部の扁平化や頬骨弓部の側方突出が見られる。また，外眼角靱帯も下方偏位するために，いわゆる垂れ目になる。これらを改善させるためには頬骨骨切りが必要だ。

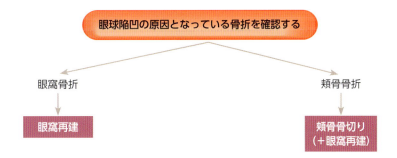

　鼻篩骨骨折でも眼窩壁骨折は生じるが，鼻篩骨骨折の場合，問題となるのは鞍鼻や内眼角変形が主だ。

　ここでは，眼窩底骨折変形治癒と頬骨骨折変形治癒に伴う眼球陥凹の治療について解説する。

ミッション 4 眼窩変形

02 眼窩底変形治癒骨折

宮本純平

Explore the destination
- 眼窩底の骨欠損が小さい場合は，ペースト状人工骨の良い適応だ．
- 無理に多量の骨移植を行うと，眼球の上転や複視の原因になるので注意しよう．
- バルーンによる術中シミュレーションで，移植骨量の限界を見極めよう．

本手技の適応

▼ 正面視で複視がある場合，適応あり

　単に後方に偏位しているだけであれば，正面視での複視は生じない．正面視でも複視が生じている場合では，眼窩をきちんと再建すれば治る可能性が高いので手術適応だ．

　難しいのは，正面視で複視がなく，整容面の改善を主訴としている場合だ．陳旧性の場合，眼窩内容の瘢痕化や眼窩脂肪の減少の影響も加わるため，眼球が十分前方へ出てこないことが少なくない．そのことを術前に説明し，納得してもらったうえで治療に臨もう．

　再建材料には自家腸骨のほかにペースト状人工骨がある．初期治療で眼窩底を再建せず，骨欠損が小さい場合，あるいは再建していてもそれが不十分な時は，ペースト状人工骨で対応可能だ．

　初期治療の有無にかかわらず欠損が大きい場合には眼窩底骨折に準じた治療（ベーシック編p132 参照）を行おう．

手技

❶ アプローチ

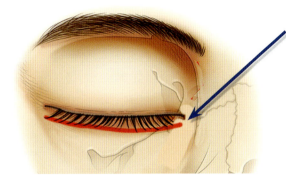

眼瞼縁から3mmはなして眼瞼縁に平行にデザイン

ここでは睫毛下切開で解説

■ **アプローチは眼窩底骨折と同様の選択がある**（ベーシック編 p79, 128 参照）
- 自分が得意とするアプローチでよいが，初回治療の瘢痕があればそれを使おう．

❷ 初回で治療していない場合

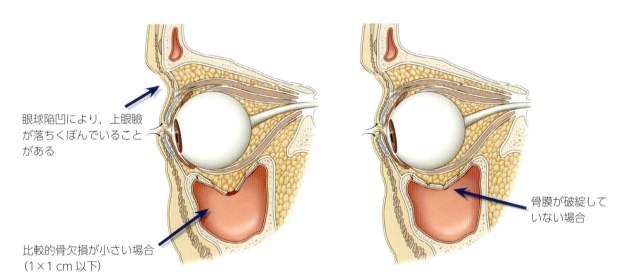

眼球陥凹により，上眼瞼が落ちくぼんでいることがある

比較的骨欠損が小さい場合（1×1 cm 以下）

骨膜が破綻していない場合

■ **初回で治療していない場合，骨膜が破綻していた場合はどこかに骨欠損と眼窩内容物が脱出しているところがある．骨膜が破綻していなければ骨癒合していることがある**
- 骨欠損がない方が当たり前だがやりやすい．もし骨欠損が大きい場合には，後述のような人工骨での再建よりも自家骨の移植を計画しよう．

❸ 剥離

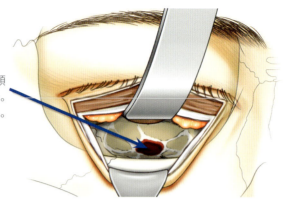

骨欠損部
時間が経っていると上顎洞粘膜と癒着している。その粘膜を剥離しよう。丁寧に！

■ ここからは骨欠損がある場合で解説する。骨欠損部は時間が経っていると上顎洞粘膜と癒着している。丁寧にその粘膜を剥離して，陥凹部の全貌を出す

- 初回にチタンプレートで再建していると被膜がある。被膜があると眼球の動きは制限される。できるだけ除去したいが，被膜直上に下斜筋があることが少なくない。損傷しない範囲で被膜を切除しよう。

❹ ペースト状人工骨の注入

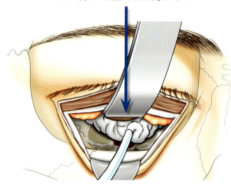

ペーストはやわらかめよりもやや硬めで注入した方がよい

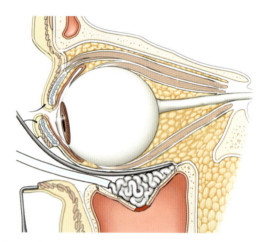

眼球の重みで形は成形される。注入したらヘラなどすべて外して，硬化するまで触るのは我慢！

■ 剥離ができたら，ペースト状人工骨のチューブを最奥端に入れて注入しながら手前に引いてくる

- ペーストの注入前には止血をしっかりすること。血があるとペーストは固まらない。
- ある程度固めて用手的に形態を作ってから入れることもできるが，挿入している最中にその形を維持させるのは難しい。

❺ 硬化と成形

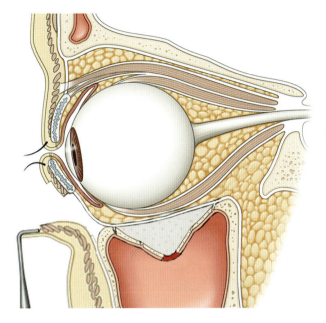

成形はラスパでガリガリ削る。しっかり固まってからやらないとクラックが入ってしまう

■ 坐位にして眼位の左右対称性を確認する。硬化してから成形し，調整する

　💀 特に高さが同じかを確認する。重力の方向を考えると，臥位よりも坐位で確認する方が望ましい。高さが異なっていると，第1眼位（まっすぐに見た時）で複視になってしまう。

❻ 初回治療で後端の再建が不十分な場合

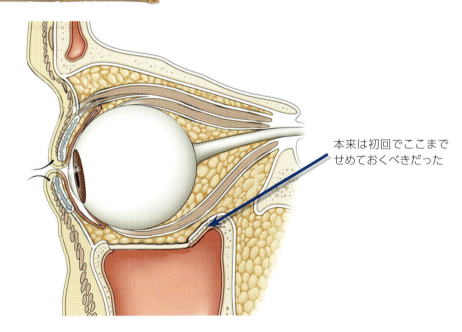

本来は初回でここまでせめておくべきだった

■ 後端までアプローチしないで乗せしろを確保せずに再建すると，眼位の高さは左右対称でも眼球陥凹を来たす

　💀 正直治すのは大変だし，改善効果も乏しい。いかに初期治療が大切かということだ。

❼ シミュレーション

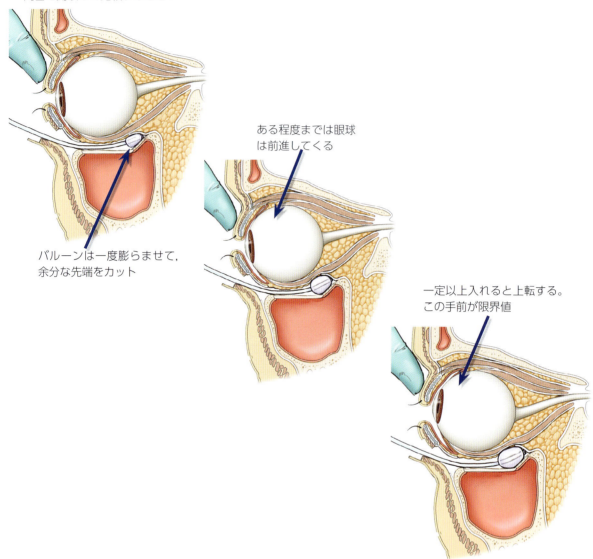

両目を開眼して比較すること！

バルーンは一度膨らませて，余分な先端をカット

ある程度までは眼球は前進してくる

一定以上入れると上転する。この手前が限界値

① バルーンを最奥端（眼球より後方）に入れて少しずつ注入していく

- バルーンは眼球赤道直下ではふくらまさないこと。必ず眼球より後方でふくらませる。
- 注入は少しずつ助手に入れてもらう。術者は両目の開瞼と鑷子でバルーンを押さえておく。

② 眼球が上転し始めたら注入をやめて，その量を覚えておく

❽ ペースト状人工骨の挿入

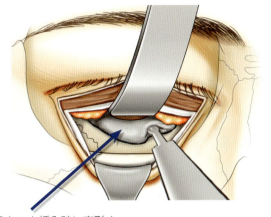

やわらかいと挿入時に変形する。まだ操作性はあるがやや固まりかけている硬さがいい

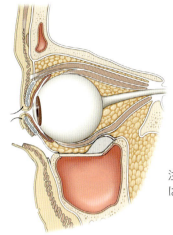

注入後のイメージはこんな感じ

■1 シミュレーションの注入量で"枕"になるようにペースト状人工骨を成形する
　　💡 注入でもよいが，少し硬い方がコントロールしやすい。
■2 ラスパなどで，眼球より後部に"枕"を挿入して眼窩底にくっつける

❾ 術後管理

・術後管理は新鮮例と同じだ。覚醒後，すみやかに視力の確認をしよう。術翌日より眼球運動訓練を開始する。一時的に複視が強く出ることがあるので，術前に十分説明しておこう。術後の複視の程度が思ったより強い場合は，早期に開創して，眼球運動の妨げになっている部分がないか確認しよう。

眼窩の数字

バルーンでシミュレーションできたとしても，そのシミュレーションのためにどれくらい膨らませるべきか，ある程度の予測はしておきたいだろう。
　一般に左右の突出の差が 2〜3 mm 以上だと，左右差を気にすることが多くなる。そして眼窩容積が 1 cm^3 増加すると，0.8 mm 陥凹するといわれている。
　例えば，4 mm 陥凹している場合，補填すべき量は 5 cm^3（ml）ということになる。

ミッション 4 眼窩変形

03 頬骨骨切り術

宮本純平

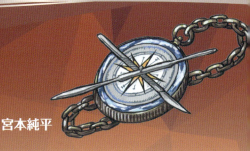

Explore the destination

» 骨折線で切る必要はない。
» できるだけ頬骨に付着している筋の剥離は行わない。あとあと drooping といって軟部組織が垂れる原因になる。
» 側頭筋もあまりいじめすぎないように。萎縮して側頭部陥凹を来たすことになる。

本手技の適応

▰ 頬骨の偏位により複数の症状を認める場合，適応あり

頬骨の偏位が残存したもので，生じる可能性がある症状は次の4つだ。

- ▼ 正面視での複視
- ▼ 頬部の扁平化
- ▼ 頬骨弓の側方突出
- ▼ 垂れ目変形

　これらのうち2つ以上の症状を認める場合，頬骨骨切りの適応だ。　一方，これらのうち1つしか認めない場合は，他の治療法で対応できる。例えば複視や扁平化を認めず，頬骨弓部の側方突出のみが気になる場合には，後述する頬骨弓骨切り（p113）が適応だ。
　頬骨骨切り術は新鮮頬骨骨折の整復より大変だ。一度，頬骨骨切りの大変さを経験すれば，新鮮頬骨骨折の初期治療がいかに大切かがわかるはずだ。

手技

❶ アプローチ

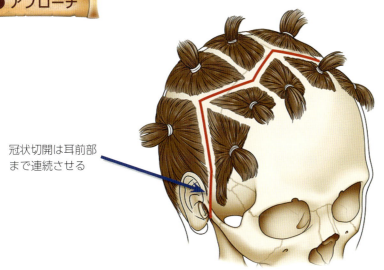

冠状切開は耳前部まで連続させる

■ **アプローチは冠状切開＋口腔前庭切開＋睫毛下切開が必要だ**
- 眼窩下縁の骨切りが必要なので，経結膜よりも睫毛下切開の方がよい。
- 実は経結膜を延長した McCord 切開（経結膜切開＋外眼角切開）＋口腔前庭切開でもいける。冠状切開を行わない利点があるが，解剖と手技を熟知してからの方がよい。

❷ 頬骨前頭縫合（ZF）部の骨切り

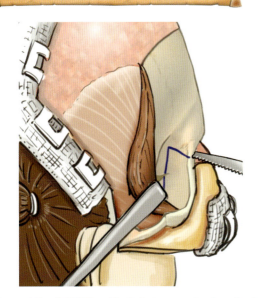 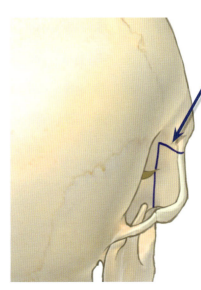

骨切りラインの全貌はこんな感じ

■ **ZF 部は新鮮時に治療をしていなくても変形したまま骨癒合は得られている。変曲点となっている頂点で骨切りをする**
- この部分はあとあとトリミングすることになる。

❸ 眼窩外側の骨切り

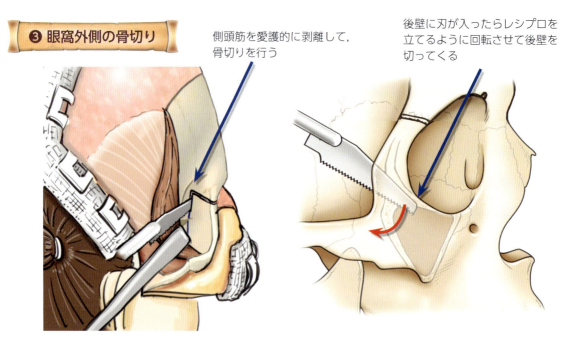

側頭筋を愛護的に剥離して，骨切を行う

後壁に刃が入ったらレシプロを立てるように回転させて後壁を切ってくる

1. ZFと下眼窩裂のちょうど中間の高さからレシプロを突き刺して，まずはZF部の骨切りまで切り上げてくる
2. ZF部の骨切りと連続できたら，いったんレシプロを抜く。今度は下眼窩裂に向けて切り下げてくる
3. 下眼窩裂から眼窩下壁に向かってレシプロを進めて，眼窩下壁と上顎後壁までを切ってくる
   - 💡 レシプロは刃の根元を支点にして弧を描くように動かす。

❹ 上顎後壁の骨切り

ノミを打ち込んで後壁の下端まで骨切りを完了させる

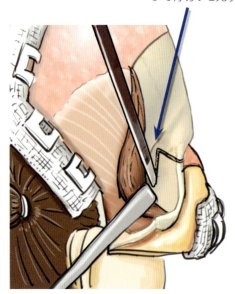
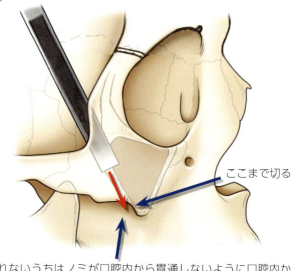

ここまで切る

慣れないうちはノミが口腔内から貫通しないように口腔内からマレアブルレトラクターで保護しよう

- レシプロだけでは尾側まで骨切りすることは困難だ。切れていない部分は，レシプロでできた骨切りの隙間に5mm幅のノミを入れて，上顎後壁の骨切りを完了させる

❺ 頬骨弓の骨切り

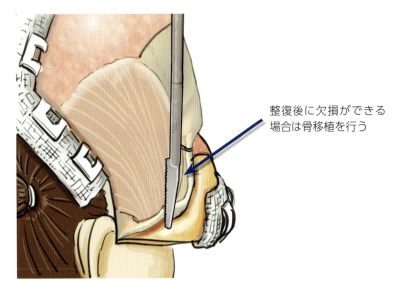

整復後に欠損ができる場合は骨移植を行う

■ 頬骨弓は体部に近いところと変曲点で骨切りをする

- 頬骨弓は短縮していることが多いため，整復後には骨移植が必要になることが多い。
- 骨移植しないと陥凹変形を来たしやすい。ここの固定に使用するプレートはできるだけ薄いタイプがよい。

❻ 眼窩下縁〜眼窩底の骨切り

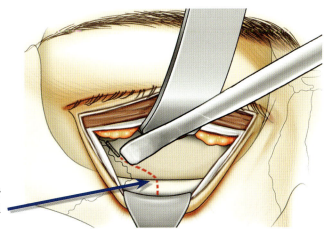

この視野で眼窩下縁より5〜10 mmくらい尾側まで骨切りしておく

眼窩下縁はレシプロでちょっと切れ込みを入れよう

1. 睫毛下縁切開から，先ほどレシプロでカットした部分が確認できる。それとつなげるようにして，まず眼窩下縁にレシプロで切れ込みを入れて，ラスパを入れる溝を作る
2. ラスパで眼窩下壁の骨切りラインまで連続するように割っていく

- 眼窩下神経が瘢痕で埋まっていることが少なくない。レシプロで全部骨切りするよりも割っていった方が安全だ。

❼ 頰骨前面の骨切り

■ 骨切りラインを連続させるようにレシプロでカットする

- すべての骨切りラインが連続すれば，ストンと頰骨体が動く。
- つながっていそうな部分があれば，ノミやラスパで処理する。大抵，骨切りが甘くなっているのは上顎後壁だ。

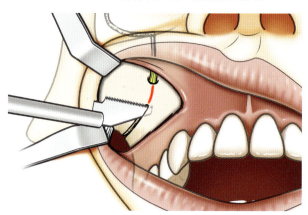

レシプロで骨切りラインを連続させよう

❽ 削骨とワイヤリング

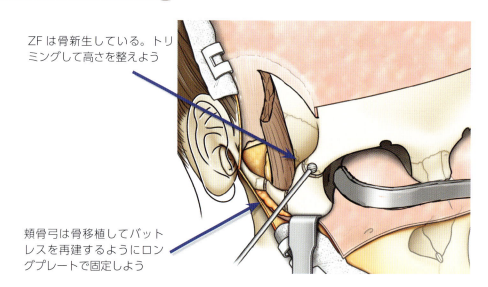

ZF は骨新生している。トリミングして高さを整えよう

頰骨弓は骨移植してバットレスを再建するようにロングプレートで固定しよう

1. 術前の CT で眼窩下縁の左右の位置や眼窩の高さを計測して，ZF 部の骨をトリミングする
2. その状態で，ZF をワイヤリングする（ベーシック編 p82 参照）。U 字鈎で頰骨体を動かして，良好な位置を検討する

- このあとの固定は頰骨 tripod 骨折と同じだ（ベーシック編 p75 参照）。
- まず治すべきは，頰骨の突出と頰骨弓で決まる顔の横幅だ。それが決まれば眼窩の容積も正常化する。
- ZF 部に骨欠損を生じることはまずないが，頰骨弓と眼窩下縁に欠損を生じた場合には，骨移植を行おう。

❾ 術後管理

・術後管理は頰骨 tripod 骨折に準じる。

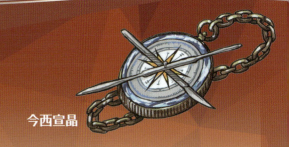

ミッション 5 鼻骨変形治癒骨折

01 鼻の解剖と基本アプローチ

今西宣晶

Explore the destination

» アジア人の外鼻の特徴として，大鼻翼軟骨の中間脚は解離し，その間に脂肪が介在していることが多い。
» 軟骨の支持組織として靭帯を押さえておこう。
» 解剖を熟知して，軟骨を損傷しないアプローチを心がけよう。

　外鼻は軟骨成分が存在することで可動性を有することが他の顔面骨と異なる。ここでは外鼻の体表解剖として各部位の名称と，その立体的構造を形作る骨性外鼻と軟骨性外鼻について解説する。そのうえで軟骨，鼻骨への基本アプローチとしてオープンアプローチを押さえよう。

解剖

体表解剖

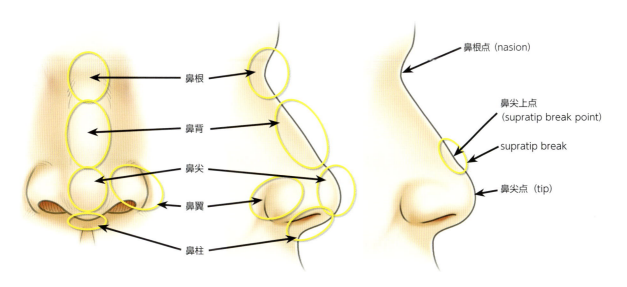

　外鼻は大きく分けて，鼻根，鼻背，鼻尖，鼻柱，ならびに鼻翼の5つの部位に分けられる。外鼻の輪郭において特徴的な点として，鼻根点（nasion），鼻尖上点（supratip break point），鼻尖点（tip）がある。

　鼻根点：前頭骨と鼻骨の接合部から伸ばした水平線と皮膚との交点
　鼻尖上点：鼻尖と鼻背の中間付近で小さくくぼんだ部分を supratip break と呼び，その部分で一番凹んでいる部分。Supratip break は個人差があり，まったくない人もいる。
　鼻尖点：鼻尖の中で水平方向に一番突出している点

▲ 土台としての骨・軟骨の解剖

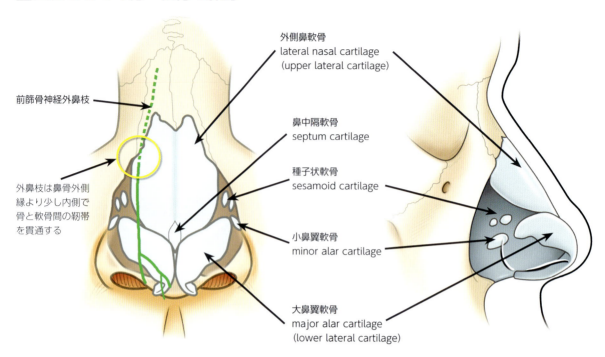

アジア人の鼻の特徴は次の通りだ。
❶ 鼻背が低い
❷ 鼻孔の形が丸い
❸ 鼻翼幅が広い
❹ 大鼻翼軟骨は薄く，鼻柱は短い
❺ 鼻尖部には皮下脂肪が多い

こうした特徴を生み出しているのが，特に大鼻翼軟骨だ。アジア人では内側脚が短いために鼻柱が短くなる。また中間脚が離れており，左右の中間脚最突出点間（tip-defining point）の鼻翼間距離（interdormal distance）が広く，鼻翼軟骨の中間脚がなす角度（angle of dormal divergence）が広い。

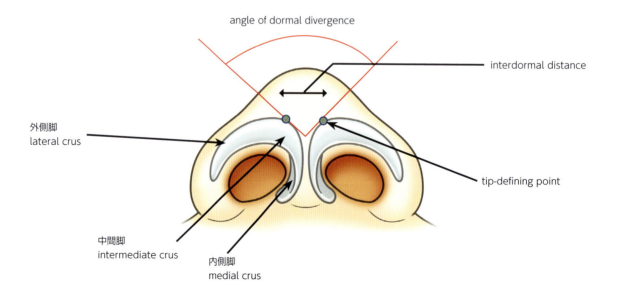

筋肉，靭帯

鼻骨，上顎骨，外側鼻軟骨，大鼻翼軟骨，その他の軟骨をお互いに連結しているのが筋肉と靭帯だ。筋肉は表情筋として働くだけではなく，呼吸調整に関与する。特に有酸素運動の際に鼻孔を拡大させるように働く筋が多い。オープンアプローチでは筋肉は皮弁側に付着させて剥離する形になる。

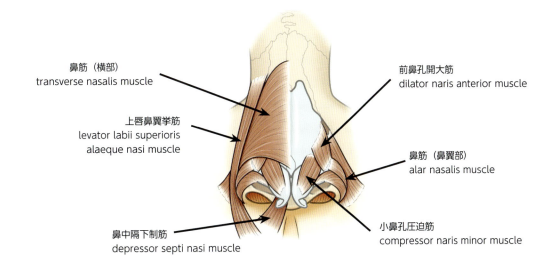

靭帯は軟骨間や，軟骨と皮下を連結している。これらの靭帯のうち piriform aperture ligament と vertical scroll ligament は軟骨から皮下に垂直方向に立ち上がる靭帯だ。

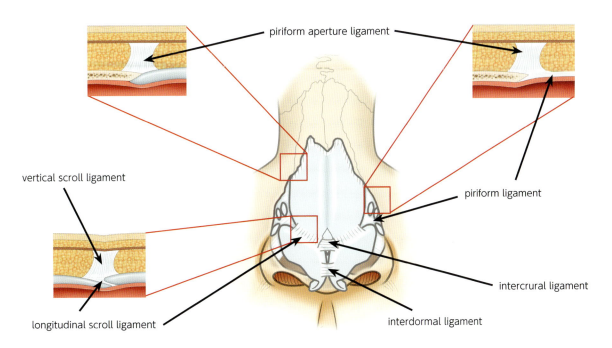

後述する鼻骨骨切り術（p81）では，その本質は鼻骨のみの修正というよりも，鼻骨の移動に連動して軟骨も修正することだ。そのためには靭帯の連結を外さないように意識する。

一方，鼻尖形成術（p91）では，軟骨の可動性を得て形態を変える必要がある。すなわち，これらの靭帯の連結を外し，そしてそれを新たに再建する必要がある。靭帯の存在を知らずして，糸だけで矯正しようとしたところで後戻りは必至だ。

基本アプローチ

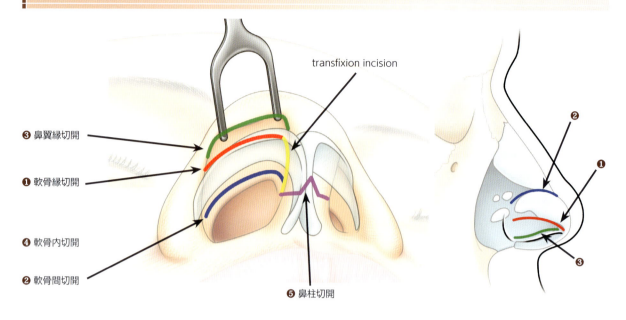

骨・軟骨にアプローチするには次の5つがある。それぞれの特徴は次の通りだ。

❶ **軟骨縁切開（marginal incision）＝軟骨下切開（infracartilaginous incision）**
最も多用される。大鼻翼軟骨の下縁に沿って切開するため、軟骨の損傷が少ない。

❷ **軟骨間切開（intercartilaginous incision）**
大鼻翼軟骨と外側鼻軟骨の境界部からアプローチする。2つの軟骨の連結部を損傷する形になるため、変形が生じる可能性がある。

❸ **鼻翼縁切開（alar rim incision）**
切開しやすいため以前は多用されていたが、鼻翼縁の境界線に瘢痕を生じ、目立ちやすい。

❹ **軟骨内切開（intracartilaginous incision）**
大鼻翼軟骨を切除する場合に用いられる。軟骨縁切開と軟骨間切開の中間でアプローチする。

❺ **鼻柱切開（transcolumellar incision）**
鼻柱を横切り大鼻翼軟骨の内側脚に沿って切開する。鼻柱の切開方法にはいくつかバリエーションがあるが、アジア人には逆Ｖ字切開が一般的だ。

ここでは❶と❺を併用するアプローチをオープンアプローチと呼ぶこととする。

オープンアプローチ

▎デザイン

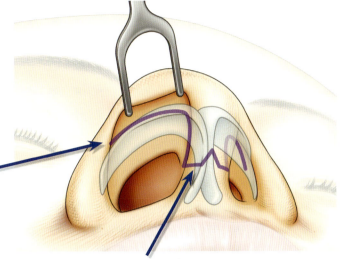

外側にいくにつれて切開は奥に入っていく。大鼻翼軟骨の形をイメージしよう

この線は内側脚隆起部の立ち上がりに位置するようにする

- 鼻柱の三角弁の角度は60°で，正三角形をイメージする。1辺の長さは鼻柱幅の1/3を目安とする
  - 軟骨縁は慣れないうちは触診してその位置を確認しよう。
  - Transfixion incision，すなわち鼻柱脇の内側脚縁の切開は鼻孔縁から2〜3 mmくらいが目安だ。奥にいきすぎないように。

▎鼻柱の切開

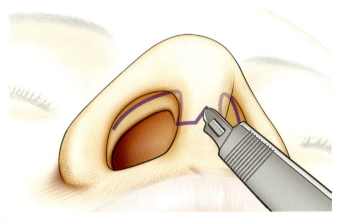

- まず鼻柱からアプローチする
  - 円刃でもよいし，尖刃でもよい。正中の三角弁の下床には軟骨がないが，横方向の切開部分は直下に軟骨があるため切り込まないように注意する。ここでは皮膚真皮までを切開するに留めよう。
  - 可動性があって切りにくい場合は，左手で外側鼻軟骨をつまむと切りやすくなる。
  - 可動性を減じて，切開しやすくしたり，かつ深く切り込みすぎないようにするために，やや多めに局所麻酔，あるいは生理食塩水を皮下注射しておくことも有用だ。

▶ 軟骨縁切開

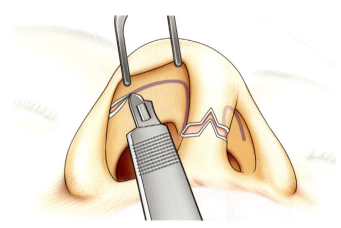

■ 円刃で軟骨縁切開を行う
- 外側から切ってきて鼻柱切開につなげてもよいし，鼻柱切開から連続して内側から外側に向かって切ってもよい。
- 切開位置が正しくデザインできていれば，軟骨"縁"切開のため軟骨内に切り込んでしまうことはない。
- Transfixion incision，すなわち鼻柱脇の内側脚縁の切開は鼻孔縁から 2〜3 mm くらいが目安だ。奥にいきすぎないように。

▶ 皮弁の挙上

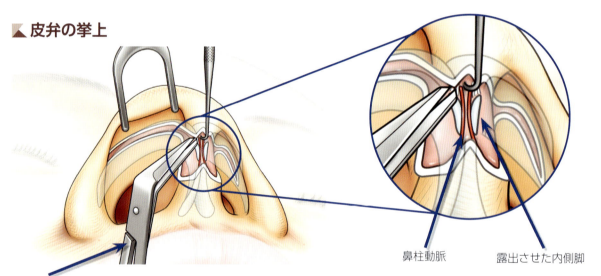

鼻柱動脈　露出させた内側脚

先端が 45°曲がっているカンバース型剪刀
（コンコルドと呼ぶ人もいる）が使いやすい

1 まず片側の transfixion incision から対側の transfixion incision に向けて剪刃を刺して鼻柱下床を軟骨上で剥離し，深さのあたりをつける
- 剪刃が進まなければ軟骨に当たっている可能性が高い。皮下組織に進入していればわずかな抵抗で進んでいく。

2 内側脚縁の深さがわかったら，鼻柱切開部から皮弁を剥離挙上していく
- 剥離していくと軟骨膜の手前の層で鼻柱動脈にぶつかるはずだ。この血管はバイポーラでしっかり止血しよう。

◤ 軟骨膜上での剥離

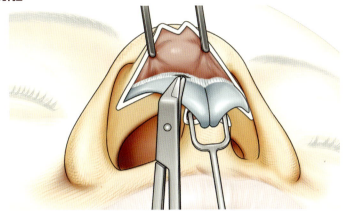

1 軟骨膜上に入れば，比較的疎な結合組織なので，皮弁は剪刀で容易に剥離挙上できる
- 大鼻翼軟骨のカーブを意識して剥離しよう。軟骨膜上では大鼻翼軟骨と外側鼻軟骨は連続しているので，変な層に入っていくことはない。
- 途中出血したら，適宜止血をしながら剥離を進めること。頭側にいくにつれて視野はトンネル状に狭くなる。

2 鼻骨縁まで到達したら，そこからは骨膜を切開して，ラスパを用いて骨膜下で剥離する
- この操作はやや盲目下になる。
- 外側鼻軟骨は鼻骨下に入っていく。鼻骨縁までできたら鼻骨下に入らないように意識しよう。

◤ 剥離の全貌

■ 剥離できると軟骨膜下に軟骨を透見する状態となる
- 視野が不十分の場合には marginal incision を延長しよう。
- 大鼻翼軟骨の可動性が必要な場合には小鼻翼軟骨，種子状軟骨周囲まで剥離を加えたり，靭帯の切離が必要だ。

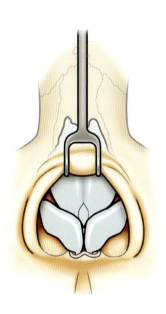

形成外科と解剖

　外科系医師にとって解剖の知識はもちろん重要だが，とりわけ形成外科は再建の要素も大きく整容性が求められ，皮膚皮下組織，靱帯，筋肉，軟骨，骨，血管，神経などを含んだ局所解剖を十分に知っておく必要がある。この総合的な解剖の知識が手術の成否を左右すると言ってもよい。最新の解剖学的知識を学会や文献などを通して常に更新しておくことは重要だが，すべてを鵜呑みにする必要はない。近年ご献体を用いた臨床解剖研究や cadaver surgical training が行える時代となり解剖できる機会が増えてきているが，それでも限られたものだ。手術は治療のための手段ではあるが，一方で解剖の要素も多く含んでおり日々解剖を見ることができる。術中に意識して解剖の視点で術野を見る習慣をつけていると，これまで何気なく見てきた構造や最新の知見にさえも新たな意味づけができたり，また新たな発見がでてくるものだ。この努力を続けることは既存の手術方法の応用や新たな術式の開発につながり，ここに形成外科の進歩があるものと考える。ぜひ，手術記録には単に術式だけでなく自分が見て気づいた解剖も記載し，自分自身の解剖ノートを作ることが形成外科医にとって大切だと考える。

ミッション 5 鼻骨変形治癒骨折

02 鼻骨骨切り術

大原博敏

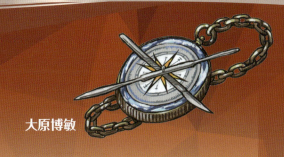

Explore the destination

» 鼻骨骨切りは整容面のみならず，鼻閉感の改善目的もある。
» 骨切りのみでは鼻閉感を増悪させることもある。軟骨の処理も併せて意識しよう。

本手技の適応

　鼻骨骨折により斜鼻変形を来たし，本来は整復の適応であるにもかかわらず放置したり，あるいは不十分な整復だと，そのまま骨癒合し，骨性斜鼻変形を来たす。あるいは先天性を含めて明らかな原因を特定できない斜鼻変形や，鼻背部の幅が広い，いわゆる広鼻に対しても鼻骨骨切りが有効だ。

　鼻骨骨切りで骨切りする部位は外側（lateral osteotomy）と内側（medial osteotomy）だ。このうち外側の骨切りはどの位置で骨を切るかでいくつかのバリエーションがある。

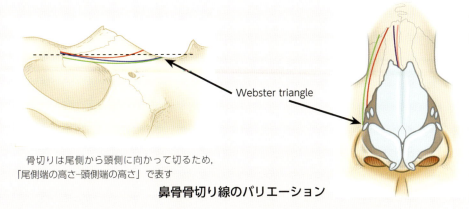

骨切りは尾側から頭側に向かって切るため，
「尾側端の高さ-頭側端の高さ」で表す

鼻骨骨切り線のバリエーション

　尾側端のポイントは下鼻甲介の付着レベルでの梨状孔の高さより高いか低いかだ。これより低いところから始めれば low，高ければ high とする。頭側端は前頭上顎縫合の中間点より内側であれば high，外側であれば low とする。つまり下鼻甲介の付着レベルより高いところから始めて，前頭上顎縫合と鼻骨上顎縫合の交点付近で終われば high to high osteotomy（上図の赤線）ということになる。

　単純な組み合わせだと4通りの骨切りが存在する。これらのうち low to low osteotomy（上図の緑線）は移動させる骨片が最も大きくなるため，効果も大きくなる。ただし尾側が low の骨切りの場合，鼻閉が強くなることがあるためにその対策が必要になる。それは下鼻甲介が近く，外側鼻軟骨を支える Webster triangle が授動により偏位してしまうからだ。こ

81

う書くと尾側が low の骨切りはしない方がよさそうかもしれない。しかし，例えば骨性斜鼻の場合，外側鼻軟骨も併せて授動した方がよいケースには有用だ。

一方，尾側が high の骨切りは Webster triangle が温存されるため鼻閉の心配は少なくなる半面，変化量は小さくなる。症例ごとに最適な骨切りを検討しよう。

▲ 機能のためには軟骨の処理も必要だ

鼻骨骨切り術で大切なことは，整容面の改善のみならず，鼻閉感＝機能面の改善と温存だ。

骨性斜鼻変形の場合，鼻閉感を伴うことが少なくない。それは骨折による偏位に連動して外側鼻軟骨，大鼻翼軟骨の偏位や鼻中隔軟骨の弯曲が生じているからだ。これは広鼻に対してその幅を狭くすると軟骨が偏位し，鼻閉感を起こす可能性があるとも理解できる。

ここではまず直視下での鼻骨骨切り術と，軟骨の処理として spreader/batten graft について解説する。その後，広鼻の際に用いられる経皮的外側骨切り術（stump osteotomy）についても触れる。

手技

❶ 変形の分析，骨切り線の設定

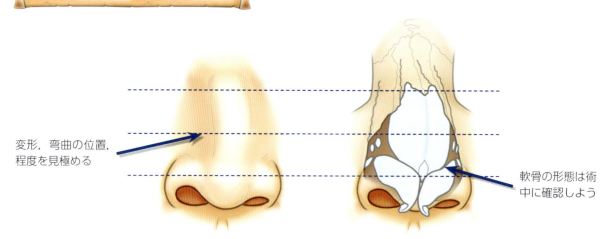

変形，弯曲の位置，程度を見極める

軟骨の形態は術中に確認しよう

1 術前 CT で上顎突起からの鼻骨の傾斜の角度，対称性，骨折線を細かく観察し，変形がどこから始まっているか見極めよう
- 🍄 CT は必須だけれど軟骨の形は把握が難しい。術中にアプローチしながら確認するしかない。

2 どの位置で骨切りし，どのように授動すると左右対称になるのか，最適な骨切り線を探す
- 🍄 陳旧性骨折の場合，骨折線での骨切り，授動が最適となるので，骨折線を見極めることが重要だ。
- 🍄 内側骨切りと外側骨切りを必ず両側施行（standard osteotomy）する必要はない。鼻骨骨折が片側のみ骨折していることがあるように，骨切りもさまざまなバリエーションで対応しよう。

❷ アプローチ

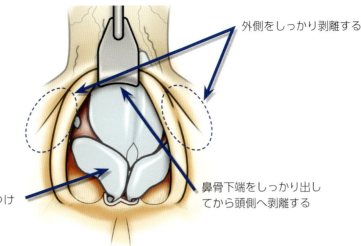

外側をしっかり剥離する

鼻骨下端をしっかり出してから頭側へ剥離する

剥離は軟骨を傷つけないように

■ オープンアプローチ（p77）に準じて剥離していく
- 常に軟骨膜下，骨膜下で剥離することを意識して。
- 外側鼻軟骨の外側，上顎前頭突起までしっかり剥離すると視野がかなり広がる。
- 変形が強い時や二次手術の時は癒着が強く，剥離にはパワーが必要だ。心してかかれ！

❸ 鼻中隔軟骨の露出

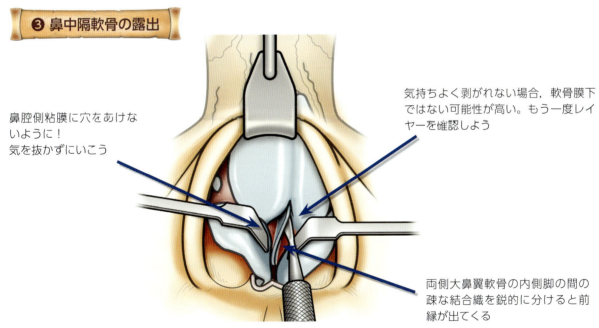

鼻腔側粘膜に穴をあけないように！
気を抜かずにいこう

気持ちよく剥がれない場合，軟骨膜下ではない可能性が高い。もう一度レイヤーを確認しよう

両側大鼻翼軟骨の内側脚の間の疎な結合織を鋭的に分けると前縁が出てくる

1 左右の大鼻翼軟骨を内側脚の間で分けて，鼻中隔軟骨の前縁（前端）を露出させる
- 剪刀やメスをスクラッチさせる感じで軟骨膜を切開して軟骨に到達しよう。

2 鼻中隔剥離子で露出させた前縁から軟骨膜下で鼻中隔粘膜を両側，上下方向に剥離する

3 頭側に剥離して，鼻中隔軟骨から外側鼻軟骨の移行部に到達したら，外側鼻軟骨の裏面を側方へ少し剥離する
- この処理をしておくことで軟骨切離の際の粘膜損傷のリスクを減らせる。

❹ 鼻中隔軟骨と外側鼻軟骨の切離

keystone area を外さないように！外すと鼻中隔軟骨と骨接合部が外れて脱臼になってしまう

直視下で剥離子で鋤骨まで剥離が可能だ

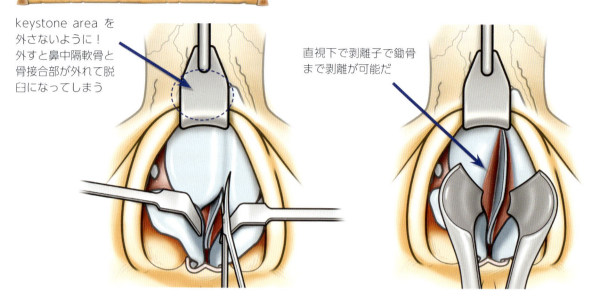

■ 鼻中隔軟骨から外側鼻軟骨を鼻骨の手前まで切離していく

- 切離の方向は垂直にすると意外と真ん中の鼻中隔軟骨に切り込むことがあるので，徐々に外側に若干逃げるように，残した鼻中隔軟骨が若干V字になるようにする。
- 切離すると視野が広がるので，鼻鏡を入れて，篩骨正中板，鋤骨まで剥離が可能になる。

❺ 内側骨切り

外側は厚く，内側は薄い
薄い内側から切ることで予定外に割れるのを防ぐ

鼻腔側粘膜は温存するようにノミは寸止めで！

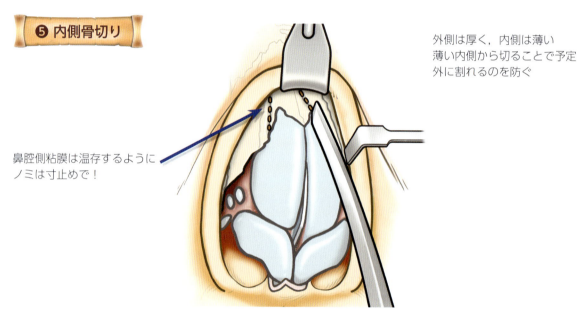

❶ いきなり骨全層を切るのではなく，まずはノミの角で予定骨切り線に浅いミシン目をつける
❷ 全体にミシン目ができたら，全体に少しずつ切り込みを深くして全層を骨切りする

- 意外と正中に寄ってしまうことがあるので，少しずつ外に逃げるように。

❻ 外側骨切り

内眥靱帯や鼻涙管の損傷を避けるため，内眼角を指で押さえながら骨切りする

視野が悪いと骨切りは難しい。しっかり剥離しておこう

梨状孔はガード付きノミ全層で切ってもよい

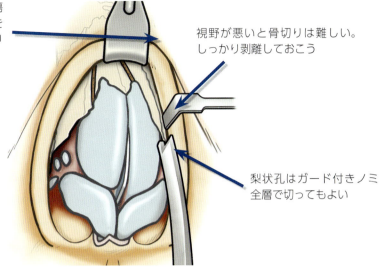

■ 外側骨切りも同様にして行う

- ただし内側に比べて骨は全体に厚い。梨状孔縁は特に骨が厚い。
- 上顎前頭突起までの側方への剥離ができていれば，十分直視下で外側骨切り可能だ。

❼ 水平骨切りと授動

最深部なので視野確保が難しい。少しブラインドでの骨切りになる時もある

無理に視野確保すると鼻柱や創縁が挫滅する

うまく骨切りできていれば軽い力で授動できる

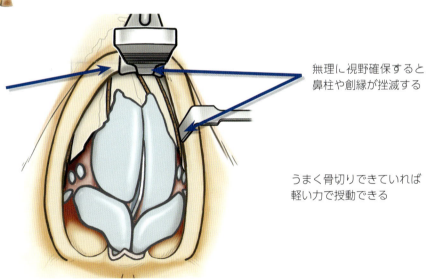

1 両側の骨切りを鼻根部で連続させる。この鼻根部も梨状孔縁と同様に厚いことを意識しよう

- 両側外側骨切りの角度によっては鼻根部で交わり，水平骨切りが不要となることがある。

2 皮膚を戻して，ゆっくり優しく指で押して（digital compession）授動させる

- 授動した瞬間，もしくは全層骨切りした途端に出血することが多い。慌てずに皮膚側から全体をしばらく圧迫するだけで自然と止まる。
- 授動が難しい場合は骨切りを直視下で確認し，不完全なところを見つけて再度骨切りしよう。

85

❽ 軟骨性斜鼻の修正

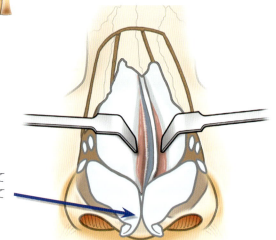

前鼻棘から鼻中隔軟骨が脱転してうまく乗らなければ必要に応じて軟骨をトリミングしよう

■1 今までの過程でまだ鼻中隔弯曲が残存しているようなら，前鼻棘と鼻中隔軟骨の接合部を確認して，脱転しているようなら修正する

- 鼻中隔軟骨の軟骨膜が剥離され，外側鼻軟骨が切離された時点で鼻中隔弯曲はある程度自然に解消されることが多い．それでも残っている場合は前鼻棘からの脱転の可能性が高い．

■2 鼻中隔軟骨の直線化が得られたら，外側鼻軟骨と縫合する

- それでも弯曲が強い場合はマットレス縫合や，spreader graft もしくは batten graft（次項）などを行う．

❾ Spreader or batten graft

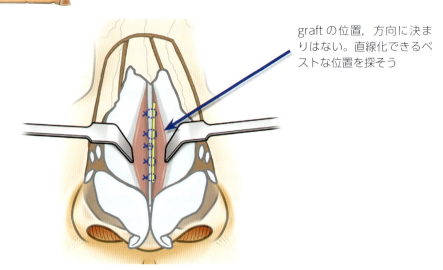

graft の位置，方向に決まりはない．直線化できるベストな位置を探そう

■ 弯曲した鼻中隔軟骨側面に graft を添え木として当てて縫合固定し，鼻中隔の直線化を補強する

- 背側鼻中隔軟骨と外側鼻軟骨の間に配置した場合は spreader graft と呼ばれ，鼻背の形態維持や鼻腔スペースの維持の役割もある．
- 鼻中隔軟骨の脆弱部の補強として配置する場合は batten graft と呼ばれ，鼻中隔前縁や鼻中隔中央の弯曲部に配置することで鼻中隔全体の直線化を狙うことができる．

◢ 注意点，術後管理など

- 斜鼻矯正に集中しすぎると up nose になったりすることがある．閉創前に側貌もチェックしよう．
- 閉創後は，
    ❶ 授動骨片の固定と鼻中隔粘膜血腫予防のために鼻腔パッキングガーゼ
    ❷ 皮膚の浮腫と皮下血腫予防，軟部組織の形態維持のために皮膚のテーピング
    ❸ 授動骨片の固定と浮腫軽減目的に外鼻全体の圧迫，外力からの保護のために熱可塑性プラスチックを使用した外固定

    などを行う．この固定で術後結果が決まってくる（ベーシック編 p39, 40 参照）．
- 授動骨片は非常にずれやすいので，鼻腔パッキングガーゼの入れすぎに注意する．
- 外固定は術後3日目にいったん外し，血腫や皮膚損傷の有無を確認する．
- その後は洗顔，シャワー浴の時だけ外すことを2週間，その後2週間は夜間のみ装着し，合計4週で外固定は終了としている．
- 鼻腔パッキングガーゼは術後5日に抜去している．

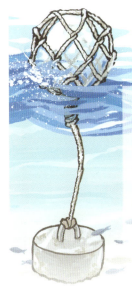

SIMON と SYLVIA

どこかのアーティストの名前…ではない．SIMON は，single（独身），immature（未熟），male（男性），over-expectant（過度な期待），narcissistic（ナルシスト）の頭文字を合わせたものだ．変形が客観的に見てもごく軽度にもかかわらず，強いこだわりをもっていてリスクが高い患者とされている．

一方，SYLVIA〔secure（安心感がある），young（若い），listens（聞き上手），verbal（話上手），intelligent（知的），attractive（魅力的）〕は理想的な患者とされている．

でも…，現実はそうとも限らない．

経皮的外側骨切り術 (stump osteotomy)

陳旧性鼻骨骨折では骨折線での骨切りが最も効果的だ。一方，広鼻の修正では鼻背の偏位はないため，鼻骨正中を授動する必要がない。つまり horizontal osteotomy を行う必要はない。この場合，M字のような骨切りを行い，horizontal osteotomy の部分は若木骨折させる。このテクニックは唇裂外鼻でも有効だ。

ポイントはできるだけ鼻腔粘膜の骨膜の連続性は温存することだ。それが骨片の血流と支持性の安定化につながる。

直視下骨切りより簡単に思われがちだが，意外と正確な骨切りは難しい。オープンアプローチでの骨切りを何度か経験し，外鼻，鼻骨の解剖を十分理解してからクローズドを行うべきだ。内側骨切りもクローズドで行う場合も，外側骨切りより先に行う方がよい。

完全なクローズドアプローチでは軟骨の矯正ができないため，オープンアプローチで内側骨切り，軟骨矯正を行い，視野確保の難しい外側骨切りは経皮的骨切りで施行することがある。

❶ Stab incision と骨切り

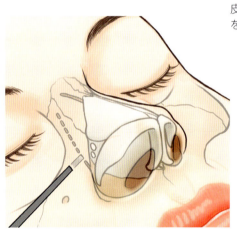
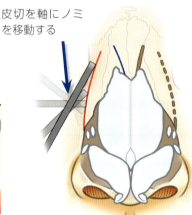

皮切を軸にノミを移動する

1 術前シミュレーションに従い，予定骨切り線を皮膚に正確にマーキングする
- 直視下骨切りと異なり，鼻骨の変形を目視できないため，術前に画像で骨切り線を綿密に検討することがこの術式の最重要要点となる。

2 外側骨切りを1カ所の皮切から施行可能な位置を設定し，ノミ（幅2〜3 mm）が入るだけ皮膚切開する
- 皮膚はある程度ずれるので，皮切位置は骨切り線直上である必要はない。眼角動脈を避け，瘢痕の目立たない位置で皮切しよう。
- 皮下，骨膜剥離は行わない方が腫れが少なく，クローズドアプローチのメリットを最大限に発揮できる。

3 皮切を軸にノミを放射状に移動し骨切りを行う
- オープンアプローチと同じくミシン目から始めるが，直視下ではないため，音や感触を頼りに骨切りを行い，鼻腔粘膜の損傷を避ける。

❷ 若木骨折

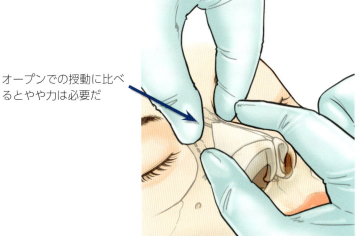

オープンでの授動に比べるとやや力は必要だ

- 皮膚側から親指で圧迫して（digital compession）授動させる
  - 鼻腔内に指を入れて持ち上げたり，ワルシャム鉗子の片側を鼻腔に挿入し，軽く皮膚ごと挟んでねじるようにして授動する方法も有用だ．ただし，勢い余ってすべってしまうと出血しやすい．
  - 経皮的骨切りは直視下骨切りに比べ，当然不完全な骨切りになったり，正確性に劣る．授動が難しい場合は力任せにはせず，stub incision からの骨切りを丁寧に繰り返そう．
  - 鼻根部は若木骨折させるので，授動後の骨片の可動性（グラグラ感）は少ない．

❸ 授動後

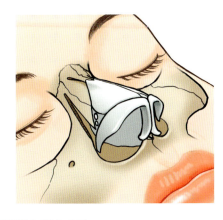 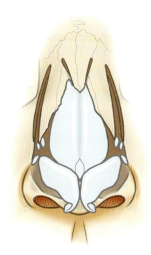

1. 皮膚切開部を縫合する
   - 皮切が 5 mm 以下なので真皮縫合は不要だ．
2. 鼻腔パッキングガーゼ，テーピング，ギプスによる内固定，外固定を行う
   - 経皮的骨切りは比較的浮腫が少なく，骨の安定性が高いので，内固定，外固定の期間を短くしてもよい．

ノミは何を使えばいい？

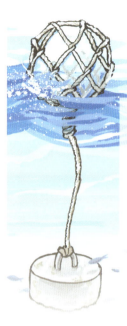

　ノミはさまざまな幅や，ガード付き，カーブ（曲型），右用，左用など種類が豊富で選択に困る。ガード付きは本来クローズドアプローチでミシン目ではなく連続骨切りの際に使用され，ガードを粘膜側にして鼻腔粘膜を剥離しつつガードする目的で使用されていたが，ガードを皮膚側にして皮膚側から触知しやすくしたり，ノミが深く入らないようにするストッパーとしての使い方もある。大切なのは自分の慣れたノミを使用することだ。また，切れ味がおかしいと思ったら研磨チェックも必要だ。
　ちなみにノミのほかに超音波骨メスや電動ドリルのレシプロソーを骨切りに使用することもできる。

ミッション 5 鼻骨変形治癒骨折

03 外鼻形成術

陳　建穎

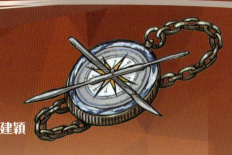

Explore the destination

» 耳介軟骨採取の際，耳甲介腔と耳甲介舟の間の耳輪脚は温存すること。でないと耳が折れて変形する。
» Graft の名前が多く登場する。それぞれの役割を理解しよう。
» アジア人の鼻の特徴・脆弱性を理解して，つぶれない鼻尖形成をめざそう。

本手技の適応

　別頁（p74 参照）でも述べたが，アジア人では大鼻翼軟骨の内側脚（medial crura）が発達しておらず，小さくかつ脆弱だ。また白人と比べて鼻尖の分厚い皮膚，皮下組織を支えきれずに，wide & flat ないわゆる「潰れた鼻先」の形状が多い。さらに，追い打ちをかけるように大鼻翼軟骨と周辺の軟部組織は強固に結合し合っているため，なかなか鼻尖に変化をもたらすのが困難だ。だからどれだけ丁寧に支持組織を作っても形が表に出にくいし，出そうと思ってオーバーに作ると支持組織が負けてしまう。実に術者泣かせだといっても過言ではない。

　そうはいっても，鼻が低いことがコンプレックスのこともあるし，また外傷などを契機に鼻尖が上を向いてしまうなんてこともある。そして「鼻を高くする」には，鼻背，鼻尖ともに高くするのが理想だ。どちらが欠けても鼻全体の良好なバランスは得られない。

　鼻背は支持力のある鼻骨が存在するため，鼻骨直上に肋軟骨やシリコンプロテーゼなど何かモノを乗せるだけで容易に高くなる。しかし，鼻尖に関しては，鼻尖を支持している鼻翼軟骨内側脚が特に弱いため，鼻翼軟骨直上に何かモノを乗せるだけでは，内側脚が支えきれずに潰れてしまい，高さを稼ぐことができない。

　鼻尖の高さを稼ぐ方法には，鼻中隔延長術，columella strut，鼻尖形成というのが代表だ。この３つの手技を，鼻を高くする手術で使い分けておらず混同している人をたまに見かけるが，次のような違いがある。

鼻中隔延長術：鼻中隔軟骨に軟骨をつぎ足すこと（septal extension graft）で柱を前方や下方に伸ばし，鼻尖全体の形を整える手技
columella strut：内側脚を補強すること（columella strut graft）により支持力をアップさせて，鼻柱の長さ，鼻尖の高さを形成する手技
鼻尖形成：鼻先に軟骨や軟部組織などを onlay graft として乗せてその形状を整える手技

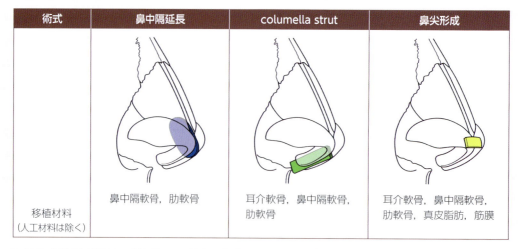

鼻尖形成単独が最も手技的には簡便だが，支持組織が負けてしまう可能性が最も高い。一方，鼻中隔延長は最も延長効果が出やすく，強固な構造が得られる反面，強固になるがゆえに固く動きのない鼻尖になってしまう。

Columella strut は動きのあるやわらかい鼻が得られるが，大鼻翼軟骨の剥離などが煩雑になる。

▎移植材料の検討

鼻中隔延長＋鼻尖形成術で検討すべきことは，鼻の外見や左右差，そして鼻中隔弯曲の有無のほかに，皮膚の厚さやしなやかさ，そして皮脂の発達の度合いだ。さらに，こうした鼻の特徴以外に検討すべきことが移植する組織だ。人工材料のほかに筋膜もあるが，第1選択としては鼻の構成成分でもある軟骨がいい。移植軟骨としては耳介軟骨，鼻中隔軟骨，肋軟骨が挙げられる。それぞれ次のような特徴がある。

軟骨	耳介軟骨	鼻中隔軟骨	肋軟骨
利点	採取が容易	同一術野から採取可能	最も多く軟骨を採取可能 しっかりしている
欠点	軟骨の形態が弯曲していて癖がある 血腫に注意	もともとの鼻中隔軟骨の支持が弱いと弯曲する。鼻中隔穿孔に注意	ほかの2つに比べてやや硬い。気胸に注意

どの方法，どの移植材料を使っても一長一短はある。また皮下組織の厚み，軟骨の強度も症例によってまちまちだ。強度が弱い症例に鼻尖形成を行うのはおすすめできないが，しっかりしている症例に鼻尖形成だけ行うのもあながち間違いではない。

ここではアジア人の鼻の特徴から，動きのある自然な形態を目指すことに重きをおいて，耳介軟骨採取と，それを用いた columella strut ＋鼻尖形成術について解説する。

なお，鼻背形成は作成した鼻尖と鼻根部をつなぐ線をどのように作るかが重要だ。自家組織や，シリコンなどの人工材料などが使われるが，どれがよいかコンセンサスがまだ鼻尖形成ほど得られているとは言い難いため，ここでの解説は割愛する。自分がよいと思う方法・材料を使用しよう。

手技

❶ 採取部位

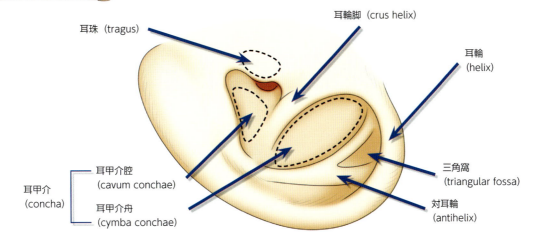

- 採取部位として使用できるのは耳甲介舟（cymba），耳甲介腔（cavum），耳珠（tragus）の3つだ
  - 耳輪脚からつながり，耳甲介舟と耳甲介腔を隔てる軟骨は硬くしっかりしている。ここの軟骨は絶対に採らないで温存すること。柱の役割をしているので，採取すると耳の変形の原因になる。

❷ 耳後部切開

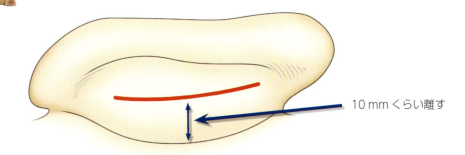

10 mm くらい離す

1. 耳後部の耳の付け根の後耳介溝（posterior auricular sulcus）から5〜10 mmくらい離れたところにそれと平行になるように切開をデザインする
   - 耳後部は丁寧に縫合すればほとんど跡が目立たない。小さい切開から行うよりも大きく切った方がいい。
2. 切開線，ならびに採取する軟骨の前面と後面の軟骨膜上に局所麻酔を注入後，切開する

❸ 軟骨膜上での剥離とマーキング

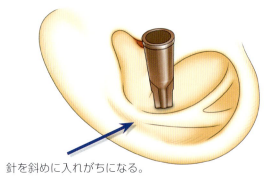

1. 軟骨膜上まで到達したら後耳介動脈からの枝を認めるので，適宜止血を行いながら，その層で広範囲に剥離を行う
2. 後耳介溝側を剥離していくと，後耳介筋が付着している。これも止血しながら外していく
   - 最終的には頭蓋にめり込むくらいまで剥離することになる。
   - 後耳介筋は本来は耳をピクピクと動かす筋肉だが，人間では退化している。まれに動かせる人もいるが，別に切ってしまったところで日常生活に支障は来たさない。
3. 前面から26G針を垂直に貫通させてその位置をマーキングしていく
   - 耳甲介舟からは1×2cm以上は採取できるマーキングにしておきたい。
   - くれぐれも耳輪脚基部からは切除しないようにマーキングしよう。

❹ 軟骨の切開

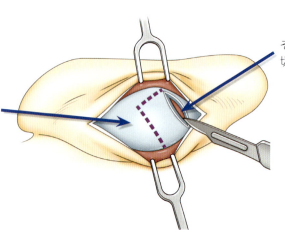

- マーキングした線に沿ってメスでコの字状に軟骨を貫通するように切開する
  - 前面の皮膚まで貫通して穴をあけてしまうのが心配なら，切る前に再度生理食塩水を注入して皮下組織を厚くしておくのもよい。

❺ 前面の剥離

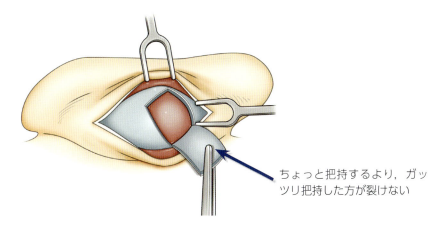

ちょっと把持するより，ガッツリ把持した方が裂けない

1. 切開した軟骨をゲジゲジ（後出）で把持しつつ，後面と同様に剪刀で前面を軟骨膜上で剥離していく
2. 剥離してスペースができたら，剪刀で軟骨を離断していく。長さが十分に取れたら，短軸方向を離断して軟骨を採取する
   - 同様の処置を耳甲介腔にも行う。

軟骨，裂けちゃいました…

軟骨は有鈎鑷子で把持すると裂けてしまう。裂けてしまうとあとあとの細工の時など糸がうまくかからないことになる。点ではなく，むしろ全面で把持した方が裂けない。こんなときはギザギザがついたブラウン鑷子（通称：ゲジゲジ）が有効だ。用意しておいて損はない一品だ。

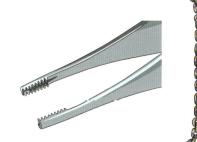

❻ 閉創と圧迫固定

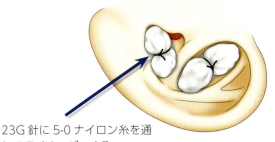
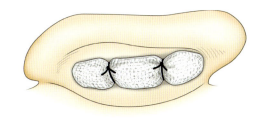

23G 針に 5-0 ナイロン糸を通してタイオーバーする

1. 耳後部の切開部は真皮下と表層の 2 層で縫合する
2. 軟膏を十分に塗ったガーゼをロール状に巻いて，タンポンを作成し，それを耳甲介舟と耳甲介腔に入れ込む。縫合した部位にもあてがって，はさみこむように縫合固定する
   - 強く締めすぎると褥瘡の原因になる。

❼ 鼻骨の剥離

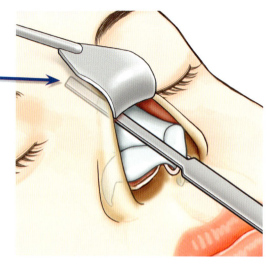

上端は鼻根部を少し越えるくらいまでを剥離

1 切開とアプローチはオープンアプローチ（p77 参照）に準じて行う
2 鼻骨下端から鼻骨骨折下に入り，骨膜剥離子で骨膜下を剥離していく

- 鼻背形成をしなかったとしても，鼻尖部分が高くなる分，皮膚を前進させる必要がある。
- もし鼻背形成を行うのであれば，挿入するインプラントなどが入るスペースをきっちり確保できるようにする。広すぎると動いてしまうが，狭すぎると飛び出す原因にもなる。

❽ 鼻柱基部の剥離

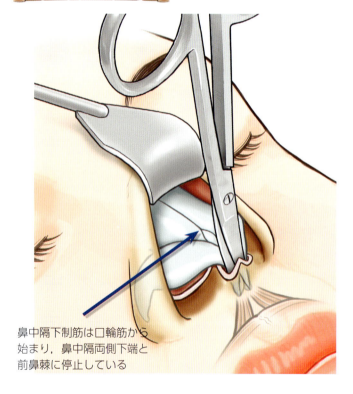

鼻中隔下制筋は口輪筋から始まり，鼻中隔両側下端と前鼻棘に停止している

■ 左右の内側脚を剥離しつつ，そのまま鼻柱基部を前鼻棘（anterior nasal spine：以下，ANS）の方向に向けて剥離していく

- あとあと columella strut を挿入するスペースになる。
- ANS に向けて剥離して columella strut を挿入するポケットを作成する。長すぎる strut はいくら補強しても歪んでしまう。
- この時に術後に笑った時に鼻尖が下に向くのを予防するために，鼻中隔下制筋の離断も合わせて行う。

❾ 大鼻翼軟骨後面の剥離

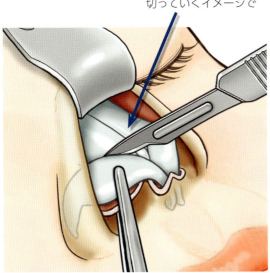

メスホルダーの重みで切っていくイメージで

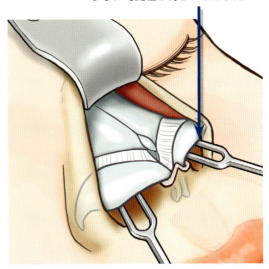

チャバネゴキブリが羽を広げるように可動性が得られるはずだ

1. 大鼻翼軟骨と外側鼻軟骨との間の靭帯（scroll ligament）を切離して，そこから大鼻翼軟骨と鼻腔粘膜との間を剥離していく
   - やぶらないように慎重に。
   - この処置により後述する caudal rotation が可能になる。
2. 剥離できたら両大鼻翼軟骨をダブルスキンフックで持ち上げて，十分な可動性が得られていることを確認する
   - 可動性が少ないようなら marginal incision を延長して，外側の剥離を追加しよう。

❿ Nasolabial angleの決定（caudal rotation）

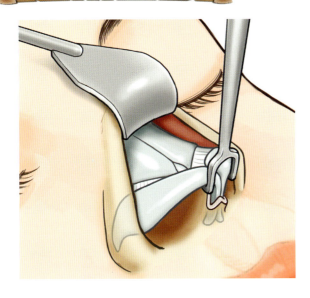

■ ダブルスキンフックで両側の大鼻翼軟骨を鼻内から持ち上げる
- 皮弁を戻して，あらゆる角度から確認してよりよい nasolabial angle の位置を決定する。
- この操作で必要な columella strut の長さを決定する。たいてい 15〜20 mm ほどだ。

⓫ Columella strutの作成

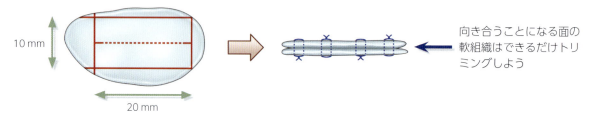

正中は両端は2mmほど全層でカットし，残りの部分は薄く凹面にメスで切れ込みを入れる。これできれいに2つ折りできる

向き合うことになる面の軟組織はできるだけトリミングしよう

■ 採取していた耳介軟骨を必要なstrutの大きさになるようにカットする。横は折ったあと5mmになるので10mm幅にする

- 耳介軟骨は弯曲している。強いstrutにするのなら凸面同士が合わさるように2つ折りにする。
- 残った耳介軟骨はあとでまた使用する。絶対に手術が終わるまで捨てないこと！

⓬ Columella strutの固定

Interformal sutureを補強するためにtip definition sutureを加えることもある

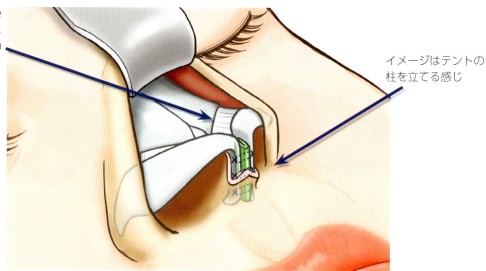

イメージはテントの柱を立てる感じ

1. 準備したcolumella strutを鼻柱基部のポケットに挿入し，両側の内側脚の間に挟んで吸収糸で固定する
2. そのまま内側脚外側脚移行部も固定（interdormal suture）して鼻尖の土台を作る

- 固定が終わったら，皮弁を戻してnasolabial angleを確認しよう。

⓭ 大鼻翼軟骨の縫合

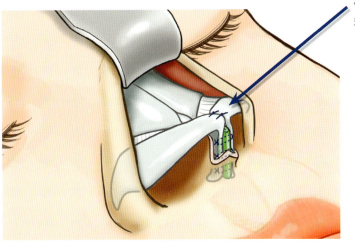

鼻尖から縫合していく。
VY前進含めて3〜5針程度だ

■ 大鼻翼軟骨の中間脚を頭側方向に向かって縫合する
- この時，外側鼻軟骨にロックされるように，VY皮弁のように前進させながら縫合していく。
- ロックさせることで，columella strut graft の力を補助してつぶれにくくできる。
- 前進させることで，左右の大鼻翼軟骨上縁がオーバーラップしたらトリミングしよう。

⓮ グラフトの追加（shield graft）

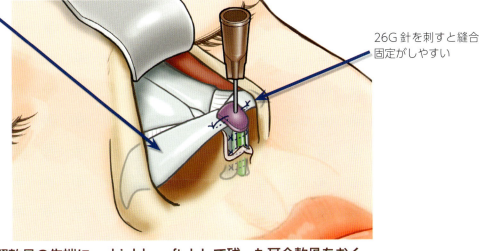

縫合すると大鼻翼軟骨が引き上がる

26G針を刺すと縫合固定がしやすい

■ 縫合した大鼻翼軟骨の先端に，shield graft として残った耳介軟骨をおく
- そうすることでこの先端に向けて大鼻翼軟骨を引っぱり上げる力が生まれる。

⑮ 形態の確認

大鼻翼軟骨と外側鼻軟骨の移行部がキモ
ここをどれくらい埋めるかで鼻背の形が変わる

予定の高さになるようにグラフトを積み上げる。ただし積み上げすぎると皮膚から触れてしまう

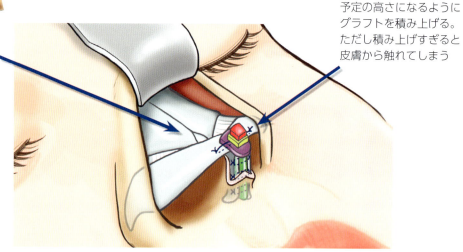

■ 皮弁を戻してみて全体の形をしつこく確認する

- 全体の形，高さを見て鼻尖の高さがもう少し必要な場合は，鼻尖部にグラフトを追加する。
- 皮膚が分厚いと輪郭がぼやけてきれいに出ないことがある。こうした場合は，皮弁の皮下組織のトリミングを行う。
- 輪郭を出したいとあまりにやりすぎると脂腺が露出して感染の原因にもなる。
- 鼻尖が高くなった分，そのままだとカーブした形だ。それが好みだったり，鼻背がある程度高さがあるのならば鼻背形成はやらなくていい
- ストレートがよかったり，鼻背の高さがほしければ，鼻背形成を追加する。材料としては，シリコンのほかに，肋軟骨をブロックで入れたり，小さく砕いて入れたりすることがある。

⑯ 縫合と外固定

この固定が手術の成績に最も影響すると思ってもいい

鼻尖部を避けるように剥離した部分を鼻根部まで横方向にテープを貼る

鼻筋の両脇に頭尾側方向に左右にテープを貼る

外表は非吸収糸，鼻内は吸収糸で縫合する

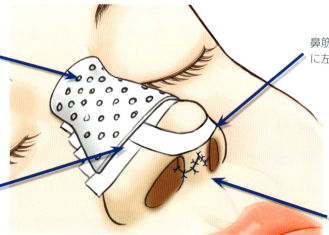

1. 茶色スキントンテープ（いわゆる茶テープ）で血腫を予防するためのテーピングをする
2. 腫脹予防にテーピングをして，熱可塑性樹脂によるギプス固定を1週間行う

- 鼻腔内にはメロセル®などのスポンジを留置する。

グラフトの名称とその役割

外鼻形成におけるグラフトや縫合の方法には名称がついているものが多い。代表的なグラフトとその役割を下記に示す。

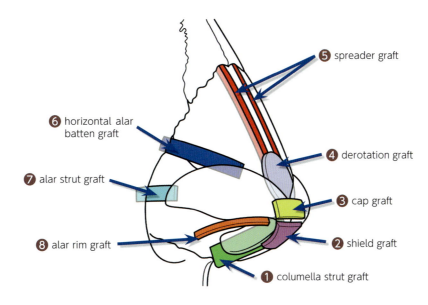

❶ **columella strut graft**：脆弱な大鼻翼軟骨内側脚の支持力を増強させて鼻尖を下から支える。
❷ **shield graft**：鼻柱を下方（尾側）に伸ばす。
❸ **cap graft**：鼻尖の丸みをシャープにする。
❹ **derotation graft**：つっかえ棒として高くした鼻尖がアップノーズになるのを防ぐ。
❺ **spreader graft**：internal valve が狭くならないよう，補強して鼻の通り道を確保する。
❻ **horizontal alar batten graft**：internal valve，external valve が狭くならないよう，補強して鼻の通り道を確保する。
❼ **alar strut graft**：大鼻翼軟骨の軟骨がない部分を延長・補強して，高くなった鼻尖が崩れないように両脇から支える。
❽ **alar rim graft**：鼻孔縁が弱く，支えきれていない部分を補強する。

⓱ 術後管理

・鼻腔内パッキングは 24 時間程度で十分。
・ギプスは 1 週間で除去する。その後はさらに 1〜3 週間ほど，強い圧迫を避けるように指導する。
・術後，一時的に鼻尖はアップノーズ気味になるが，3 カ月もすると徐々に改善してくる。

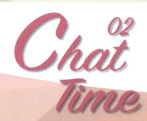

Chat Time 02 国際学会のハードル

あやしげな酒場でのホンネトーク

国内とのギャップ

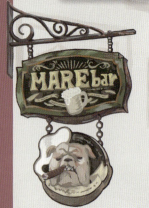

坂本: 思い出に残っている学会とかってありますか？

山下: 留学から帰国後すぐに参加した2009年の国際クラニオ学会（ISCFS）ですね。妻と2人で英国でのんびりしました。

坂本: オックスフォードの時ですね。某魔法学校の映画の撮影時に使われた食堂で、ディナーパーティをやったっていう。

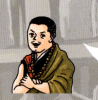

山下: それそれ。実際にはロンドンで少しゆっくりしてからの現地参加でした。

奥本: 学会に参加して、のんびりしたっていうのがいいですね。

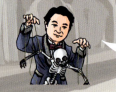

人物紹介

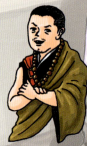 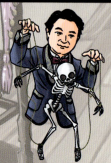 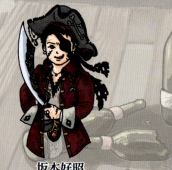

山下昌信 × 奥本隆行 × 坂本好昭

山下
のんびりの方が日程的にも充実していました。

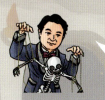
奥本
私が思い出に残っているのは2012年のアジア環太平洋クラニオ学会（APCA）ですかね。北京だったんですけど、反日運動がすごくて、治安も悪くて大変でした。坂本先生も行かれましたよね。

坂本
はい。手術器具やらインプラントがザルに入れて八百屋さんのように売られていたのを覚えています。

奥本
でもこういうのも国際学会なんだな、って思いました。日本ではありえないですが。

坂本
国際学会で驚いたことってなんですか？ 日本とここが違うっていうのは？

山下
それはやっぱり懇親会ですね。向こうでいう gala dinner。普通にタキシードとドレスで着飾って参加しますからね。

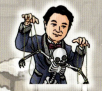
奥本
海外では発表はジーンズでもOK、一方、パーティは正装ですものね。

山下
はい。それに海外の先生方は夫婦で学会に参加される方も少なくないですよね。私もそれをまねて妻と参加するようにしてたら、今はそれが普通になっています。

坂本
先生といえば、ご夫妻での参加ですよね。

山下
はい。もっと日本にも浸透させたいです。

抵抗感

坂本
国際学会というと、英語への抵抗感で尻込みしちゃうと思います。それをどう超えるか。一番初めに国際学会に参加したのはいつごろですか？

山下
たぶん2000年のアメリカ形成外科学会（ASPS）＠ロサンゼルスだったような。

坂本
その時は発表もされたんですか？

山下
ただの上司の鞄持ち。正確にはゴルフバッグ持ち。

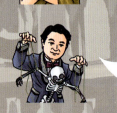

奥本
私は20年以上前の日韓形成外科学会でした。初めての英語の発表で緊張しましたが、相手も同じアジア人で少しは気楽でした。

坂本
ちなみに英語の練習とか、どうされるんですか？

奥本
練習というほどではないですが、予演会は何度もやりました。でもヒアリング対策は無理。

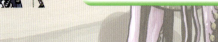

坂本
そうなるとディスカッション、どうするんですか？

奥本
Perdon？の連続です。わからなければ繰り返し聞き返す、それにつきます。

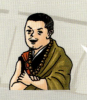
山下
英語の発表のストレスはもちろんありますし、そっちを注視しちゃいがちですが、学会の現地参加を楽しまなくっちゃって思います。だから自分が楽しんでいることを見せるようにしてます。

奥本
私もそう。遊びの要素を入れる、これ必須です。

山下
まさに、それ。

誘い文句

奥本
開催の場所によっては世界遺産を見れたり、普段自分じゃ行かない場所とか、さらには入れない場所にも行けるってところですね。

坂本
夜の博物館を貸し切ったりとかしますもんね。

山下
あとは海外に友人ができる。

坂本
それ、いいですよね。たまにしか会わないけど、手土産持って行ったり。

山下
手土産は日本の文化ですからね。いつも何か気の利いて、かつくだらないもの用意します。

奥本
かさばらないんで岐阜の水うちわとか扇子、持って行きます。

坂本
扇子とはセンスいいですね。

山下
おちょことかもいいですよ。

坂本
渡す相手を思いながら手土産を探すってのも楽しみですね。こんなに魅力があるのに、どうやって誘うのがいいんでしょう？

奥本
うまいもの食わせて、見れないものを見せてやる…、ですかね。

坂本
まずはとりあえず雰囲気を味わってみろってことですね。

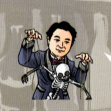
奥本
はい。はじめは発表なんてしなくていいと思ってます。それでまた参加したいって思えば、今度は向こうから行きたいですって声かけてきますから。でも2回目からは演題は採用非採用にかかわらず出してもらいますけどね。

坂本
山下先生はどう誘うんですか？

山下
いくぞ！→ はい！、です。

奥本
(・∀・)

山下
あっ？　妻の誘い方です。

坂本
参考になります！

ミッション 6 顔面の輪郭

01 目標値について

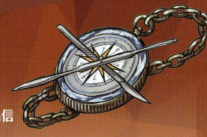

山下昌信

　顔には個性がある．だからってわけではないが，顔の輪郭を治療するうえでは「必ずこうでなければならない」といった明確な決まりごとに落とし込む必要はない（いや，骨折の骨接合なんかではちゃんとある）．だけど，顔の手術を行う時には何か目標となる基準があった方がいいのも事実だ．

　顔面骨格の基準点には，頭蓋顔面規格X線写真であるセファログラムを分析したさまざまなものがある．Downs分析法やSteiner分析法，Ricketts分析法など，これまで報告されたたくさんの分析法は，現在でも外科矯正を含む歯科矯正治療で広く用いられている．

　一方，顔の輪郭を治療する外科医にとっては，骨格と同じかそれ以上に「顔そのもの」の基準みたいなものがとても役に立つ．ここでは，骨格計測や体表計測などを織り交ぜたいくつかの「目標値」を紹介しよう．

顔の一般的な全体のプロポーション

▲ 正貌における理想的な顔の比率　黄金比

　顔を見るうえで最も大事なポイントはズバリ「調和」だ．誰もが美しいと感じる調和のとれた顔には必ず一定の法則がある．そのうち最も有名なものが「黄金比」だ．黄金比とは，凱旋門などの建築物やGoogleのロゴなどにも用いられている「1：1.618」で表される比率で，調和のとれた顔，つまり理想的な顔を構成する比率の多くはこの黄金比で表すことができる．

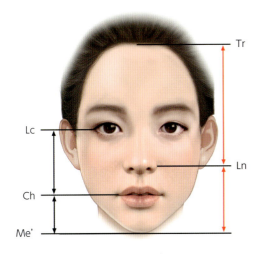
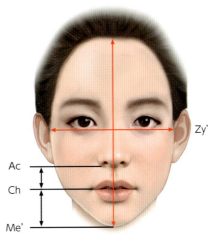

Tr：前額中央の生え際
Lc：外眼角
Zy'：頬部最外側点
Ln：鼻翼最外側点
Ac：鼻翼最尾側点
Ch：口角
Me'：下顎最下点

※Zy'やMe'など「'」がついているものは，もともと骨格上の点があり，それを軟部組織に投影したものを表す．

> ### 日本人には白銀比？
> 　法隆寺などの日本の歴史的建造物には，「白銀（プラチナ）比」と呼ばれる美の比率が用いられている。日本人における顔の美のバランスには，黄金比（1：1.618）よりもこの白銀比（1：1.414）の方がマッチするとの意見もある。いずれにせよ，これらの比率は顔を見るうえで欠かせない調和のもととなるとても大切な法則だ。

▲ 横顔（プロファイル）の目標値　Eライン

　横顔（プロファイル）の目標値として最も有名なものがEライン（RickettsのEsthetic-line）だ。Eラインとは鼻尖の最前点（Pn）とオトガイの最前点（Pog'＝軟部組織Pog）を結んだラインのことで，この線を基準として上口唇最前点（Ls）が4 mm後方，下口唇最前点（Li）が2 mm後方にあることがよいとされる。もちろんこの値は年齢や性別，そして人種においても変動しうるものだ。日本人の場合はLiがおおむねEラインに接するくらいがよい。

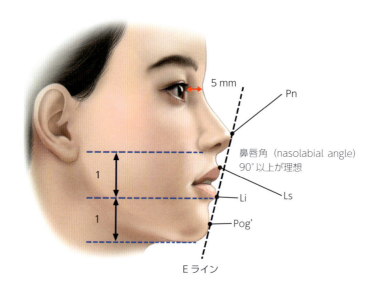

> ### さまざまなEライン
> 　Eラインによる横顔の評価は，結局のところ鼻尖と口唇，オトガイの相関関係で規定される。だから，整ったEラインが前方にある人もいれば全体に下がった位置にある人もいる。鼻が高い人はEラインが寝た状態であり，反対に鼻が低い人やオトガイが突出している人なんかはEラインが立っているといえる。また，いわゆる自然頭位によってもその印象は随分と変わる。
> 　日本人のプロファイルをEラインの古典的基準にあてはめると，いわゆる「しゃくれた」顔と感じることもあるだろうし，もしくは「Strong chin!　カッコイイ!!」と思う人もいるだろう。そもそもEラインなんてそろってなくても魅力的な人はたくさんいる。そう考えると，Eラインはプロファイルを美しく見せるうえで十分に参考にするべき目標値ではあるが，それだけにとらわれる必要はない。

手術計画を立案するうえでのポイント

▲ 頬骨の張り出しについて

　日本人を含むアジア人の輪郭形成では，頬部の突出改善や顔面幅の縮小を希望することが多い。そのような患者には頬骨縮小術の適応が考慮される。その際の目標値となるのは，顔面正貌における縦横径や各横径の比率だ。頬部の幅は両側頬骨弓の高さにおける軟部組織最外側点（Zy'）間の距離（Zy'-Zy'）で表される。また，顔面の長さを前額の生え際中央（Tr）からオトガイ最下端（Me'）の距離（Tr-Me'）で表し，その比率がおよそ70～75％となるよう考慮する。また，下顎角部の幅を下顎角（Go）の高さでの両側軟部組織最外側点（Go'）間の距離（Go'-Go'）で表し，頬部の幅（Zy'-Zy'）との比率がおおよそ70～75％となるように設定する。

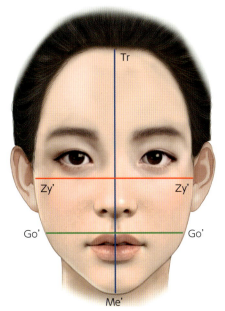

(Zy'-Zy') / (Tr-Me') = 0.7 ～ 0.75
(Go'-Go') / (Zy'-Zy') = 0.7 ～ 0.75

頬部の最突出点　MMP

　頬骨弓部の内側移動では正貌における顔面幅の縮小が得られる。これに対し，頬骨体部の内側移動では頬部の最突出点（maximal malar point：MMP）が内側後方に移動する。MMPの至適位置については，Hinderer分析，Powell分析，Wilkinson分析などいくつかの分析が知られているが，それらはインプラントや骨移植術などによるaugmentation malarplastyに関するものだ。ただ，いずれの分析においても，MMPを内側に設定した場合はやや尾側へと変化することがわかる。骨切りによる頬骨縮小術では，このMMPを三次元的にどこへ位置させるかがポイントとなる。

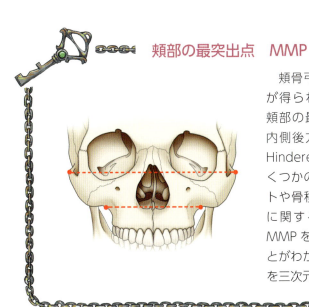

▸ ガミースマイル

ガミースマイルとは，笑った時に上顎歯肉が過剰に見える状態のことだ。ガミースマイルは上唇挙筋の機能亢進や上顎骨の過剰な垂直方向への成長，上顎前歯の過剰萌出，あるいはこれらの組み合わせによって生じている。また，上顎歯肉が前方に突出しているとその見え方はより強調される。抜歯矯正により前歯部歯列を舌側に傾斜させることは，むしろ歯肉の見え方を強調してしまう一因となりうる。

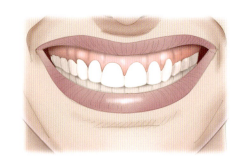

▸ Incisor show

Incisor show とは，上下口唇が接していない状態でその間から上顎切歯が露出した状態をいい，上口唇縁から上顎切歯の切縁までの距離で表される。Incisor show はさらに，

❶ 口唇安静時の incisor show（incisor show at rest/repose）
❷ 笑い時の incisor show（incisor show at smile）

として評価される。

女性の場合は incisor show at rest の値がやや大きく 3〜4 mm，また笑い時に上顎歯肉粘膜が 1〜2 mm 程度見える，つまりごく軽度のガミースマイルとなる方がより若々しくより attractive ともいわれる。

一方，男性の場合，男性では歯が見えすぎるとやや軽く，あるいは幼く見えてしまうことがある。男性の目標値は，incisor show at rest の値が 2 mm，incisor show at smile では歯冠が全長にわたって露出した状態（full crown）だ。

この値がマイナスも含めて小さくなると，唇の力を抜いた自然な状態でも上顎切歯が見えなくなり，男女ともに表情から若々しさが失われてしまう。手術により上顎高を変化させる場合の上顎骨の垂直方向への移動量は，この上顎切歯の見え方"incisor show at rest"を適正にするように決定する。

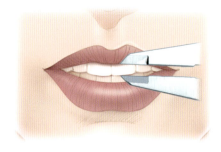

	Incisor show at rest	Incisor show at smile
男性	1〜2 mm	歯冠が全長にわたって露出（上顎歯肉粘膜がぎりぎり見えない）
女性	3〜4 mm	上顎歯肉粘膜が 1〜2 mm 程度見える

▲ オトガイ部の緊張　lip incompetence

　患者に「リラックスして」と指示しても上下口唇は接している。その時，口元の各筋肉は緊張することなく自然に唇が閉じている状態だ。さらに「口ポカンでもいいからもっと唇をリラックスさせて」と指示すると上下口唇は離れて数mmの間隙が生じる。これが正常だ。

　口唇の安静時に唇が大きく開いたままだったり，あるいは唇を閉じるためにオトガイ筋が緊張したりすることを"lip incompetence"という。

　Lip incompetence の症状は，例えばオトガイ後退や小顎による Class II 咬合では，オトガイ筋の過緊張とそれによるオトガイ部皮膚表面の凹凸不整やオトガイ唇溝の変形・不鮮明化として認められる。また，上顎長の過剰例や上下顎前突症では，口輪筋の過緊張を伴う口唇の伸展として認められる。これらの口元の筋過緊張"muscle strain"は，多くの場合は無意識下に生じている。

　Lip incompetence の原因はさまざまだが，不正咬合や顔面骨格の不調和により生じることも少なくない。顎変形症治療における口元の審美性の最重要点は，lip incompetence に代表される軟部組織の不調和を改善することにあるといってもよく，それを達成することが外科医の腕の見せどころだ。

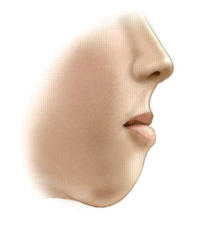

▲ Nasolabial angle

　Nasolabial angle（鼻唇角）とは鼻柱と上口唇によりなされる角で，鼻形成術領域における"Columella-labial angle"と同じだ（英語の"nasolabial angle"には，他にもいくつかの異なる基準点やさまざまな定義があり，ややわかりづらい）。鼻唇角は，男性では 90°，女性では 95～100°が望ましいとされる。

　この角度は，鼻形成術においては鼻尖の頭側 rotation に関与する。特に女性では，鼻唇角が開き，いわゆるツンとした鼻先は若々しくとてもキュートな印象を与える。その反面，短鼻傾向のある例では鼻尖が上を向きすぎることに注意が必要だ。鼻唇角は，顎骨手術においては上顎歯槽堤や歯牙のサポートによる上口唇の張りにも影響を受ける。適度な口元の後方移動はプロファイルにおけるいわゆるEラインを整える際にとても有効だ。一方で，抜歯矯正や上顎後方移動において上顎歯牙が後方へ下がりすぎると，鼻唇角は開き，上口唇の張りが失われ，老けた印象となることがある。

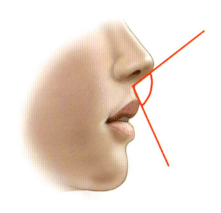

男性 90°，女性 95～100°が望ましい

▰ Gonial angle

セファログラムの側面像で下顎枝後縁と下顎縁でなされる角をgonial angleという。簡単にいうと下顎角の角度のことだ。目標値は120°前後だ。この値が小さいとスクエアな顔の印象となり，この値が大きいとやや面長な印象が増す。側面像でのいわゆるエラの張り出し感を軽減するには，このgonial angleを適正値にする方法（下顎角形成術）が行われる。

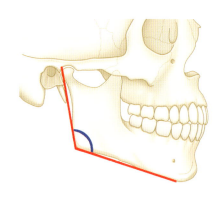

▰ オトガイの幅　chin width

オトガイは前後位置の変化だけではなく，その形態自体もラウンド型やスクエア型，トライアングル型，ポイント型など実にさまざまだ。そのため，オトガイ軟部組織の幅を定義し，計測することは難しい。オトガイの骨格幅径として計測・比較に用いられる基準点では，オトガイ結節間距離（chin width）がある。白人を対象としたオトガイ結節間距離データでは，男性28 mm，女性23 mmが平均だ。女性らしいやわらかなラウンド型のオトガイでは，時に明確なオトガイ結節を認めないこともある。近年のアジア人にはトライアングル型やポイント型の華奢なオトガイ形態が好まれる傾向がある。

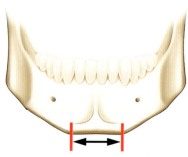

男性28 mm，女性23 mmが平均

ガミースマイルと小顔化

笑った時に歯肉が見えて目立つガミースマイルでは，その程度によっては時に個性の強い見た目となる。歯肉の見えすぎるガミースマイルに対してはLe Fort I型骨切り術による上顎の短縮が有効だ。その際，上顎の短縮量の目標値は安静時のincisor showの値が適正値となるように設定するのは前述の通りだ。

では，安静時の歯の見え方が適正であるのに，笑った時に歯肉が見えすぎるガミースマイルがある時はどうすればよいのか？その場合，上顎短縮はあまりおすすめしない。軽度のガミースマイルは許容するか（女性の場合はむしろ好ましい，と思う），あるいはボトックス治療などの切らない治療が第1選択となる。年齢を重ねると顔の皮膚軟部組織は多かれ少なかれたるんでくる。若々しさをできるだけ保つためには前歯の見せ方，incisor showを考慮しない上顎の切りすぎは避けるのが無難だ。

じゃあ「歯が見えなくなってもいいから小顔にしてほしい」と言われた場合は？　実際，上の歯が見えづらい，あるいは下の歯が見えてしまっていてもかわいい女性は確かにいる。実現可能な患者の希望にはなるべくなら応えたいが，ただ自分ならやっぱり気は乗らない，と思う。

ミッション 6 顔面の輪郭

02 頬骨骨切り術

井上義一

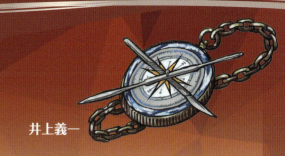

Explore the destination
- 手術適応の見極めが大切だ。
- 顔面神経側頭枝の損傷に気をつけよう。
- 急いでやってもさほど手術時間は変わらない。術後腫脹の原因にもなるので，出血させないように心がけよう。

本手技の適応

　頬骨骨切りは，頬骨体部と頬骨弓とで骨切りを行い，頬骨を移動させる術式だ。移動する方向は症例ごとによりまちまちだが，多くの場合，頬骨弓や頬骨体部の突出の改善を希望することが多いため，内側移動が一般的だ。

　次のような時に適応になる。

- 顔面の縦横比の改善（中顔面の横幅の縮小）
- 平坦な中顔面の印象の改善
- 頬骨弓による側方への突出の改善（中顔面部の側方輪郭のスムース化）
- 頭位性斜頭に伴う左右差の改善
- 陳旧性頬骨骨折後の変形

　陳旧性頬骨骨折の場合，眼球陥凹を認め，眼窩の再建が不十分な場合には，本手技よりも眼窩部を含めた頬骨骨切り術（p68 参照）を行おう。

慎重に適応を考える場合

　次のような場合には，治療効果とリスクを患者とよく相談したうえで適応を検討しよう。

- 軟部組織が非常に厚い症例（頬骨の幅を縮めてもさほど小顔効果が出ない）
- 年齢の問題（個人差はあるが，30代後半以降はたるみが顕著になる）
- 面長の患者（顔面横径が狭くなるとより長い顔に見える）
- 小顔希望（頬骨だけでなく複合的に考える必要がある）

　ここでは最も一般的なL型骨切りと内側移動について解説する。

削るだけではだめ？

頬骨体部には厚みがあるけれども，弓部に厚みがない。そのため，削ることができるのは体部のみとなる。そうなると斜めから見た時の頬骨の突出はある程度改善できるが，正面から見た時の横幅を変化させることができない。削って頬骨弓の厚みを減らそうにもその効果はたかが数mm。何より顔面神経損傷のリスクが高くなる。削るよりも切った方が安全で効果も高い。

手技

❶ 頬骨弓へのアプローチ

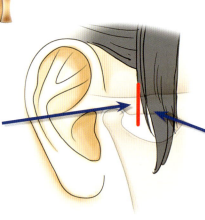

示指と中指で頬骨弓を挟むようにし，位置および幅を確認する

あまりに小さい切開だと骨切りの際，ソーで皮膚挫滅させる原因になる。挫滅するくらいなら長くなっても鋭的に切開しておいた方がいい

■ もみあげ後方で頬骨弓の直上でヘアラインに沿って1〜2cmほどの切開線をデザインする

　念のためだが，Pitanguy lineを引いて顔面神経側頭枝の走行ラインを確認しよう。

❷ 頬骨弓の露出

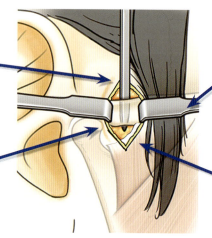

頬骨弓に達したら骨膜を切開し，上下，裏面と全周性に剥離する

前方にある神経鈎は決して引きすぎないこと。助手に持ってもらう場合には要注意だ。側頭枝はこっち側にある

頬骨弓上をキープしながら組織を縦方向に切開し，頬骨弓に当たるまで剥離する

プレーティングに要する最低限の骨膜の剥離を行う

1 局所麻酔後，デザインに沿って皮膚切開を行う

　必ず頬骨弓直上を切開することを心がける。ずれると必要ない深い部位まで剥離することとなり，合併症の原因になる。

2 皮下組織の剥離を切開と平行になるよう縦方向に進め，頬骨弓まで到達する

- 神経鉤を左右に入れ，開創した後も剥離はいつも頬骨弓上をキープすることを心がけよう。
- 前方には顔面神経側頭枝が走行していることを頭に入れながら剥離を進めよう。

3 骨膜をメスあるいは電気メスで鋭的に切開し，ラスパで丁寧に骨膜下で剥離を行う

- もしも頬骨弓の裏面になかなか回り込めない時は，切離予定部より後方の太くなっている部分（関節結節）を剥離しているので，もう少し前方を剥離すれば回り込めるはずだ。
- もしもバイポーラや電気メス使用時に眉毛が動いた場合は顔面神経側頭枝が近いので，なるべく鈍的に丁寧に剥離操作を進めよう。

❸ 頬骨弓の骨切り

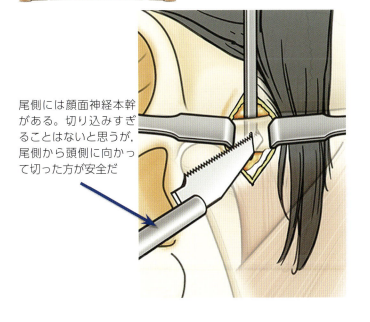

尾側には顔面神経本幹がある。切り込みすぎることはないと思うが，尾側から頭側に向かって切った方が安全だ

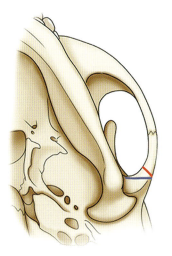

骨切りはレシプロを斜めに入れて赤線で切るようにする。あとあと骨の移動と癒合を考えると斜めがよい。青線だと骨に厚みがあり，なかなか切れない

1 予定切除ラインを鉛筆でマーキングし，このラインでよいかもう一度確認する

- 切除予定部位の裏面に強弯のラスパを挿入し，厚みを確認する。厚い場合は後方すぎるため，もう少し前方にラインをずらそう。
- プレーティングできるだけの範囲が剥離できているか確認すること。留める段階での剥離の追加は面倒だ。
- 慣れないうちは内方転位する骨に穴をあけるのは深く視野も狭いので難しい。この段階であらかじめ骨片の方にだけドリリングしておくとプレーティング時に難渋しない。

2 レシプロケーティングソーで切る

- 一瞬で簡単に切れる。逆に簡単に切れない場合は下顎窩寄りで骨の厚みが急に出てくる部位で切っている可能性がある。
- 切り終わった後，出血することがまれにあるが，焦らずさばきガーゼを挿入して圧迫し，その間，対側の骨切りに移る。その間に止血されていることがほとんどだ。

どのあたり？— Pitanguy line —

顔面神経側頭枝は"どのあたり"を走行してる？　損傷したらどうしよう？　など，初心者のころは"どのあたり"を切って頬骨弓にアプローチするのが安全なのかといつも考えていた。術後，一過性に麻痺症状を認めた症例はあるが，幸い現在まで不可逆的な側頭枝麻痺の合併症は作ったことがない。経験を積んだ今でも側頭枝は"どのあたり"を走行しているか正確にはわからないが，結果から見るともみあげ後方アプローチは剥離法さえ間違えなければ安全なアプローチだと思う。いちおう耳珠から 0.5 cm 尾側と眉毛外側から 1.5 cm 頭側の点を結ぶ，Pitanguy line を引いて気をつけている。すごくシンプルな方法だが"どのあたり"を走行してるかメルクマールにはなる。

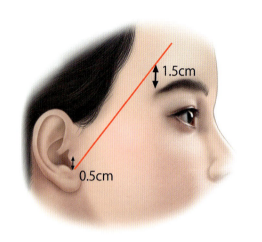

❹ 頬骨体部へのアプローチ

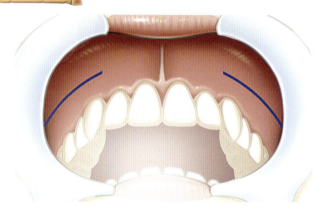

1 上口腔前庭の犬歯の遠心あたりから第 1 大臼歯に切開ラインをデザインする

　　粘膜切開は傷もたいして残らないので小さくすることにこだわらなくてもよい。慣れてきたら少しずつ切開を小さくしていこう。

2 局所麻酔をして，粘膜切開を行う

❺ 頬骨体部の露出

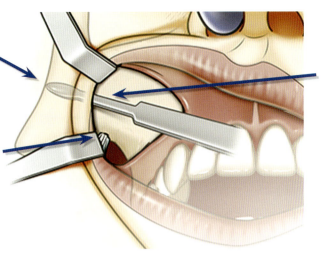

眼窩外側頬骨上端のこのくびれまで剥離する

上外側に剥離を進めるほど組織のテンションが強くなり視野の確保が難しくなる。体表からも触診して剥離していく

このあたりに zygomatic ligament がある。視野を確保しようと，これを外すとたるみの原因になる

1 まず頬骨前面で骨膜下に入ったら，そのまま外側，そして裏面の剥離を行う

- この操作は頬骨骨折でのU字鉤を入れるための剥離と同様だ。ここでも骨膜下での剥離を心がけよう。
- 剥離が頬骨上端に到達すると抜けたような感覚になる。強弯ラスパを挿入し，その先端が触れる位置で正しい剥離方向か確認できる。

2 頬骨前面で眼窩外側頬骨上端に向けて，頬骨体部前面を骨膜下で剥離していく

- 口腔内からだけで剥離を進めると進む方向がわからなくなるので，常に皮膚側から眼窩外側頬骨上端の部分を触診して到達部位を意識しながら剥離を進めよう。
- 眼窩外側頬骨上端の部分まで剥離が到達したら，強弯ラスパを使い頬骨上端にかかるか試そう。かかれば剥離できている。
- この部分は比較的簡単に剥離できるのでついつい広く剥離したくなるが，皮膚皮下組織の下垂の原因にもなる。骨切りラインが確保できる必要最小限の剥離を心がけよう。

❻ 頬骨体部骨切りデザイン

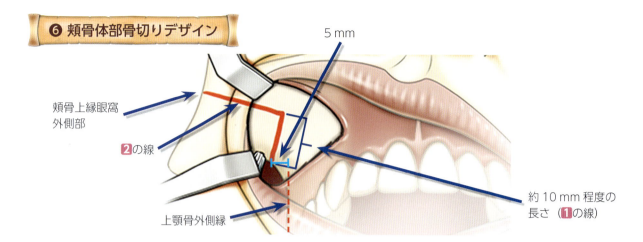

1 上顎骨の外側縁から 5 mm 離したところにポイントを取り，そこから 10 mm の直線を引く

- 縦の骨切りラインはプレーティングのことも考えてデザインする。10 mm より短くすることもあるが，プレーティングしにくい。

2 頬骨最突出点（プロミネント）より頭側で頬骨上縁眼窩外側部から **1** で引いた線の頭側端に向け直線を引く

- **1** と **2** の線はほぼ直行するように引く。

3 骨切除を行う場合は **1** あるいは **2** の線に平行な線を引く

- 切除量を多くすると切除線が眼窩下神経に近くなり，神経損傷やプレーティングがしづらくなることがあるので注意！ 骨欠損にならないようにすることを考えても，切除量は多くても 5 mm くらいなことが多い。

❼ 短軸方向の骨切り（zygomaticomaxillary buttress 部）

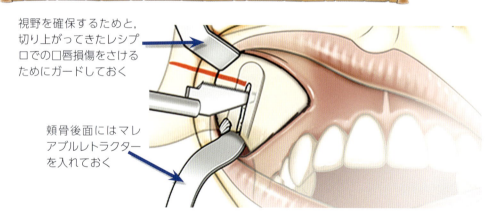

1 レシプロの歯を上方に向け，一気に頬骨体部前壁の短軸方向の骨切りを行う

- 頬骨後方（上顎洞側壁）から前方に切り上げるようにレシプロを動かす。
- Buttress 部なので出だしは骨が厚いため硬いが，そこを抜けると一気に切れるので注意。

2 レシプロの柄を立ててブレードを深く押し込み，頬骨体部後壁部分の骨切りを行う

- レトラクターで後面を保護しておくと，レシプロを深く押し込んでも怖さがない。万が一，軟部組織を損傷しても出てくるのは buccal fat だ。

❽ 長軸方向の骨切り

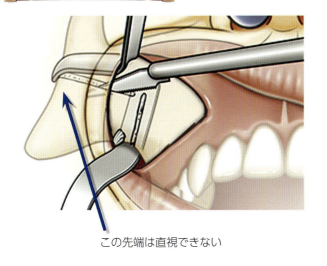

この先端は直視できない

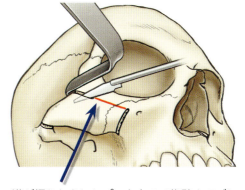

溝が掘れたらレシプロを立てて後壁までブレードを深く押し込んで切る．2 cm の刃全体が入る

1 眼窩外側頬骨上縁の骨切り予定部位にレトラクターをかけ，視野を確保する

- レトラクターは細く長いものがよい．カンバース鉤や逆ぞりレトラクターを頬骨上縁に引っかけるように用いるとやりやすい．

2 デザインした骨切り線に沿って頬骨皮質に線を引くような要領でレシプロを使い，ある程度溝を作る．次にレシプロの柄を少し立てるようにして頬骨上縁から体部前壁を骨切りしていく

- こうやって切るとブレードがずれずに予定線通りに切りやすい．
- イメージとしては，まず刃を寝かせた状態で溝を掘る．そして2回目はその溝に沿って，刃を立てて押し込んで切ってくる．唇を傷つけないようにしよう．

3 頬骨ブロックが完全に離断できると抵抗がなくなる．もしレシプロの刃が届かないところがあり，完全離断が難しい場合には，長軸方向の骨切り部に沿ってラスパを押し込み，こじ開けるようにして受動する

- 簡単に動かなければどこかがまだ切りきれていない．無理な受動はせずにもう一度レシプロで再度確認しよう．
- レシプロによる完全離断ではなく，ラスパで受動離断した場合にはどこかで干渉することが少なくない．このあと調整することになる．

4 頬骨ブロックを動かして，頬骨弓切断部で内方に押し込んでみて，干渉がないかなどを確認する．干渉する場合は骨切除を追加する

- 骨片をより内側や上方に移動する場合などは，この時点で骨切除を追加する．小さくしようと欲ばって骨を採りすぎると骨片が寄らず，骨欠損が生じたり何かと苦労する．たくさん抜いても5 mm 以内にしている．
- 干渉は上顎洞の側壁や後壁のことが多い．頬骨ブロックを外側に受動してしっかりと視野を確保して，干渉部位をリウエルで削り取るか，レシプロで切り取る．
- 干渉部位をバー系で削骨することも可能だが，しっかりと軟部組織の保護を行ったうえでやろう．脂肪を巻き込んだり，予期せぬ出血の原因になり止血に難渋することになる．急がば回れ（しっかり保護，視野の展開）だ．

❾ 頬骨体部の固定

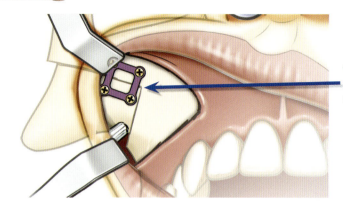

使用するプレートは自由だが，スクエア型4穴プレートが最も簡便で強固に固定できる

■ **予定部位に遊離骨片を受動して，プレーティングを行う**
- アライメントが少し合わなくても大きな問題はないが，頭側（長軸骨切りライン）になるべく隙間がないようにしよう。隙間ができると，あとあと体表からでも認識できるような陥凹を頬部に生じることがある。
- 遊離骨片側にまずプレーティングして，その後，上顎骨に固定する方が固定しやすい。

❿ 頬骨弓部の固定

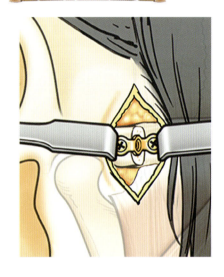

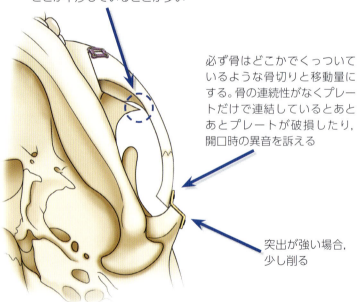

きちんと内側に移動できない時はここが干渉していることが多い

必ず骨はどこかでくっついているような骨切りと移動量にする。骨の連続性がなくプレートだけで連結しているとあとあとプレートが破損したり，開口時の異音を訴える

突出が強い場合，少し削る

1 術前に予定していた移動量だけ頬骨弓断端を押し込む
- この段階で側頭側の骨断端の突出が目立つようであれば，バーで削り滑らかにする。
- 側頭側の断端を削りすぎて皮質骨を薄くしすぎると，プレーティングする時に弱くなることがあるので注意！

2 直のチタンプレートをクランク状にベンディングしてプレーティングする
- 頬骨弓断端には最低1穴，側頭部には2穴固定すると固定が安定する。
- 頬骨弓断端をまず固定したあとで，頬骨弓断端を押し込むようにしながら側頭部を固定する。

- 🧢 "ロッキング"といって側頭側の弓部の下に弓断端を入れ込んで，頬骨弓が跳ね上げる力で動かなくなることを期待してプレート固定しない方法もある。ただし開口するたびに「カチカチ」音が鳴るという不快感を訴える頻度が高い。プレート固定した方が咬筋の影響を受けにくくなるので無難だ。

⓫ 閉創

1 もみあげ切開部から洗浄し，止血確認後，閉創する

- 🧢 骨膜は縫いたいところだが結構難しい。皮下と真皮の2層縫合を行う。表層は真皮縫合がしっかりできていれば縫う必要はない。

2 上口腔前庭切開部も同様に洗浄し，吸収糸で閉創する

頬骨骨切りバリエーション

大きく分けて単純に直線で切る方法とL型の2通りある。

- ●**直線骨切り**
  - 特徴：最大横径は縮小するが三次元的な変化は少ない。
  - 利点：単純でやりやすい。
  - 欠点：外側で切るのでプレーティングがやりにくい。

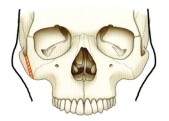

単純に弓部が外方に突出しているだけのタイプに適応

- ●**L型骨切り**
  - 特徴：最大横径の縮小と三次元的な変化が生じる。
  - 利点：プレーティングは頬骨前面になるのでやりやすい。
  - 欠点：上顎洞で骨切りを行うことになるのでやや煩雑になる。

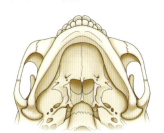

頬骨プロミネントごと移動させたい場合に適応。移動する方向により下記3つのバリエーションがある

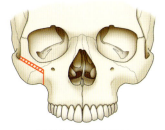
長軸切除型骨切り

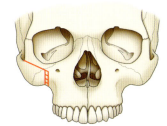
短軸切除型骨切り

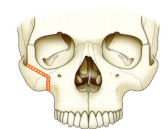
ブーメラン型骨切り

⑫ 術後管理

- 術後はもみあげ部を軽く圧迫してフェイスバンドを1日巻く。あまりきつく圧迫すると，それにより顔面神経の圧迫麻痺になるので軽くでよい。
- 翌日チェックをして，万が一，顔面神経側頭枝の麻痺を認めた場合は，一過性のことがほとんどだが，念のためステロイド療法を開始する（詳細はベーシック編p67を参照）。

▎ワンポイントアドバイス

- 眼窩周囲の隆起がある場合，頬骨を内側移動しても斜め前方から見た時の改善が乏しいことがある。その場合は，眼窩周囲の骨切りを追加する。ただしレトラクターでしっかり保護しないと危険だ。
- 例えば面長傾向で頬骨の突出がある場合，顔面横径を小さくしすぎるとより長い顔に見えてしまう。あるいは頬骨の突出が気になるというからと，頬骨プロミネンスを削りすぎたり，後方移動しすぎるとのっぺりした顔になる。特に整容面改善の場合には，要望だけを聞くのではなく，顔全体の軟部組織を含めたバランスから，三次元的にデザインを考えられるように修練しよう。

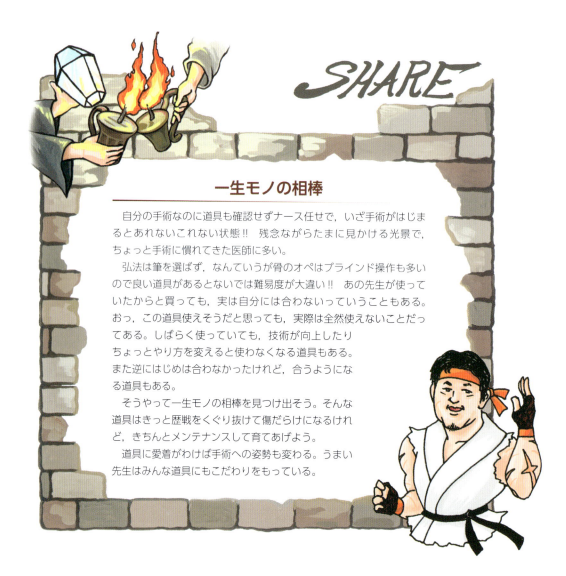

SHARE

一生モノの相棒

　自分の手術なのに道具も確認せずナース任せで，いざ手術がはじまるとあれないこれない状態!!　残念ながらたまに見かける光景で，ちょっと手術に慣れてきた医師に多い。

　弘法は筆を選ばず，なんていうが骨のオペはブラインド操作も多いので良い道具があるとないでは難易度が大違い!!　あの先生が使っていたからと買っても，実は自分には合わないっていうこともある。おっ，この道具使えそうだと思っても，実際は全然使えないことだってある。しばらく使っていても，技術が向上したりちょっとやり方を変えると使わなくなる道具もある。また逆にはじめは合わなかったけれど，合うようになる道具もある。

　そうやって一生モノの相棒を見つけ出そう。そんな道具はきっと歴戦をくぐり抜けて傷だらけになるけれど，きちんとメンテナンスして育てあげよう。

　道具に愛着がわけば手術への姿勢も変わる。うまい先生はみんな道具にもこだわりをもっている。

ミッション **6** 顔面の輪郭

03 上顎骨骨切り術

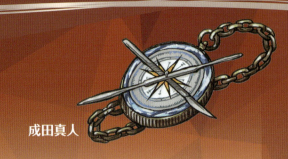

成田真人

Explore the destination

» 上顎は三次元的に移動が可能だ。
» 直視できなくて理解しにくいが，一番のポイントは翼突上顎結合。その位置と形を器具から捉えられるようになろう。
» 上顎洞内にレシプロが"抜ける"感じを手に覚えさせよう。ほかの骨切りでも，この抜ける感覚は大切になってくる。

本手技の適応

Le Fort Ⅰ型骨切り術は，上顎骨体の移動術だ。

- 顎変形症（上顎後退症，顔面非対称，ガミースマイルなど）
- 顔面骨折後の変形
- 先天疾患（口唇口蓋裂，第1・第2鰓弓症候群など）

これらの他に審美面の改善にも適応は可能だ。手術方法の前にまずは三次元的な座標名と移動の名称を把握しよう。

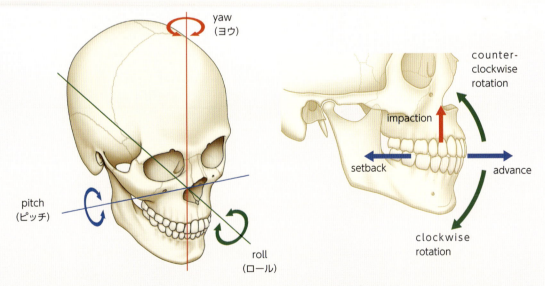

上顎は単に前後方向のみならず，上図のように傾きも回転が可能だ。治療に際しては，三次元的な評価を行い，ゆがみのない形態を得られるようにしよう。そしてこの三次元的な動きを表す移動の名称も覚えておこう。

> **Setbackって術式じゃないの？**
>
> 　インターネットでは4番の歯を抜歯して前歯6本を後方に下げる術式をセットバックと呼んでいることがあるが，正しくはない。この術式は分節骨切り術というのが正しい。セットバックは骨切りの方法ではなく，後方に下げることをいう。
> 　そうはいっても一般にセットバックという言葉が独り歩きしてしまっているのも事実だ。カウンセリングでは，相手がそれをどういう意味で使っているか，その行間を読もう。

▲ 本手技を行ううえで大切なこと

　上顎を移動すれば必ず歯列咬合もずれる。そのため治療に際しては歯列矯正歯科との連携が望ましい。本手技は上顎のシンプルかつ確実な移動が可能だが，操作を誤ると大出血や治癒不全を来たすこともある。

　成書の多くにはいわゆる翼突上顎縫合（pterygo-maxillary junction：PMJ）のdisjunctionが解説されているが，盲目下での手技でなかなか理解が難しいかもしれない。本項ではPreciousが報告したPMJの離断を回避する術式を中心に解説する。

手技

❶ 切開

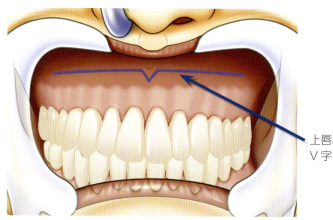

上唇小帯部のみ
V字にする

■ アングルワイダーを上方に押し上げながら進展させ，歯肉頬移行部より数mm上方より左右それぞれの頬小帯付近（上顎第1小臼歯遠心）までの水平切開を行う

　🔹 粘膜切開で切離された筋層からの出血は，電気凝固止血しておくと術後腫脹の抑制にもなる。
　🔹 粘膜切開後は，上顎骨に垂直になるよう刃先を向けて骨膜切開を行う。

❷ 骨膜剥離

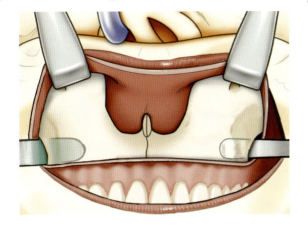

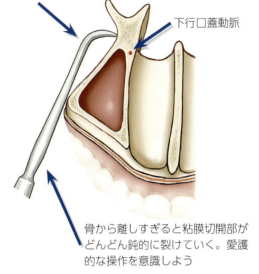

PMJ までラスパの先が到達すると，その隙間にはまって動かなくなるはず

下行口蓋動脈

骨から離しすぎると粘膜切開部がどんどん鈍的に裂けていく。愛護的な操作を意識しよう

1. **梨状孔下縁および側縁を剥離し，前鼻棘をむき出しにする**
2. **後方は頬骨下稜を後上方に剥離したら，骨膜下を丁寧に上顎結節から PMJ 部までトンネル状に剥離する**
   - この操作はブラインド。曲がりラスパで骨を感じながら剥離しよう。
   - 骨膜下でいかないと翼突静脈叢から出血する。

❸ 鼻腔底の剥離

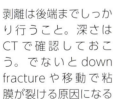

剥離は後端までしっかり行うこと。深さはCTで確認しておこう。でないと down fracture や移動で粘膜が裂ける原因になる

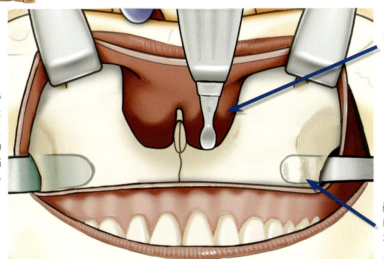

このあたりから鼻腔底に向かって回り込むように剥離する

鼻腔底の剥離の間に，ここにガーゼをパッキングして止血を図っておく

■ **鼻腔粘膜は梨状孔側縁から剥離を始めるとやりやすい。その後，下縁の鼻腔粘膜を上方に持ち上げながら下鼻道より剥離する**
   - 鼻中隔の前方 2 cm くらいは粘膜が強固に付着しているので，同部をしっかりと剥離し，あとは剥離子を上方に押し上げれば，鼻腔粘膜は破れることなく剥離できる。
   - 口唇口蓋裂の場合はそう簡単にはいかない。特に口蓋裂部は鼻腔側粘膜と口腔側粘膜が癒着している。術後口蓋瘻孔にならないよう口腔側粘膜を多めに残すよう癒着粘膜を切離しよう。

❹ 骨切りデザイン

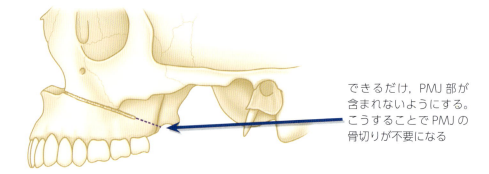

できるだけ，PMJ 部が含まれないようにする。こうすることでPMJ の骨切りが不要になる

■ 骨切り線は梨状孔側縁より頬骨下稜下方を通り，PMJ 後方部になるようにする
- 側方から見ると斜めになる。
- 咬合平面に平行な骨切りと比較すると，上顎第 2 大臼歯部の根尖の損傷が心配。根尖を傷つけないようにデザインしよう。

❺ 上顎洞前壁の骨切り

頬側は PMJ 部まで，鼻腔側壁はボーンソーの刃先の長さにプロテクターを挿入し，軟組織を保護する

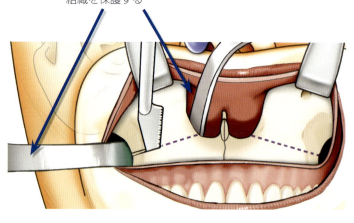
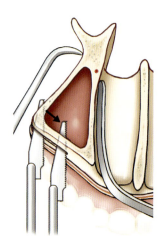

■ レシプロの刃を内側に向けて頬骨下稜下方より鼻腔側壁方向に切る
- ここではまず前壁だけ切ればよい。奥までは切らなくて OK。両端以外は薄いから簡単に切れる。逆に薄いからレシプロがぶれやすいので注意しよう。

❻ 鼻腔側壁の骨切り

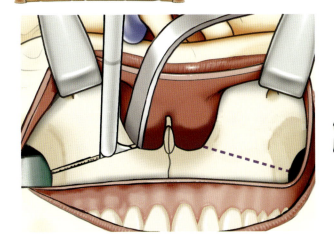
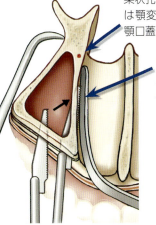

梨状孔から下行口蓋動脈までは顎変形症だと36 mm、唇顎口蓋裂だと30 mm前後だ

レシプロの刃先全長を入れてしまってよい。心配ならノミを入れてもよいが25 mmまで入れれば十分。それだけで後方まで切れ込みが入る

■ **プロテクターでしっかり鼻腔側粘膜を保護しながら、鼻腔側壁の骨をしっかり切り込む**
- レシプロの刃の長さだけでは通常の顎変形症症例では後方までは届いていないので、しっかり切り込んで問題ない。あらかじめ下行口蓋動脈の位置までをCTで測定すると安全かつ確実だ。
- 横から見ると骨切り線は斜めになる。刃先を平行に入れるのではなく、前壁の骨切りした部分を支点にして斜めになるようにレシプロを入れて骨切りするのがコツだ。

❼ 上顎洞後壁の骨切り

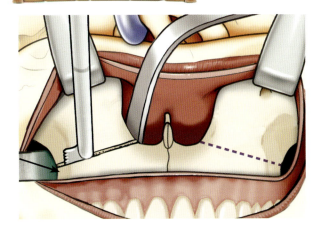
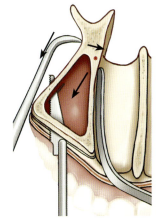

レシプロの刃が届く範囲で十分。不安ならノミで切る。その場合は刃先が抜けると音が変わる

■ **レシプロを刃先が外側になるように抜き変えて後方部の骨切りを行う**
- ここでもまた刃の角度が斜めになるように意識しよう。

❽ 鼻中隔の切離

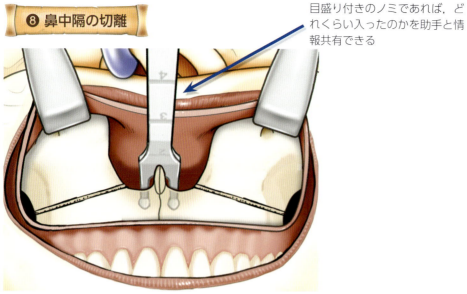

目盛り付きのノミであれば，どれくらい入ったのかを助手と情報共有できる

■ 鼻中隔ノミを鼻中隔の下方に向け，槌打する

- 後鼻棘まで切れると抜ける感覚がある。
- その際，鼻腔粘膜を十分上方に剥離しておかないと，この操作で鼻腔粘膜が破れてしまう。
- 強く槌打しすぎて咽頭後壁を損傷しないよう注意すること。術前に後鼻棘までの距離を測っておいて目盛り付きのノミを使おう。

❾ 上顎骨の離断 ①

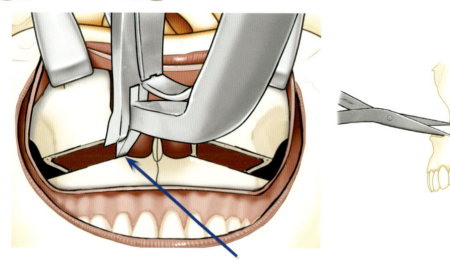

できるだけ内側で。みつまただけどそのうちの2つを引っかけて開いてもいい

■ 梨状孔側縁の骨切り部の厚い骨に下顎用セパレータ（みつまた）を挿入し，ゆっくり開いていく

- 上顎洞前壁にセパレータの先が多く含まれると薄い骨は破折してしまう。梨状孔のバットレスとして強度があるところに引っかけよう。

⓾ 上顎骨の離断 ②

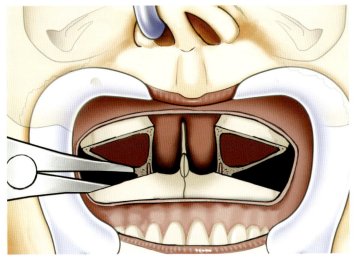
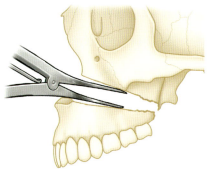

- 前方部が開いたら，後方部骨切り部（頬骨下稜）に上顎用のセパレータ（ふたまた）を挿入し，下顎骨前歯部を介助者により閉口させてもらいながらセパレータをゆっくり開いていく
  - イメージとしては前歯部を上下接触させ前鼻棘を固定する。そして，前鼻棘を支点にして後方にセパレータを入れて開くと，上顎骨が前下方に下がることで，離断できる。翼突鉤を支点にしようとすると離断はできない。

⓫ 可動化

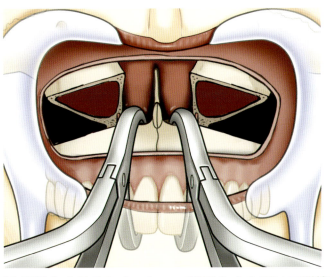

- 可動化させるため，Rowe鉗子2本を用いて梨状孔下縁と口蓋粘膜を挟み込み，介助者に頭部を固定してもらいながら，左右片方ずつ下前方に押し下げて完全に可動化させる
  - 前方に引き出せない場合，あるいは引き出してもゴムに引っぱられているように戻る場合は，予定より頭側で骨が切れてしまって，PMJが含まれてしまっていることが考えられる。この場合は，PMJの離断を行うしかない。

PMJ の離断

オーソドックスな上顎骨切りでは必ず出てくる。ただ盲目下での手技になるため，確実性は乏しいし，術者が何をしているかもわからないから理解に苦しむのがこの手技だ。Precious テクニックでは基本不要なのだが，骨切りが頭側に行ったり，解剖学的に PMJ の付着が強い場合には必要になる。

《コツ》

口蓋側から PMJ を触知してその位置を確かめる。PMJ に曲がりノミをあてがって槌打する。指先がノミの先端を感じれば OK！

刃先の角度を大きく誤ると異常骨折や大出血の危険性がある。

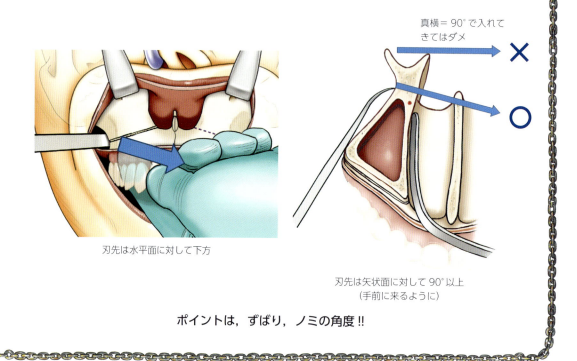

刃先は水平面に対して下方

真横＝90°で入れてきてはダメ

刃先は矢状面に対して 90°以上
（手前に来るように）

ポイントは，ずばり，ノミの角度!!

▲ ワンポイントアドバイス

- このあとの骨固定は上顎骨骨折（ベーシック編 p218）に準じて行う。基本的には梨状孔部分と頬骨稜の 2 カ所でプレート固定する。
- 前方移動などで骨欠損が生じた場合には，その隙間に積極的に骨移植を検討しよう。基本的には下顎枝矢状分割術（sagittal split ramus osteotomy：SSRO）も一緒に行うことが多いと思われるので，骨採取部は SSRO 後の下顎近位骨片（p143）がファーストチョイスだ。
- 上顎洞内の粘膜は明らかに同粘膜の肥厚を認める場合には除去するが，健常粘膜はそのままにして OK。
- プレート抜去は基本的に術後 6 カ月以降で骨癒合が認められてから行う。
- Impaction を行う場合には上げた分，梨状孔底を削ろう。でないと鼻腔が狭くなる。5 mm 以上の impaction の場合は，馬蹄型骨切りを検討してもよい。
- 前方移動，前歯部上方移動は特に鼻翼の拡大が起きやすい。Alar base cinch suture（ベーシック編 p223）で対応するが，術前にきちんと拡大のリスクは説明しておこう。

⓬ 術後管理

- 基本的にドレーンは不要。
- 術後数日間は鼻血が出ることがある。アクティブでなければ問題はないが、持続する場合には耳鼻科に確認してもらった方がよい。
- 術後1週以降で上顎洞内に貯留していた血腫が線溶して出血・喀痰として認められることがある。チョコレートのような色だが特に心配はない。

Impaction, setback の方法

　上顎洞前壁・内側壁・後壁は厚みも薄いため、上方移動する分をレシプロで骨切りすると容易に外すことができる。ただ後方はレシプロも届かず、上顎結節は骨も肥厚して一筋縄ではいかない。この結節部分を削骨するには、リウエルでかじりとる、ダイヤモンドバーで削骨する、超音波削骨器を用いる、といった方法がある。

　使用できるのであれば超音波削骨器が便利だ。多少時間はかかるものの、下行口蓋動脈を温存しての削骨が可能だ。上顎結節の削骨は impaction のみならず、時計回転や setback にも有効だ。

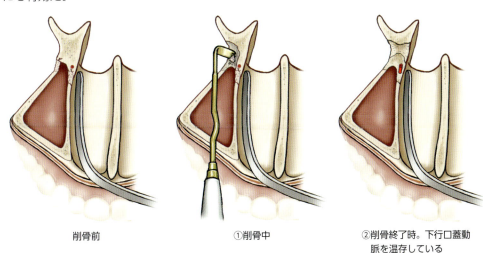

削骨前　　　　　①削骨中　　　　　②削骨終了時。下行口蓋動脈を温存している

超音波削骨器による削骨

ミッション 6 顔面の輪郭

04 下顎骨骨切り術（SSRO）

加持秀明

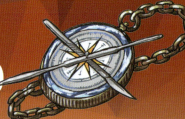

Explore the destination
- 下顎枝矢状分割術は顎矯正手術における下顎骨骨切り術の基本であり，適応が広い。
- 骨切り時に下歯槽神経損傷に注意が必要だ。
- 骨片の固定がしっかりできていれば，術後顎間固定は不要だ。

本手技の適応

顎矯正手術で行う下顎骨骨切りには，下顎枝矢状分割術（sagittal split ramus osteotomy: SSRO）と下顎枝垂直骨切り術（intraoral vertical ramus osteotomy: IVRO）の2つがある。それぞれの適応と利点・欠点は下表の通りだ。

	SSRO	IVRO
適応	基本的に下顎の変形にすべて対応可能	下顎前方移動量が多い症例以外で適応可能 進行性下顎頭吸収など顎関節症状のある症例 下顎枝が薄く，SSROでは異常骨折のリスクがある症例 下歯槽神経が外板に張り付き，SSROでは損傷のリスクがある症例
適応外	進行性下顎頭吸収の可能性がある症例は適応を慎重に	多数歯欠損，無歯顎など咬頭嵌合がとれない症例
利点	骨片間の接触面積が広いので，治癒期間が短く，術後安定性が高い 固定により術後顎間固定は基本的に不要	術式が比較的容易 SSROに比べて下歯槽神経損傷のリスクが低い 顎関節にかかる負担が少ない
欠点	下歯槽神経知覚障害のリスクがある 関節症状の悪化の可能性あり 骨片間の干渉の可能性あり	術後顎間固定が必要になることが多い 治療期間が長くなる 近位骨片が頬側に跳ね上がることによる術後変形

SSROの限界

　SSROが下顎骨骨切り術の基本であり，下顎前突症，下顎後退症，下顎非対称，開咬症など適応が広い。術式選択で検討すべき項目の1つに，進行性下顎頭吸収（progressive condyler resorption：PCR）の可能性が挙げられる。この場合は上顎骨骨切り術（p123参照）を併用し下顎のadvance量を少なくするか，もしくは下顎骨骨切り術自体を回避することで，下顎頭への負担を軽減することを考慮しよう。

　SSROを確立させたObwegeserによると，SSRO単独でもsetback量（後方移動量）20 mm，advance量（前方移動量）20 mmと報告しているが，さすがに軟組織への負荷と後戻りが懸念される。移動量が大きい場合にはLe Fort I型骨切り術を併用することで，移動量を少なくするなどプランニングを見直そう。

　骨切り方法はいくつかあるが，ここではshort lingual osteotomyについて解説する。

SSROのバリエーション— short lingual osteotomyってなに？—

- **Obwegeser法やObwegeser-Dal Pont法＝下顎枝後縁まで骨切りする**
  - 遠位骨片背側分割部が下顎枝後縁に達する骨切り法
  - 下顎の前方移動が良い適応症例
  - 後方移動症例では，setbackした遠位骨片が近位骨片の下顎枝後縁より突出してしまう

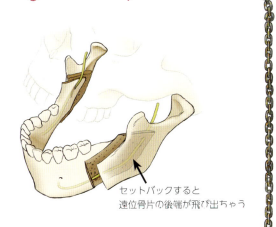

セットバックすると遠位骨片の後端が飛び出ちゃう

- **Short lingual osteotomy（Hunsuck法，Epker法，Wolford法など）＝下顎孔周囲までに骨切りを限定**
  - 下顎枝内側の遠位骨片後縁を下顎孔のわずかに後方に設定する骨切り方法
  - 後方移動症例でも，setbackした遠位骨片が近位骨片の下顎枝後縁より突出することが少ない
  - 内側翼突筋の処理を行いやすい

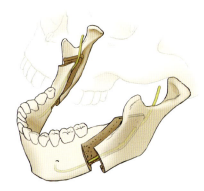

手技

❶ アプローチ

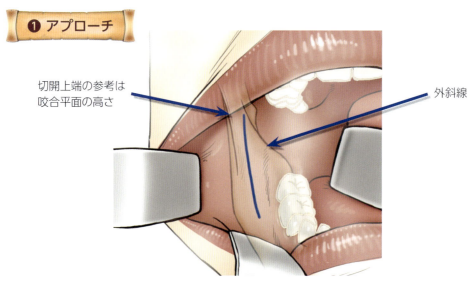

1. 口唇周囲に軟膏を十分塗布して，万能開口器を対側に配置し，最大開口量にする．舌圧子で舌を押さえて術野を展開する
2. 外斜線（下顎骨筋突起に至る骨稜）を指で位置確認する．耳下腺管開口部に 1 cm 以上距離をとり，外斜線よりわずかに外側に外斜線に沿うように切開線をおろしてくる．付着歯肉からある程度距離をとり，第 2 小臼歯の頬側歯肉に至る切開線をデザインする
   - 下顎枝前縁に近い方が骨まで距離が短くアプローチは楽であるが，下顎をセットバックすると創部が後方に引き込まれるので，閉創に苦労する．
   - 切開線は，外側・頭側に行くほど頬脂肪体露出の可能性が高くなる．

❷ 下顎枝前縁切開

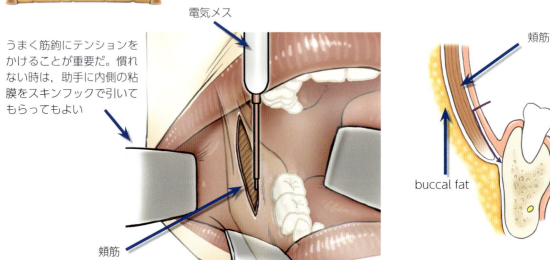

1. **局所麻酔後，粘膜切開をする**
   - メスで行ってもよいが，電気メスを使用すると出血も少なく便利だ．

2 粘膜を切開すると，直下に頬筋が確認できる。頬筋と粘膜の間を下顎骨方向に向かって切開する

- 頬筋を切り込みすぎると頬動脈損傷のリスクがある。頬筋は可及的intactで！

3 ある程度頬筋と粘膜が剥離できたら，まずは第1〜2大臼歯部付近で下顎骨骨膜を切開して骨膜下へアプローチする。そこから下顎骨体部〜下顎枝前縁をある程度剥離してから，頭側の粘膜切開と繋げるとオリエンテーションがつきやすい

- 切開線をあまり頬側に設定すると頬脂肪体が露出しやすい。露出すると術野の展開が煩雑になる。

❸ 剥離範囲

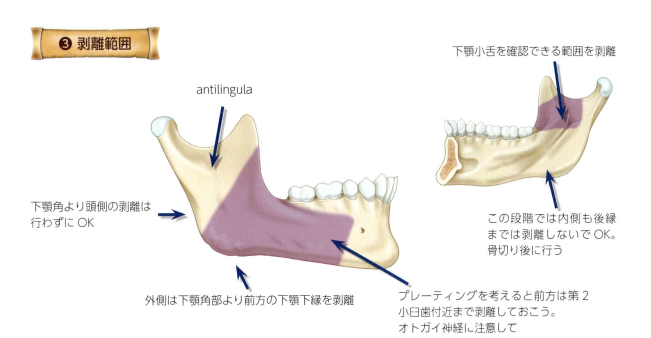

■ 目標の骨膜剥離範囲を確認しよう

- 下顎孔の対側の体部にantilingulaというわずかな隆起を認めることがある。下顎小舌の位置をある程度反映しているので，ここまで剥離して位置を確認してもよいが，あくまで参考程度だ。

❹ 下顎骨下縁の骨膜剥離

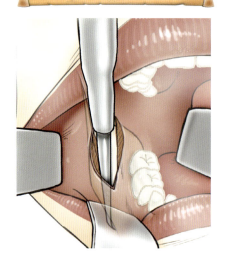
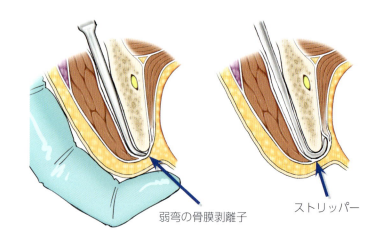

弱弯の骨膜剥離子　　ストリッパー

1. **まずは体部から骨膜剥離子を用いて，骨膜を損傷しないように丁寧に骨膜下で剥離を行う**
    - 術野を見ようとせず，feel the bone で行うとよい。
    - 骨膜を損傷しなければ頬動脈，頬神経の損傷リスクは少ない。
    - 剥離すればするほど骨切りは楽になるが，出血や術後の腫脹が大きくなる。骨切りに必要十分なだけの骨膜を剥離することが重要だ。
2. **体部の剥離が終わったら，弱弯の骨膜剥離子に持ち替えて，下縁頂部を越えるあたりまで剥離する**
    - この時，剥離子を持たない方の手で下顎下縁を触れながら骨膜剥離子で剥離するとやりやすい。
3. **十分剥離できたらストリッパーに切り替えて，下顎下縁を舌側に回り込んでしっかり骨膜剥離を行う**

❺ 筋突起部の剥離

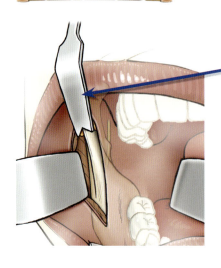

ラームスハーケン（先端の形状からスワローテールと呼ぶこともある）

- **ラームスハーケンを筋突起にかけ，先端に力をかけながら手前に引いてくる。側頭筋の付着部はメス，電気メス，骨膜剥離子などを使って切離していく**
    - 側頭筋の付着部は結構硬いので，ラームスハーケンはかなり力をいれて引いてくる感じになる。引く時も feel the bone を心がけよう。

❻ 下顎枝内側の剥離

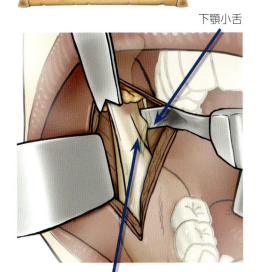

下顎小舌

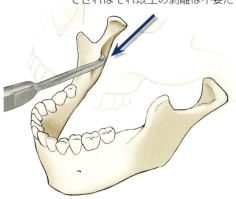

剥離子の先端を下顎小舌の背側にある下顎孔に入れ込む感じで。位置が確認できればそれ以上の剥離は不要だ

内側隆起が邪魔で，小舌の直視が困難なら，隆起部の骨をラウンドバーなどで削骨すると小舌の確認がしやすくなる

❶ まずは丁寧に根気よく骨膜剥離子で骨膜下のレイヤーをつかまえる。きっかけができたら頭側へ下顎切痕を目指して骨膜剥離する

- 慣れるまでは下顎切痕の位置でオリエンテーションがつきやすい。下顎切痕は feel the bone で確認すればよい。
- 慣れるまではCTもしくはパノラマX線で下顎切痕から下顎小舌までの距離を術前に確認しておこう。

❷ 下顎切痕の位置が確認できたら，そのまま尾側方向に隆起を回り込むようにして剥離を進めていくと下顎小舌を確認できる

- ここで骨膜を損傷して，違うレイヤーに入ると，出血して術野が悪くなるので慎重に！

❼ 骨切りラインのデザイン

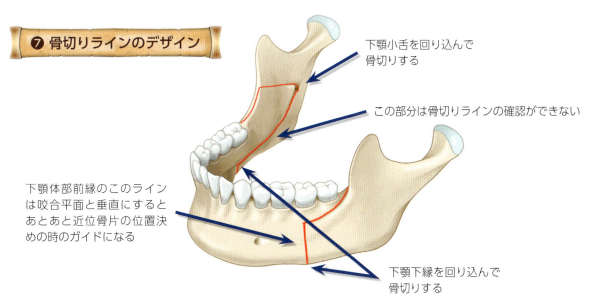

下顎小舌を回り込んで骨切りする

この部分は骨切りラインの確認ができない

下顎体部前縁のこのラインは咬合平面と垂直にするとあとあと近位骨片の位置決めの時のガイドになる

下顎下縁を回り込んで骨切りする

■ 下顎骨で直視可能な骨切りラインを鉛筆でマーキングする

❽ 下顎枝内側の骨削り

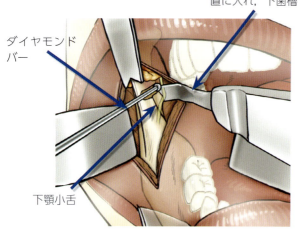
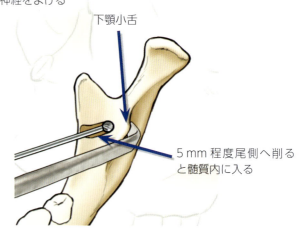

1. マレアブルレトラクターを下顎小舌の背側までしっかり入れ込む．骨膜を巻き込んでいないことを確認し，4 mmダイヤモンドバーなどで下顎小舌の高さで背側へ越えるまで削骨する
2. 下顎小舌を確認できたら，下顎枝前縁から下顎小舌の範囲の板間を削る

- 下顎小舌を背側に越えたところまで削ることが大切．
- Short lingual osteotomy では下顎枝後縁まで削る必要はない．

❾ 下顎骨下縁の骨切り

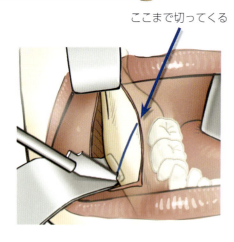
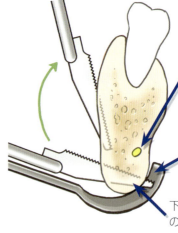

1. 下顎下縁の軟部組織を保護しながら，レシプロをできるだけ寝かせて入れ込む．そのまま持ち上げるように下顎下縁全層で骨切りを行う

- ここがしっかり骨切りできていないと異常骨折の原因になる．
- 下顎下縁から尾側の軟部組織には顔面神経下顎縁枝があり要注意！ 尾側はしっかり保護を．

2. 下顎下縁を骨切りしたら，そのままレシプロを起こしていきながら，下顎体部前方部の骨切りを行う

- ここは骨切り幅は板間に抜けていればOKだ．
- 皮質骨がどれくらいの深さで切れたかはレシプロの幅を参考にする．手術中はあらゆるものがメジャーになる．

⑩ 下顎枝内側の骨切り

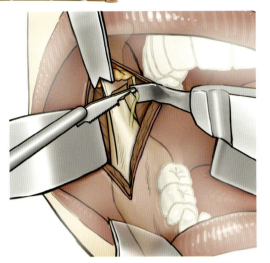

ここをしっかり骨切りすることが，short lingual osteotomy のコツの1つだ

下歯槽神経を損傷しないように，溝の外側寄りにブレードを入れる

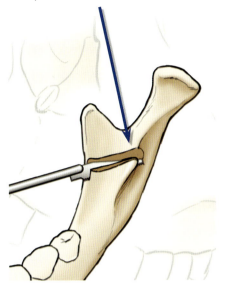

1 下歯槽神経を保護しつつ，下顎小舌の背側をブレード先端幅くらい尾側に切り込む

- 解剖的にレシプロの先端が見えなくても，感覚で先端が抜けていることはある程度わかる。

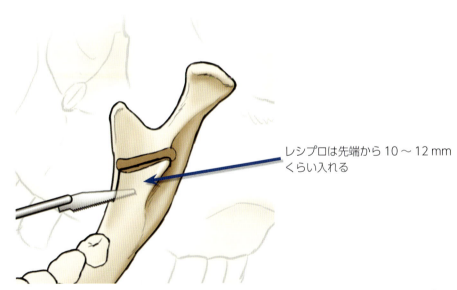

レシプロは先端から 10〜12 mm くらい入れる

2 外斜線に沿ってレシプロを 10〜12 mm くらい入れて，板間の骨髄に抜けている感覚を感じながら骨切りする。このまま次の下顎枝前縁骨切りに連続させる

- 外側皮質骨に切り込まないように慎重にいくと内側にいきがちになるが，そこには下歯槽神経が走っている。
- 下顎枝の薄いケースでは，ブレードが骨髄に達さないこともある。この場合は，下顎枝の中心部を骨切りする。
- いずれにせよ CT で下歯槽神経の位置をよく確認しておくことが大切だ。時に外側皮質骨にへばりついていることがある。その場合はレシプロは深く入れないようにする。

⑪ 下顎枝前縁の骨切り

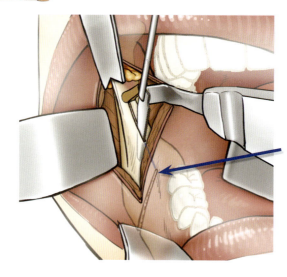

ここまで切ってきて，下顎下縁からの骨切りと連続させる

- 下顎枝前縁から下顎体部にかけては，下歯槽神経が歯根付近の内側深くを走行するので，しっかり骨髄が確認できるまでブレードを入れ込んで骨切りを行う
  - 下顎骨下縁骨切りに連続させる。

⑫ ノミによる追加骨切り

回り込んで切るのがベストだが，下顎下縁にいってしまってもセーフ

1. 異常骨折の原因になるのは頭側端と尾側端だ。それぞれに曲がりのノミをしっかり入れておく
   - しっかりとした骨切りが必要な場所に限って大事な組織があるものだ。ここでは下歯槽神経と顔面神経下顎縁枝である。それぞれ注意・保護してアタックしよう。

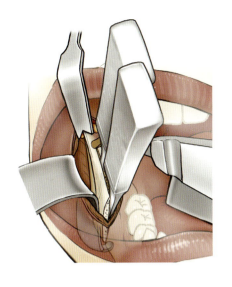

2 6 mm の薄刃直ノミを，下顎枝内側（＝背側）から，近位骨片の外板にギリギリ沿うようにして，抵抗があるところまで打ち込む

- ハンマーも術者自身が扱い，抵抗を感じよう！
- 助手には LM 鉤でノミの先を保護してもらおう。

3 6 mm のノミはそのままにして，8 mm のノミを 6 mm の外側，かつ近傍前方に入れて同じく抵抗があるところまで入れる。8 mm ノミを打ち込んだら，今度は 6 mm を抜いて打ち込んで…，と下顎体部前縁骨切り部まで繰り返していく

- できるだけ外側で骨切りしたいので，ノミは前のノミの外側に入れていく。

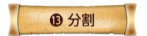

⑬ 分割

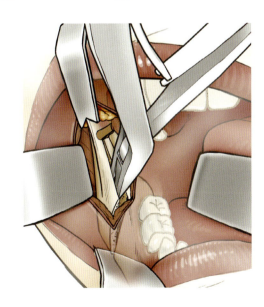
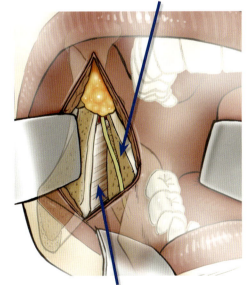

神経は遠位骨片に存在するはず

離断すると最深部には近位骨片の後端に付着した内側翼突筋が確認できるはず

■ ノミである程度分割できたら，セパレーターを使用して完全に分割する

- 焦らずに少しずつ分割しよう。異常骨折を起こすとかえって時間がかかる。
- 抵抗がある場合は無理にこじ開けようとはせずに，ノミに戻って骨切りを。

神経が近位骨片に…

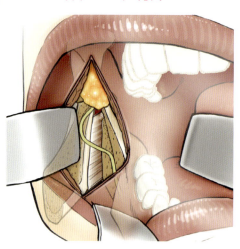

分割中に下歯槽神経が近位骨片に付いていることがある。この場合は骨膜剥離子で丁寧に神経を遠位骨片へ誘導する。骨の引っかかりがある時は3〜4 mmのダイヤモンドバーで丁寧に骨を除去する。

⓮ 内側翼突筋の剥離

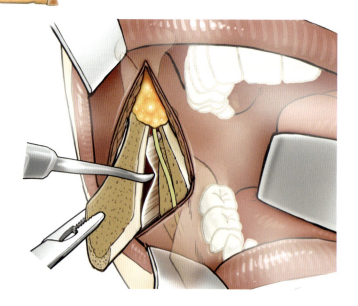

■ 近位骨片を骨把持鉗子で把持して，弱弯の骨膜剥離子やストリッパーなどを用いて内側翼突筋を骨片から剥離する

- 特にsetback量が多い場合は，ここに付着する内側翼突筋や骨が干渉することがあるので注意。
- 骨切り前に行わなかった下顎枝内側の下顎角部付近の軟部組織はここで剥離することになる。直視下でできるので楽ちんだ。

⓯ 近位骨片の追加処置

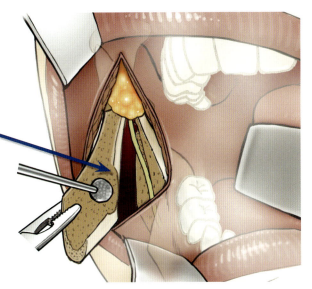

レシプロで摘出すれば，上顎など他部位への骨移植材料にもなる

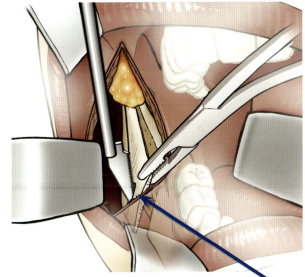

これも大事な骨移植材料だ

1. バイトスプリントを用いて顎間固定を行って咬合を決定する
2. 近位骨片の位置決めを行い（ベーシック編 p234 参照），近位骨片と遠位骨片の干渉部位の処理を行う．レシプロやダイヤモンドバーで近位骨片の下顎枝内側の骨を削る
   - 骨切りした前縁に隙間があれば，下顎枝内側のどこかが干渉している．
   - 特に下顎頭側の干渉の除去が重要だ．
3. Setback であれば近位骨片前縁の余剰骨の切除を行う
   - 周囲を保護して，レシプロケーティングソーでもともとの切断面と平行に切ろう．

⑯ 術後管理

- 骨膜下ドレーンは翌日抜去する。
- 術後1〜2日目から顎間ゴム牽引を開始する。口唇の腫脹もあるので，2本程度から開始する。
- 顎間ゴムは，患者自身に付け外しをしてもらう。食事中は外してもらう。
- 顎間ゴムは矯正医の指示にもよるが，通常は1カ月程度は使用する。場合により2〜3カ月になることもある。

▲ ワンポイントアドバイス

- 固定方法は，プレート固定，スクリュー固定，ワイヤー固定などあるが，状況に応じて選択する。
- 固定ができたら，一度顎間固定を外して，咬合をチェックしよう。目標とする咬合とズレがあるようであれば，再度顎間固定を行い，固定をやり直すことが大切だ。
- 骨膜下に10 Frサクションドレーンを留置する。ドレーンは粘膜切開部の前縁から口腔内に出す。経皮に出してもOKだ。下顎骨膜を2〜3針縫合したのちに，粘膜を縫合する。

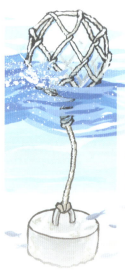

もし異常骨折を起こしてしまったらどうするか

　もちろん，起こさないに越したことはないが，解剖学的に難しい症例もある。

　問題となる異常骨折は関節突起基部から下顎枝後縁あたりの近位骨片に生じるものだ。プレート固定で異常骨折の整復が可能であれば，まずはプレート固定を行う。かなり深い術野だが，トロッカーなどを使えばなんとか固定できることもある。

　もし整復固定が困難であれば，偏位のない下顎関節突起骨折と同様に顎間固定で骨折の治癒を待つ（ベーシック編 p238 参照）。

ミッション 6 顔面の輪郭

05 オトガイ骨切り術

奥本隆行

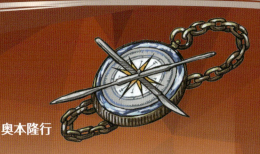

Explore the destination

- ≫ オトガイ神経の走行に注意して骨切りラインを決定しよう。
- ≫ 骨切り部での段差が目立たないようにオトガイ孔を越えて外側まで骨切りしよう。
- ≫ オトガイ神経，顔面神経，顔面動脈に注意して骨切りしよう。
- ≫ 骨切り離断後に骨後面の筋体から出血がないかを十分確認しよう。
- ≫ 移動量は理想的なEラインとなるように術前計画と術中顔貌から決定しよう。

本手技の適応

　オトガイを骨切りすることで，短くしたり出したり引っこめたりすることが可能だ。さまざまな方向に移動することが可能だが，最も多い移動方向は前方だ。前方移動の適応としては，次のような整容面・機能面の改善目的で行われる場合がある。

- ▼ 小顎症でオトガイが後退している場合の理想的なEラインの獲得
- ▼ 閉塞性睡眠時無呼吸症候群の改善

　本手技の特徴はオトガイ後端に付着している筋肉を付着させたまま移動させることだ。これが睡眠時無呼吸症候群の治療に用いられる所以だ。そのためこれらの後面の筋肉を剥離してしまうと睡眠時無呼吸症候群を起こしかねないので注意しよう。

◤ 解剖

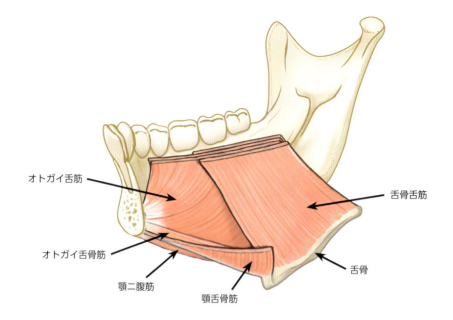

◤ 安全な骨切りラインをデザインしよう

　本手技の合併症はオトガイ神経麻痺だ。神経を切っていないくても一時的な知覚低下はほぼ必発と思っていい。ただ不用意に切ってしまうと知覚鈍麻・知覚異常を引き起こしかねない。下歯槽神経の走行を無視した無理な骨切りはナンセンスだ。

　オトガイ骨切りにはいくつかバリエーションがあるが、ここではオトガイ水平骨切りについて解説する。

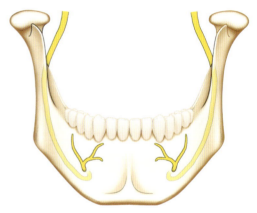

下歯槽神経はオトガイ孔より5mm下，かつ5mm前方を走行して出てくる

手技

❶ アプローチ

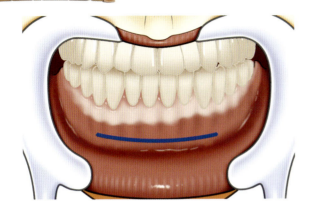
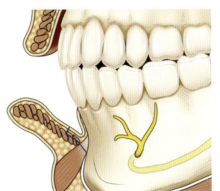

- 齦頬移行部(唇の溝の一番下)より4〜5mm唇側にいった口唇側の粘膜に切開線をデザインする
  - 下口腔前庭切開でもアプローチは可能だが,粘膜の可動性から視野の展開や閉創が容易なのは口唇側粘膜切開だ。

❷ 骨膜下の剥離

骨切りは下顎縁の段差が目立ちにくいようにオトガイ孔を越えて切ってくる。そのためオトガイ孔の下を潜り抜けてその外側も剥離する

オトガイ筋起始部を歯肉側に残しておく

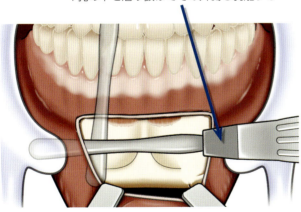
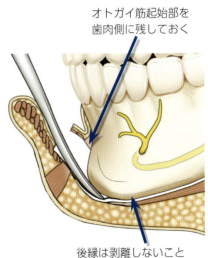

後縁は剥離しないこと

1. アドレナリン添加リドカイン溶液で局所麻酔後,粘膜をメスで切開する
   - 骨まで垂直にメスで切開せず,まずは粘膜層のみを切開し,オトガイ筋を確認しよう。
2. オトガイ筋を確認後,メスまたは電気メスを用いてオトガイ筋を斜めに切断し,骨に到達する
   - オトガイ筋を一部歯肉側に残しておくことで,閉創の際にオトガイ筋を縫合できるようにしておこう。
3. ラスパトリウムを使用し,骨膜下でまず前面を剥離する

❸ 下顎縁の剝離

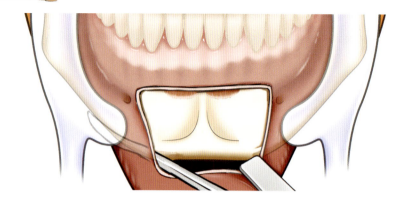

■ 前面が剝離できたら，下顎縁の剝離も行う
- 下顎縁あたりは皮下組織と骨が強固に癒着している。丁寧に剝離しよう。
- 下顎縁を剝離することで，骨切りの際のスペースが生まれてくる。
- 下顎縁までの剝離に留め，後面は剝離しないこと。舌骨筋を損傷させないようにするには剝離すべきだが，その場合は骨切り後に筋肉をプレートなどに釣り上げる必要がある。

❹ 骨切りデザイン

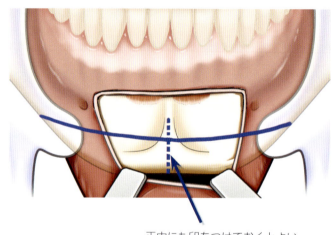

正中にも印をつけておくとよい

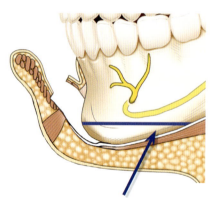

骨切り部での段差をできるだけ目立たなくするようにオトガイ孔を越えて外側まで骨切りする

■ オトガイ孔，および犬歯の歯根隆起より 5〜6 mm 下方へ離した位置で水平な骨切り線をデザインする
- 正中の印はエンピツやマーカーだと骨切りの最中に消えてしまうことがある。レシプロで浅く溝を掘ってしまってもよい。

❺ 骨切り①

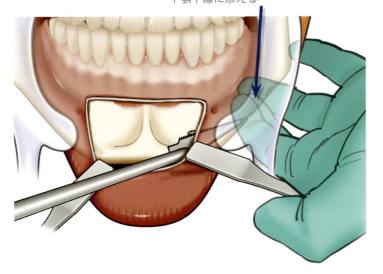

左手はブレード先端を触れるように下顎下縁に添える

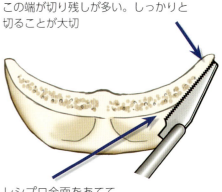

この端が切り残しが多い。しっかりと切ることが大切

レシプロ全面をあてて，まずは切る目印となる溝を掘る

■ 5 mm幅の細めのマレアブルレトラクターをオトガイ孔の下に入れて神経を避けるようにして，レシプロが入る術野を展開する

- 助手は口唇を保護するように展開する。視野を見たいかもしれないが，展開しすぎると神経が引き抜けしてしまうので意識しよう。

■ 骨面と平行になるようにレシプロを挿入して切り始める

- 口唇とオトガイ神経を損傷しないように気を配りながら骨切りする。
- 後面まで切れたかはある程度熟練してくれば切る感触でわかる。慣れないうちは下顎縁に添えた左手で "feel the blade" しよう。
- 外側には顔面動脈，顔面神経下顎縁枝があるので，レシプロを押し込むのは危険だ。

❻ 骨切り②

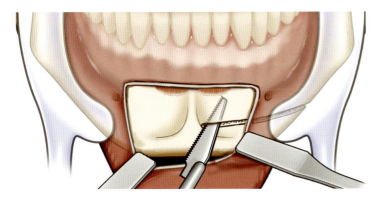

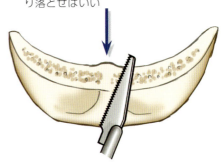

正中は厚い。頑張ってレシプロで切ろうとするとオトガイ舌筋を損傷して血腫を作りかねない。ここはあとあとノミで切り落とせばいい

■ オトガイの骨の形態をイメージしながら "feel the blade" でレシプロを立たせるようにしながら，骨切りを進める

- ちょっとならいいが，レシプロの刃を後面に出しすぎないように気をつけよう。
- このあたりまで来ると結構出血してくる。さっさと切るしかない。

❼ 骨切り③

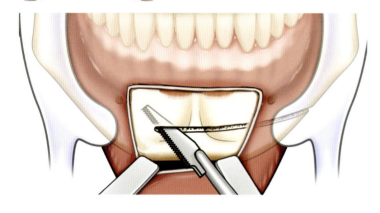
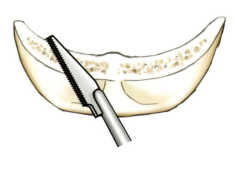

■ 正中をすぎたらレシプロの刃をその軌道を回転させるようにして，今度は後面から前面に向けけて切り上げる

　正中で分けて左右ずつ切ってもいいが，まっすぐな直線にならず移動した後の干渉が生じる。ある程度一気に切ってしまった方が直線で切れる。

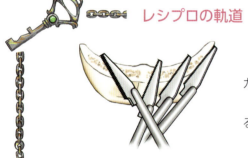

レシプロの軌道

　一連のレシプロの動きはこんな感じになる。下顎のオトガイの断面を頭に叩き込んでおこう。
　この骨切りでは対側まで全部切る必要はない。正中をある程度越えれば十分だ。

❽ 骨切り④

ここまで切れた溝を参考にそれに平行になるようにレシプロを入れて切る

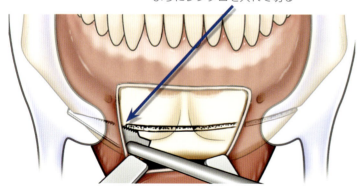
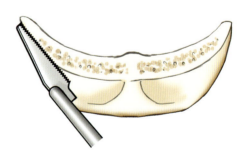

■ 対側は骨切り①と逆のことを行う

　対側は切りにくい。左手で切れれば簡単だが，慣れない場合は患者の左側に立って，右手で切るといい。自分が切りやすくて視野が確保できる位置にこまめに移動しよう。

❾ ノミによる離断

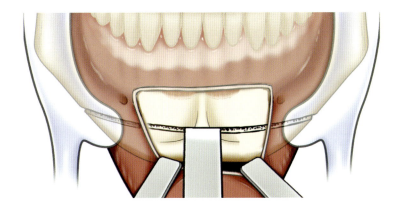

■ レシプロで完全離断ができない場合には，正中あるいは両端の骨切りが不十分なことが多い。そこに1cmのノミを入れて離断する

- 前方移動の場合には完全離断しなくてもよい。
- 両端部分にノミを入れる場合，間違って顔面動脈や顔面神経を損傷しないように注意する。ただ，おおむねレシプロで切れていれば次のダウンフラクチャーで離断できるはずだ。

❿ ダウンフラクチャー

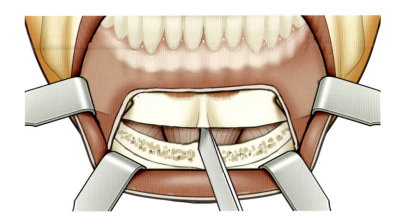

1 入れたノミをひねってみると"パコンッ"と骨片が外れる
2 後面の筋体から出血していればバイポーラで止血する

- もし骨棘が移動の際に干渉するようであればラウンドバーで削骨する。
- 万が一，筋体がオトガイ後面から外れてしまっている場合は，この状態で筋体に3-0吸収糸をかけておく。骨切りの隙間から出しておいて，プレート固定後にプレートに糸を結紮固定して後退を防ごう。

⓫ プレート固定・閉創

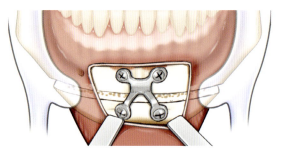
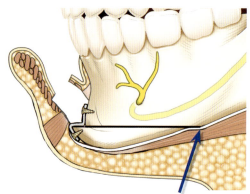

移動した分，ここが段差になる。移動量が多い場合には削骨せざるを得ないが，軟部組織の巻き込み事故には要注意だ

1 術前にセファログラムなどで理想的なEラインとなるように移動量の目安を立てておくが，最終的には術中にプレートで仮固定した状態で顔貌を見ながら移動量を決定し，プレート固定を行う

- もともと左右差がない場合は，正中の目印を参考にずれないように気をつけて移動させる。
- 固定は骨片の方から先に行うと楽だ。
- 固定が終わるころには自然と骨断端からの出血は止まっていることが多い。

2 止血を確認後，開創時，一部歯肉側に残しておいたオトガイ筋に口唇側オトガイ筋断端を吸収糸を用いて数針しっかり縫合する。その後，粘膜をブレード吸収糸で一層縫合する

- できる限りオトガイ筋の断端同士は縫合しておこう。縫合しないとオトガイ筋が下垂して付着したり，オトガイ唇溝が不明瞭になったりすることがある。

3 閉創が終了したら，弾力性のテープで軽くオトガイ唇溝を圧迫して手術を終了する

- ベーシック編 p250 参照

移動量の目安

オトガイの皮下組織はかなり厚みがある。そのため骨の移動量がダイレクトに顔貌に反映するわけではない。一般的には，骨で 10 mm 移動させると顔貌的には 6〜7 mm の変化が得られるとされている。

⓬ 術後管理

- テーピングは術後 5 日間はそのままにする。
- 食事は流動食，または軟食から開始し，術後 1 週間程度は固いものは避けてもらう。口腔内の清潔を保つため，歯磨きは術翌日から縫合部を避け，行ってもらう。
- 抜糸は吸収糸で縫合するため基本必要ないが，希望がある場合，術後 2 週間で行う。

ミッション **6** 顔面の輪郭

06 下顎輪郭手術

宇田宏一

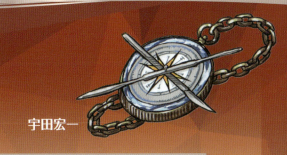

Explore the destination
- オトガイ神経出口部を十分剥離し，広いワーキングスペースを確保しよう。
- 下顎枝最後縁のレシプロの入りですべてが決まる意識が大切だ。
- 外斜線部の骨削りを十分に行って顔面幅を減らそう。
- 下顎角部からオトガイまで，ほぼ直線で仕上げた方が結果がよい。

本手技の適応

下顎の輪郭手術は，エラからオトガイまでの連続したラインを美しく形成し，下顔面幅を減らしつつオトガイの形態を整える手術だ。そのため患者の希望イコール適応となる。良い結果を得るには，術前の「デザイン」と，正確で安全な「手術手技」が重要だ。

デザインのポイント

デザインのポイントは主に以下の3つだ。

1. 新しい下顎角（Gonion）の位置の決定
2. 正面から見たオトガイ幅（顎の尖り具合）の決定
3. 側面から見たオトガイ先端（Pogonion）の前後位置の設定（バランスの良いE-line）

これらを三次元的につないで下顎形態を作るわけだが，それぞれで得られる効果と決定方法は次の通りだ。

❶ 新しい下顎角（Gonion）の位置の決定

側貌のメインポイント。高く設定するほどシャープな印象となるが，やりすぎは禁物。通常は耳垂基部から2cmくらいの位置を基準とし，「新しいエラ」を作るつもりで。あとは患者の希望で調整する。

● 術前の下顎角の位置
● 新たに決定した下顎角の位置

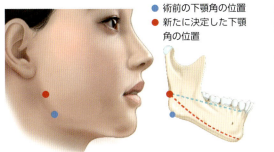
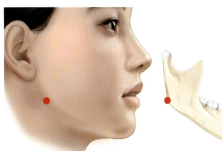

153

❷ オトガイ幅（顎の尖り具合）の決定

　正面から見たオトガイの尖り感は，オトガイ角間距離で決まる。軟部組織の状態にもよるが，通常自然な卵型だと 14〜16 mm 程度に設定するが，シャープな形態を希望すれば 0 mm まで設定してもよい。オリジナルの形態を維持したいなら，オトガイ間距離は変えない。

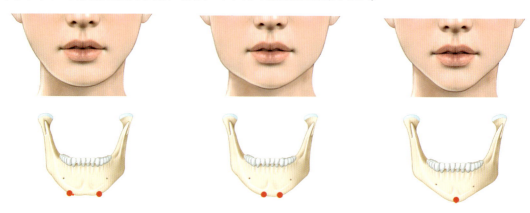

❸ オトガイ先端（Pogonion）の前後位置の設定

　最後の決めのポイント。オトガイの突出感は好みもあるため，側貌写真をシミュレーションで動かしながら，患者の希望に合わせる。足りなければ骨切りして前方移動させてプレート固定する。少し後退させたい場合は骨削りで Pogonion の位置を調節する。

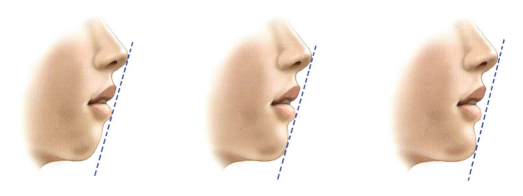

骨切りに使用するメインの器械はレシプロケーティングソーがよい。理由は，
1. 下顎後縁から前方まで，骨切りラインを正確にトレースできる，
2. 下顎裏面に抜ける感じ（抜け感）がわかりやすい，
3. 器械のトルクが伝わりやすく，骨切りがスムーズに行いやすい，からだ。

　下顎輪郭手術ではオトガイ骨切り移動術を組み合わせることも多いが，これは他項に譲り，ここではオトガイの移動を伴わない手術について解説する。

Gonial angle

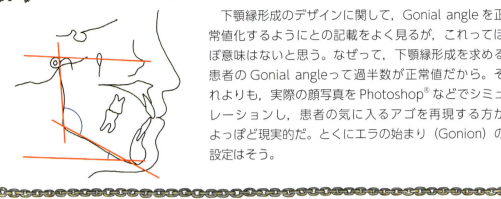

　下顎縁形成のデザインに関して，Gonial angle を正常値化するようにとの記載をよく見るが，これってほぼ意味はないと思う。なぜって，下顎縁形成を求める患者の Gonial angle って過半数が正常値だから。それよりも，実際の顔写真を Photoshop® などでシミュレーションし，患者の気に入るアゴを再現する方がよっぽど現実的だ。とくにエラの始まり（Gonion）の設定はそう。

下顎輪郭，今昔

　以前行われていたような下顎後方のみ，つまりエラだけの施術で良くなる症例は限られる。「第2のエラ」ができてしまうだけのことが多い。

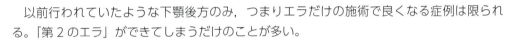

　下顎角からオトガイ角までの骨切りラインは直線で仕上げた方が結果は自然でキレイ（なめらかな下方凸の曲線でつながれた下顎は，実際には存在しないし，ムダに大きく見えてしまう）。

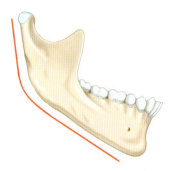

一見優しく自然な感じを受けるが，こんな下顎は存在しない

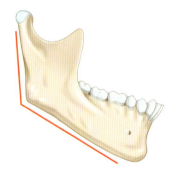

この直線の方が自然でキレイ。そのため，骨切りにはレシプロを選択しよう

▼ 本手技の限界

　患者の要望をもとに骨切りラインを設定する形になる。ただしあまりに小さくしたいという要望を優先すると，下歯槽神経を無視したラインになりかねない。外見を優先し，そのために機能を犠牲にすることは避けよう。

　そのため設定した骨切りラインが，下歯槽神経に当たらないか，術前に必ずCTで下歯槽神経の走行を確認する。特に神経が最も下顎下縁に沿って走っている第1大臼歯遠心付近は要注意だ。

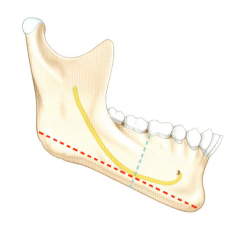

手技

❶ 切開

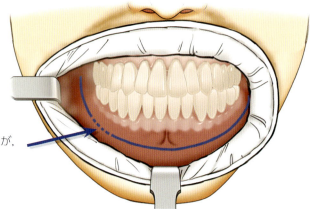

ここを繋げない方法もあるが，それはかなり熟練してから

■ 切開は通常の口腔前庭切開

- 切開にはコロラドニードルの電気メスがよい。
- 視野展開のしやすさと，牽引などの操作で裂けてくることがあるので，慣れないうちは連続して切開した方が無難。
- 縫合の時にずれたりたわみが出ないように，切開前に何カ所かタトゥーを入れておくとよい。

❷ 前面の剥離

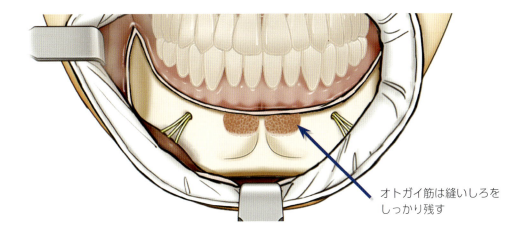

オトガイ筋は縫いしろを
しっかり残す

1. オトガイ筋は幅を 6〜7 mm つけて斜めに切開する
2. オトガイ神経は周囲の骨膜を開き，15 mm 程度末梢まで神経がブラブラになるまで剥離する
    （ベーシック編 p249 参照）
    - これが足りないとワーキングスペースが確保できず，骨切りに支障を生じ，さらにオトガイ神経の引き抜き損傷のリスクが高まる。

❸ 下縁，後面の剥離

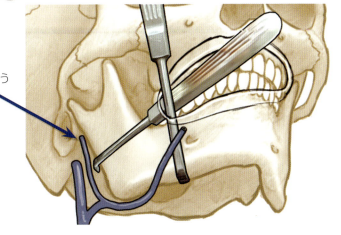

骨膜下で剥離すれば大丈夫！
骨切りの際もしっかり保護しよう

1. 下顎角に付着する咬筋・内側翼突筋バンド（pterygomasseteric sling）をしっかり外す
    - この剥離が甘いと，下顎角内側に走る下顎後静脈を損傷するリスクがある。
    - 万が一損傷してしまったら，迷わず皮膚切開して結紮しよう。口腔内から止血操作は困難だ。
2. 下顎下縁も骨切りラインに含まれた裏面までしっかり剥離する
    - この剥離が甘いと，顔面動静脈を損傷するリスク，さらにその表層を走る顔面神経下顎枝を痛めるリスクがある。

吸引付きレトラクター

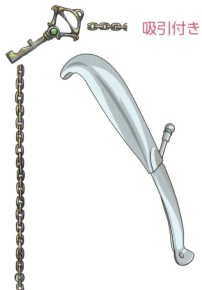

　この手技は口腔内という限られた視野で，神経などに気を使いながらパワーインストルメントで行うため，愛護的かつ大胆さが必要だ．
　その際，吸引・展開・注水・骨切りを同時に行うことになる．注水・骨切りはイリゲーターで解決できる．吸引あるいは展開を助手にやらせたいところだが，深部の処置が多いので助手からはほとんどといっていいほど何も見えない．展開で筋鉤を引きすぎるとオトガイ神経の引き抜き損傷が起こりかねない．
　だから下顎角ならびに下顎体部下縁を保護する吸引付きのレトラクターが欠かせない．これがあれば術者1人で4役こなせる．大小2種類あると便利だ．

❹ 外板の骨削り

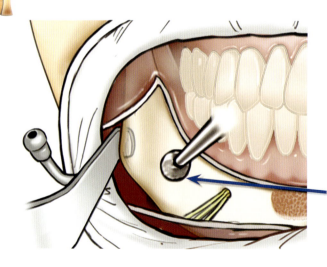

ここを削骨することで，後方の下顎枝〜下顎角の視野を確保できるようになる

■ **解剖学的に一番下顎の厚みのある外斜線部分の外板をオトガイ孔手前までラウンドバーでしっかり削骨する**

　　◆　剥離展開の後，最初に行うのがこれ．大胆に，海綿骨が透けて見えるまで行う．海綿骨を完全に露出させてしまうと止血に難渋する．そのギリギリを攻めよう．

Outcurved-type と incurved-type

　外板を骨削りする目的は，正面視における「下顔面幅」を狭くシャープに仕上げることだが，その重要性は下顎角の形態によって変わってくる。下顎角は外側にフレアする outcurved-type と，内側に巻き込むように入り込む incurved-type の2つに分けられる。

　Outcurved-type では，下顎角部後方の視野が良く，骨切りも容易で，「アゴの幅」は下顎角間距離に一致して新しく作る下顎角に依存するため，外板削骨の重要性は低い。

　Incurved-type では，後方の視野の確保に加えて「アゴの幅」を狭くするためには外板の削骨がカギとなる。

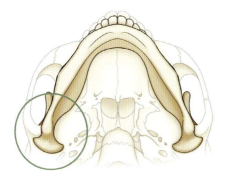
outcurved-type

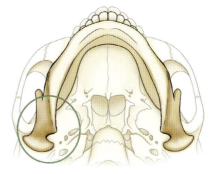
incurved-type

❺ 骨切り部の削骨

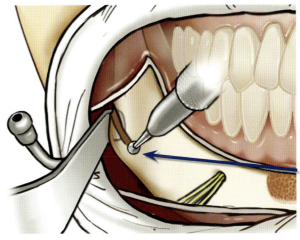

削るラインがわかればいいので，こんなに深くは削らなくて OK

■ 骨切りラインをマーキングしたら，3 mm 程度のバーで骨切りラインに沿って溝を掘る

　💠　マーキングは骨切りをしていると消えていってしまう。溝を掘ることでラインが残る。また，レシプロの刃がぶれるのを防ぐ役割もある。

❻ 骨切りのマーキング

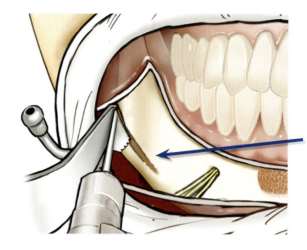

海綿骨まで切ると出血しちゃう。この時点はあくまで確認のための骨切りなので，ガード付きで皮質骨を切れば十分

■ ガード付きのレシプロで下顎枝後縁の骨切り開始点の取っかかりの切れ込みを作成する
　　下顎枝後縁の最初のブレードの挿入ポイントを誤ると後で修正はとても困難となる。

❼ ミラーテクニック

直視できないことがほとんどのため，ミラーテクニックで後方確認する

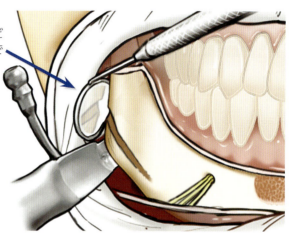

予定している位置と異なっていれば，もう一度ガード付きソーでカットする

■ 歯科用のミラーを使って下顎枝後縁の骨切り開始点を確認する

❽ 後方の骨切り

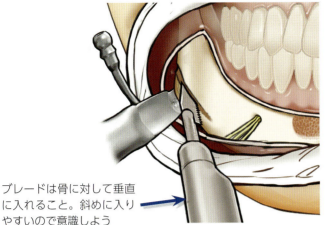

ブレードは骨に対して垂直に入れること。斜めに入りやすいので意識しよう

レシプロの角度を変えながら手前に切り上げてくる

■ レシプロで作成した切れ込みに刃を入れ，そこから前方に向かって一気にオトガイ孔手前5 mm付近まで全層で切り上げていく

- 骨切り中は下顎裏面の皮質骨を抜ける感覚に集中して，決して深く入れすぎない！
- 特に後方には下顎後静脈があり，これを傷つけたらこの手術は終了となる。

❾ 前方の骨切り

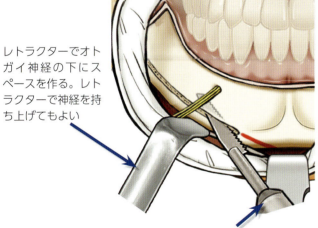

レトラクターでオトガイ神経の下にスペースを作る。レトラクターで神経を持ち上げてもよい

前方の下顎下縁幅は厚いため，後方内側の骨皮質までしっかり切り抜くためにはブレードを深めに入れるのがコツ

神経の下をくぐって切るところが一番気を遣うところだ

■ 十分剥離したオトガイ神経を細めのレトラクターでよけて，後ろから手前に向かって連続して引き切る

- ブレードの先端がどこまで入るか，どこは薄く，どこは分厚く遠いか，最初は3Dモデルを作って実際に切ってみて，感覚をつかもう。そうするとlearning curveが上がる。
- オトガイ神経をレトラクターで保護するのは術者が行う方がよい。引き抜き損傷は，だいたいが助手にここを引かせた際に生じる。

◤ 注意点など

- 下顎角部には吸引ドレーンを入れるのが望ましい。
- 閉創の際にはオトガイ筋の再建が重要だ。残した縫いしろに4〜5針，吸収糸でしっかり再建する。ここが甘いと機能障害を生じる。
- 術後は2日ほど顔面のバンテージを装着させる。

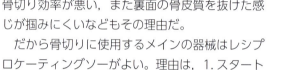

オシレーティングソーは，どう？

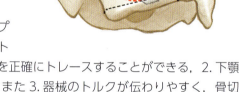

オシレーティングソーは，その形状から下顎縁骨切りに適しているように思われがちだが，実際は案外難しい。特に後方の骨切りでは口角がじゃまになり，そこを中心にシャフトが回転して動きやすい。そのためブレードが下顎枝後縁に直線的に抜けずにどうしても上に切り上がる。気づいたら下顎切痕に抜けていたという怖い話も。他にも，レシプロソーと違ってブレードが小さいため骨切り効率が悪い，また裏面の骨皮質を抜けた感じが掴みにくいなどもその理由だ。

だから骨切りに使用するメインの器械はレシプロケーティングソーがよい。理由は，1.スタートの下顎後縁から前方まで，正確な骨切りラインを正確にトレースすることができる，2.下顎裏面に抜ける感じ（抜け感）がわかりやすい，また3.器械のトルクが伝わりやすく，骨切りがスムーズに行えるからだ。

そうはいっても，レシプロで後方から骨面に対して垂直にブレードを立てながら切り上げるのは，思ったより容易ではない。垂直にならずに角度が甘くなってしまい，削ぎ切りになってしまったりする。

❶ 患者のhead positionのわずかな違い（回旋，伸展）
❷ 術者の立ち位置
❸ 手術台の高さ

この3つで手術の難易度がまったく変わってくる。手術しやすいポジションを早く自分のものにするよう精進しよう。

Chat Time 03 美容外科との付き合いかた

あやしげな酒場でのホンネトーク

いつ、どうやって？

坂本: お2人ともアカデミアにいながら美容外科を始めていますが、いつごろ始めたのでしょうか？

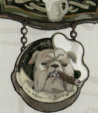

宇田: 専門医になってすぐくらい。

井上: 俺は形成外科やって1年した時くらいだな。

坂本: それはご自身で「学ばせてください」ってどこかに頼んだ感じですか？　あるいは医局からの派遣？

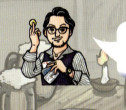
宇田: 当時のうちのボスが美容外科でバイトしてて、自分も学ばせてくださいとお願いして。学ぶ側だから日当もすごく少なかった。

人物紹介

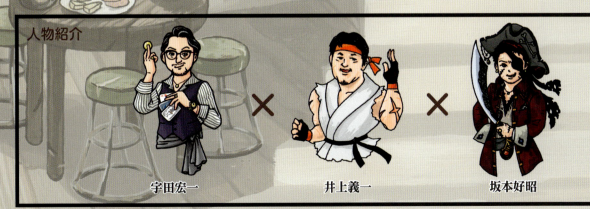

宇田宏一　×　井上義一　×　坂本好昭

坂本
それまでは美容外科にはまったく触れず？　ですか？

宇田
はい。どっちかというとちょっと抵抗が強くて、距離をとってました。きっかけは「自分の技術がお金として評価されるのってなかなかおもしろいぞ」と言われて、なるほど、と。

坂本
その抵抗感の理由は？

宇田
なんか、ピュアではない。

井上
俺はあれだよ。保険治療の限界というか、なんかそういうのを感じちゃって。そんときに、美容は魔法のようにうまく何でも作れるように映っちゃって。

宇田
ちなみに、坂本は？

坂本
はじめは美容は邪道だっていう思いがありました。あこぎな商売みたいな感じで。専門医とったあとくらいですかね。先輩から、触れず嫌いじゃなくて、ちょっと手伝ってよって、助手に呼ばれたのが始まりです。

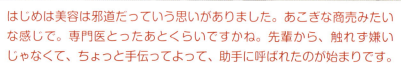

井上
給料出たん？

坂本
ほかの外勤ほど多くはなかったですが、出してくれました。

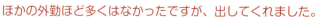

井上
ええなぁ。俺なんか先輩の伝手で交渉して、休む日つぶして、無給で、助手や外回りしながら見学やったわ。

保険診療という免罪符

坂本　どうでした？　実際に執刀してみて、美容外科は魔法でした？

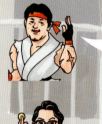

井上　思ったようにはいかないし、難しいな〜って。

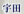

宇田　やっぱはじめのころは、かなり緊張した。トラブルやクレームも多かったし。それはスキルの問題が大半だとあとでわかったけど。

坂本　大きな組織の下っ端でその中でオペしているので、責任もさほどない立場の安心感と保険の名のもとに病気を治すという前提がありますよね。

井上　その感覚がかなりの曲者やね。保険診療も自費診療も結局は体にメスを入れることに違いはないわけで。それからの脱却に美容は役に立った。

宇田　やっていくと、技術的には同じものがあるけど、美容と保険診療はまったくの別物ってわかった。それは患者への対応とか、ブレーキやアクセルの加減だったりとか。

井上　美容は正常なものにメス入れないといけないし。

坂本　あとは正常に仕上げることが満足ではなくて、正常でないと思っても、患者の要望通りにしないといけない。無理そうなら引く勇気も必要。

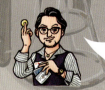

宇田　やっぱり一番の違いは「責任性」だよね。それってバイトで美容やってたころよりも、今の方がもっと瘦れる感じあるんで、多分そうだと思う。

井上
後輩には美容に触れた方がいいって言ってんねんけど。

宇田
それは確実にあると思う。保険での甘えが許されないから、当然スキルも上がるよね。

坂本
責任という重みを実感するためにも美容外科に触れる意味はありそうですね。

これからのかかわり方

坂本
いきなり美容に飛び込む若者も増えてきました。形成外科をちょっとやって移籍する者も。そういう現状についてはどう思いますか？

宇田
アカデミアでしっかり自分のポジションを確立するまで、しっかり形成を継続して、ある程度この業界内でのクレジットを高めて、上流で勝負した方が面白いとは思う。

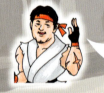
井上
でも俺らみたいに無給無休で学びたいっていうのは、この時代、もう受けないと思うで。かなりの犠牲と労力と時間がかかるしね。

坂本
さっきの責任性を意識させたり、そうなるとアカデミアが美容の指導をしていくということでしょうか？

宇田
んー、それにはインセンティブをどう取れるようにするかだよね。理想は、海外みたいに自分のプライベートクリニックと、パブリックの保険診療を両輪でできれば一番幸せでしょうね。

井上
実際の教育や講演は開業されている宇田先生たちの方が積極的だわな。アカデミア発信の教育プログラムはまだできていないし。

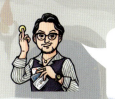
宇田
そうこうしている間にSNSばっかりがんばって集客して…、っていうのが増えていっちゃう。なんか自分からしたら、つまんない、もったいないって思う。本当に楽しいのはそこじゃないんだよ。

坂本

美容が簡単にお金儲けできるビジネスになっちゃってますよね。そうじゃなくて、本当はきちんと解剖に基づいた技術があって学問がある。医学の1つなのに。

井上
そう、そこに気がついて、両方の教育と診療の両立ができると、形成外科は次のステップに行けると思うで。

坂本

アカデミアで教育できる人になれるように、井上先生、ここはもう少し踏ん張ってみますか？

アカデミアからの卒業

井上
宇田先生たちは革新者でした。美容を学んで形成の難手術にその知識・スキルを動員したり。アカデミアにいながら美容も「ちゃんと」してましたし。

坂本

大学人のわれわれ2人に教えてほしいんですけど、大学辞めてよかったって思えること、なんでしょう？

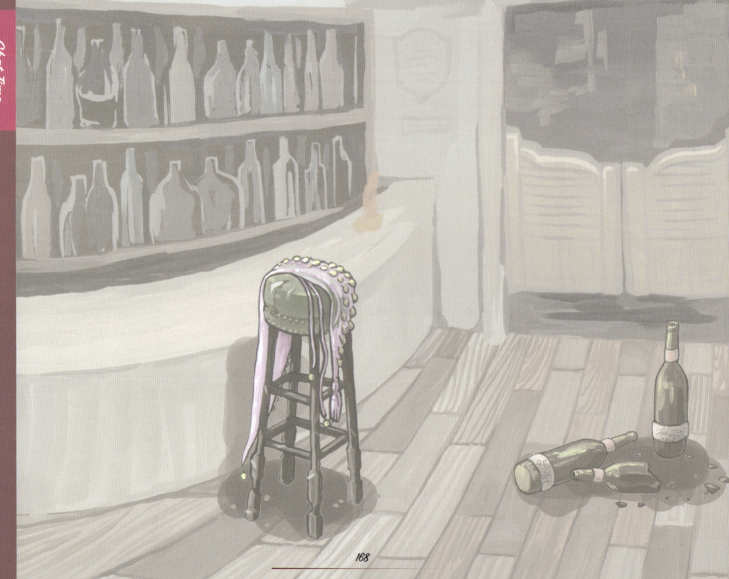
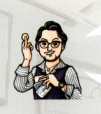
宇田
正直、まだわからん。

でも、嫌なことは圧倒的に減った。

井上
あー。なんかいろいろ思い浮かぶわぁ。

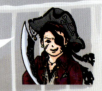
坂本
なんか、もうちょっと背中押してほしかったのに…。

宇田
そしたらアドバイスしてあげる。一度、辞めてみましょう。

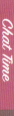

Chapter 3

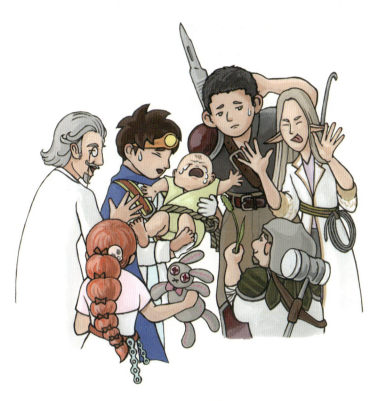

第3章

先天異常

先天異常の治療はその子の未来を背負うことになる。

その重さ故にやりがいがある。

でも術後の元気のない顔を見るたびに、

早くこうした病気がなくなればいいのにと願う。

それでも今は手術以外に改善させる方法がない。

ならば自分を磨き、前に進もう。

ミッション 7 総論　頭蓋縫合早期癒合症

01　手術のスケジュール

國廣誉世

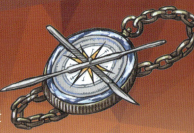

Explore the destination

» 将来の道筋を見据えた治療スケジュールを当初から立案しよう。
» 頭蓋形成術では，将来を見据えた頭蓋容積の確保として，2歳の正常頭蓋容積を目標として拡大量を決定する。

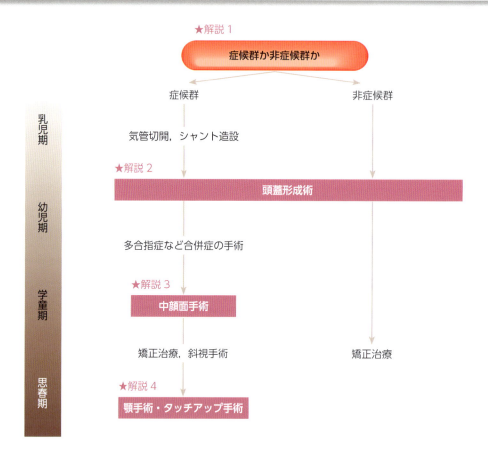

解説 1

症候群か非症候群か

　頭蓋縫合早期癒合症に対する手術スケジュールを検討するうえで，症候群か非症候群かがまず重要だ。症候群性では，閉塞性無呼吸や上気道症状，嚥下障害の有無に加えて，気管軟化症，鉛管状気管支，気管支狭窄などの気管・気管支異常を伴う場合，気管切開や呼吸器の装着が必要になることもある。安全に手術を行うための全身状態の把握は必須だ。

　また，特に症候群性では，頭蓋骨手術，顔面骨手術に加えて，水頭症があれば脳室腹腔シャント，小脳扁桃下垂による症状があれば大後頭孔減圧術，合指趾症があれば手足への手術が必要になる。そのため長期的な手術スケジュールを当初からある程度予想して治療を行っていく。このことをあらかじめ患者家族に伝えて，将来の道筋を示しておくとよい。

解説2
頭蓋形成術

　最初の治療となる頭蓋形成術は，頭蓋狭小化による頭蓋内容積の改善と頭蓋形態の改善が目的だ。手術のタイミングや手術方法は，年齢，病的縫合の部位，頭蓋形態によるが，頭蓋内圧亢進症状があれば可及的早期の手術が望ましい。

　一般的な手術方法として，生後6カ月未満に適応となる縫合切除のほかに，生後6カ月以降では頭蓋形態，骨の厚み，拡大量などから一期的頭蓋形成術や骨延長術を選択する。手術時月齢での頭蓋容積を正常にするよりは，2歳の正常頭蓋容積を目標値として拡大量を決定する。その理由は，手術侵襲により正常縫合が消失したり，遅発性の癒合を来たし，通常より頭蓋の成長が緩やかになることが多いためだ。それぞれの術式の簡単な特徴は次の通りだ。

術式	縫合切除	一期的頭蓋形成	骨延長術
適応	生後6カ月未満	生後6カ月以降で，必要拡大量が少ない	生後6カ月以降で，必要拡大量が多い
特徴	頭蓋の成長で，自然に頭蓋容積の改善や頭蓋形態の改善が得られやすい	適切な時期に適切な拡大を行えば，一度の手術で改善が得られる	一期的頭蓋形成では獲得が難しい拡大量を得ることができる
注意点	症候群性ではその後に再手術が必要になることが多い	早期治療だと再手術が必要になることがある	頭蓋骨が薄ければ，延長器の脱転や骨折が起こり得る

　初回手術終了後は，成長終了まで頭囲測定や画像検査は定期的に行い，頭蓋内圧亢進を来たしていないか確認する。頭蓋内圧亢進があれば再手術を検討する。

解説3
中顔面手術

　症候群性では，成長とともに中顔面の低形成が目立つようになる。それに伴い上気道狭窄，眼球突出に伴う角膜損傷，咬合不全による咀嚼障害が認められることがある。また特徴的な顔貌のため社会になじめず，心的ストレスの原因にもなる。

　治療時期とその方法としては，5歳以上でLeFort Ⅲ型もしくはmonobloc型骨切り延長術を行うことになる。ただし低年齢では大臼歯損傷のリスクがあること，将来成長に伴って再手術が必要になることもある。症状が軽度であれば中顔面の成長が完了する年齢（男性17～18歳，女性15～16歳）以降まで待つのも手だ。

　また非症候群性でも，その直接的影響はないにしても現代っ子は歯列不正になることは往々にして多い。自立支援指定医療機関の矯正医であれば，本疾患を有していれば保険適用で治療が可能なので依頼するとよい。

解説4
顎手術・タッチアップ手術

　中顔面の成長が完了する思春期では，正常咬合の獲得，眼症状の改善，顔面形態の改善を目的として行われることが多い。矯正治療単独では改善困難な咬合，例えば反対咬合があれば上下顎骨切り術を行うことが多い。また，外鼻や眼瞼など患者本人が気になる部分を修正する。

_171_

ミッション 7

総論　頭蓋縫合早期癒合症

02 頭蓋形成術に必要な基礎知識

赤井卓也

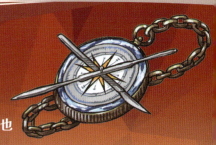

正常な頭蓋骨

頭蓋骨の名称

縫合の交点や特徴的な解剖点には名称がついている。これらは手術の際の指標にもなるため，ぜひ覚えておこう。

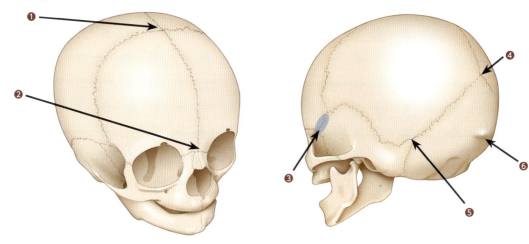

❶ Bregma（ブレグマ）：冠状切開と矢状縫合の交点。大泉門が閉鎖すると視認できる。
❷ Nasion（ナジオン）：前頭鼻骨縫合の正中点。前頭縫合が生理的閉鎖する前はそれらの交点。
❸ Pteryon（テリオン）：前頭骨，頭頂骨，側頭骨，蝶形骨が集合するエリア。点ではなく面。
❹ Lambda（ラムダ）：ラムダ縫合と矢状縫合の交点。
❺ Asterion（アステリオン）：鱗状縫合とラムダ縫合の交点。頭頂骨，側頭骨，後頭骨がこの1点で交わる。
❻ Inion（イニオン）：外後頭隆起と呼ばれる後頭部の突起。これから左右に上項線と呼ばれる隆起があり，僧帽筋の起始部となる。ここだけ縫合との関連はない。

インカ骨

　頭頂骨と後頭骨の間，ちょうどラムダ縫合と矢状縫合が交差するところに，ときどき介在する骨を認める。この骨を頭頂間骨，俗にインカ骨と呼ぶのだが，南米ペルーのインカ族に多いため，この名称がついた。はっきりとしたデータはないが，日本人は20人に1人の割合で存在しているとされている。頭部外傷の際，骨折と間違わないよう注意しよう。

　その他にラムダ縫合の間に小骨を認めることがある。これは縫合内骨（Wormian bone）と呼ばれている。インカ骨はこの縫合内骨の一種だ。

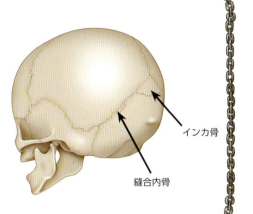

硬膜静脈洞

　脳の血液循環は脳表や脳室内深部の静脈から硬膜の中（硬膜の外葉と内葉の間）に存在する硬膜静脈洞に還流し，内頸静脈を経て頭蓋外へ出ていく。そのため硬膜静脈洞は乳幼児でも小指ほどの太さがあり，その損傷は大出血を起こすので，頭蓋骨の骨切りを行ううえで，その走行を術前に把握しておく必要がある。特に関与する硬膜静脈洞としては，前頭部や頭頂部の骨切りでは上矢状静脈洞，後頭部の骨切りでは横静脈洞だ。

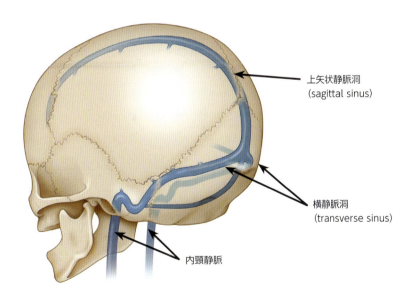

静脈洞から出血したら

　ピンホールのような小さな損傷でも時間的には大出血になるのでかなり焦る。でも静脈洞もあくまで静脈なので，適切に圧迫することで止血が得られる。圧迫といってもガーゼで押さえるだけではさすがに止まらない。フィブリノゲン製剤をつけたセルロース製剤をあて，頭部を挙上して，しばらく圧迫することで止血できる。

検査で確認すべきこと ―必要な術前検査―

　頭蓋縫合早期癒合症の診断確定に最適な検査は頭部単純CTだ。しかし，単純CTだけで治療に挑むのはあまりにもリスキーなため，安全で効果的な治療プランを立案するための確認すべき病態とその検査を解説する。

▰ 指圧痕

　頭部単純X線が最も判別できる。頭蓋内圧亢進の指標で，亢進が続くと脳による圧迫で頭蓋骨が菲薄化する。Thumb printing/Cupper beaten signともいう。

　単純X線で指圧痕を認めたら，CTで骨欠損の有無，また骨の厚さを確認しておく。骨が欠損しているのに骨があると思って骨膜下を剥離していると，ずるっと硬膜を貫通なんてことになりかねない。組み替えたりする時には，骨菲薄部は骨強度が弱いので，そのあたりも考える必要がある。また延長器を取り付ける時は，骨菲薄部はスクリュが骨を貫通し硬膜を損傷しかねないし，延長による力学強度に耐えられず，延長器脱落の危険性もある。

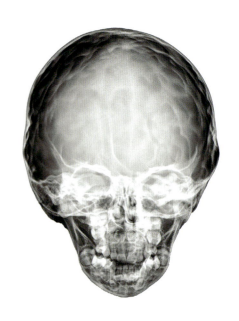

▰ うっ血乳頭，視神経萎縮

　眼底検査で診断する。特に指圧痕のように頭蓋内圧亢進を疑う所見が認められる場合には必須だ。逆に視力が悪いのかもということで行われた眼底検査の結果から，頭蓋内圧亢進が疑われ頭蓋縫合早期癒合症と診断されることもある。

　慢性的に頭蓋内圧亢進があると視神経にうっ血乳頭と呼ばれる所見が出現する。このまま頭蓋内圧亢進が解消されないと視神経萎縮まで進行してしまい，視力障害は不可逆的になってしまう。

　できれば視神経萎縮が出る前に発見して治療につなげたいが，万が一，視神経萎縮が出ている場合には視力回復が乏しいことはあらかじめ説明しておこう。治療により視力障害が出たと思われかねない。

なんでなかなか発見されないの？

　頭蓋内圧亢進があり，うっ血乳頭が出ているのであれば，頭蓋骨もそれなりに変形しているはずだから，もっと早めに診断できそうなものだ。見落としなのではないかと思われるかもしれないが，実はそこが難しいところだ。

　実はこういった症例の多くは，全縫合が癒合するpancraniosynostosisであるにももかかわらず，正常頭蓋形態を呈するnormocephalic pancraniosynostosisであることが少なくない。

異常血管

　頭蓋変形により頸静脈孔が狭窄などの変形を来たすと，内頸静脈の狭窄や閉塞が生じる。その結果，脳の静脈還流に異常を来たす。内頸静脈の狭窄が片側であれば，片側のS状静脈洞，横静脈洞が狭窄あるいは閉塞し，かわりに導出静脈（emissary vein）が発達する。また，対側の横静脈，S状静脈が拡張していることが多い。

　狭窄が両側の場合には，新たな還流経路として導出静脈が著しく発達し，その損傷は大出血するとともに静脈還流の破綻を引き起こし，脳腫脹の原因となる。そのため，手術前には必ずCTアンギオやMRアンギオの手法を用いて静脈還流を把握しておこう。

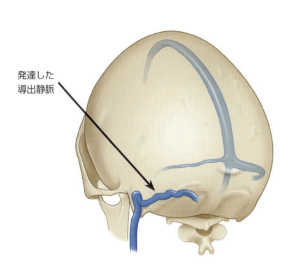
発達した導出静脈

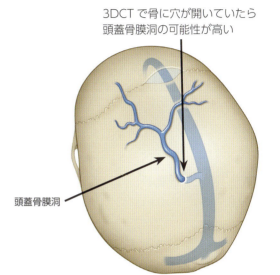
3DCTで骨に穴が開いていたら頭蓋骨膜洞の可能性が高い
頭蓋骨膜洞

　異常ではないものの頭蓋骨膜洞（sinus pericranii）の存在も術前に確認しておこう。頭蓋骨膜洞は頭蓋内の静脈系（多くの場合，上矢状静脈洞）と交通性をもち，頭蓋骨を貫通し，頭皮の静脈に連続する。病的かどうかははっきりとしておらず，一説には胎生晩期に一過性の静脈性高血圧が起こり，静脈の発達・形成に影響した結果とも考えられている。

　冠状切開から皮弁を挙上する際，頭蓋骨膜洞があると処理する必要がある。細いものであればバイポーラで止血後に切離すればよいが，太い場合には結紮処理しよう。万が一，太い頭蓋骨膜洞を結紮もせずに切離してしまうと，静脈洞側の血管が頭蓋内に入り込んでしまい，硬膜外血腫になりかねない。止血するには開頭するしかなくなることもある。

放射線学的検査と被曝

　術前にできるだけ詳細な情報が欲しいが，患児の被曝については十分考慮する必要がある。頭蓋顔面外観はレーザーで，骨縫合癒合の診断は超音波で，CTは低被曝線量で，という方向に進みつつある。

▲ 小脳扁桃下垂

頭蓋狭小と脳圧亢進により，穴の開いている大後頭孔から除圧しようというメカニズムが生じる。その結果として生じるのが小脳扁桃下垂だ。本来であれば大後頭孔より上の頭蓋内にあるべき小脳扁桃の一部が脊柱管内に下垂している状態をさす。CTでも判別は可能だが，MRIの方が有用だ。小脳扁桃下垂は頭蓋冠拡大により改善することがある。

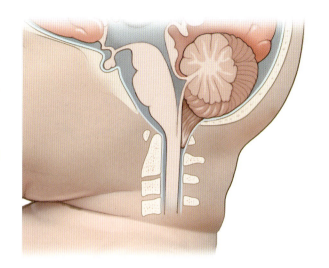

▲ 蝶形骨縁の張り出し

時に蝶形骨縁（sphenoid ridge）が発達し，前頭葉下側面（弁蓋部）を圧迫していることがある。この部位で開頭しようとすると，引っかかってなかなか骨が切れなかったりする。また，硬膜と骨との剥離の際に誤って硬膜を損傷しかねない。しかし前頭葉の圧迫解除には，この張り出しの削骨が必要不可欠だ。頭部CTで頭蓋外表だけではなく，頭蓋内も3D構築して確認しておこう。

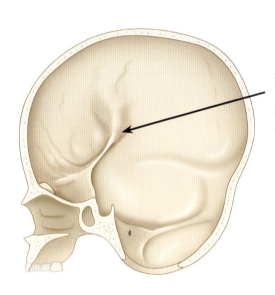

張り出しが強いとクラニオトームが引っかかってしまって骨を切るのが大変

頭蓋内圧測定はいらないの？

正直なところ必須ではない。小児の頭蓋内圧正常値は 8〜12 cmH$_2$O とされているが，年齢によって異なり，その値のコンセンサスはない。またどれくらいの圧だと指圧痕が出るかもわかっていない。なぜなら脳容積も個人差があるからだ。

何より侵襲の大きい検査だ。本当に必要な検査なのか，よく吟味してから施行するようにしよう。

ミッション7 総論 頭蓋縫合早期癒合症

03 手術体位

栗原 淳

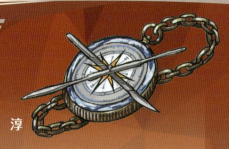

Explore the destination

>> 癒合した縫合の部位や頭蓋形態から適切な手術術式と手術体位を検討しよう。
>> 体位は可能な限りニュートラルポジション（解剖学的中立位）とすることが望ましい。
>> 長時間の手術では，圧の分散や除圧を考慮して体位設定をしよう。
>> 頸部の伸展や屈曲が必要な体位では，術前に頭蓋頸椎移行部の評価を忘れずに。

　頭蓋縫合早期癒合症では，癒合した縫合の部位と頭蓋形態の状況から適切な術式を選択し，安全に手術を行うには手術体位の設定が必要不可欠だ。

　手術体位の基本は仰臥位（supine position）と腹臥位（prone position）の２つだ。そして病態と術式に応じて改変体位（modified position）を用いる。ここでは馬蹄ヘッドレスト（以下ヘッドレスト）を用いたそれぞれの体位での術野，適応となる症例，またその体位でのコツや褥瘡回避などの注意点を解説する。

◤ 仰臥位（basic supine position）

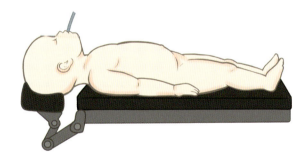

術野：最も基本的な体位。頭蓋冠の前方の視野が得られる。
適応：前頭眼窩前進術（三角頭蓋，斜頭，短頭）
コツと注意点：ヘッドレストの角度は水平でベッドと同じ高さ，あるいはやや低めとし，頸部がニュートラルポジションになるようにする。頭が大きく，後頭部が突出していて体位が取りにくい場合には，頸部の屈曲を防ぐために肩枕を挿入する。

◣ 改変仰臥位（modified supine position: 前屈位）

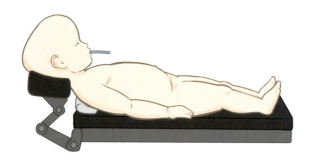

術野：頸部を前屈することで，頭蓋冠の前方に加えて頭頂部も術野になる。
適応：舟状頭
コツと注意点：ヘッドレストを後頸部に設置し，肩枕を挿入して頸部屈曲の程度を調整し，頸部の過屈曲を防ぐ。ヘッドレストを水平にして後頭部への体重負荷が均一になるようにする。また気道の圧迫や頸静脈の還流障害を防ぐために，下顎先端と胸骨間は2横指以上あけるようにする。

◣ 腹臥位（basic prone position）

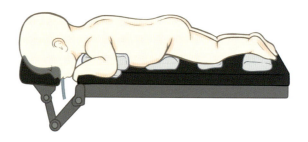

術野：基本体位の1つ。頭蓋冠の後方，頭頂部から後頭蓋までの視野が得られる。
適応：後頭蓋形成
コツと注意点：眼球を圧迫しないよう，ヘッドレストのジェルパッドの幅は眼窩外側より広くする。前胸部や腰部にタオルロールやジェルパッドを入れて頸部をニュートラルポジションにする。さらに神経の圧迫損傷や関節近傍の褥瘡を防ぐために，ベッドと体幹の間にはポリウレタンマットやジェルマットを挿入し除圧に努める。上腕は体の横でもよいが外転させないようにする。

◤ 改変腹臥位（modified prone position：後屈位）

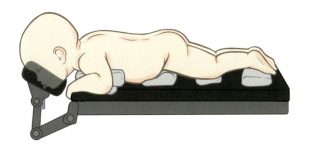

術野：大泉門から小泉門に至る頭頂部全体と後頭部の視野が得られる。
適応：矢状縫合早期癒合症，後頭蓋形成
コツと注意点：ヘッドレストは逆向きにつけて下顎と頬部で支える。そのほかの注意点は腹臥位と同様。

◤ 改変腹臥位（sphinx position：スフィンクス位）

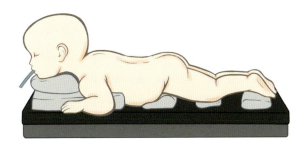

術野：冠状縫合から矢状縫合，人字縫合に至る広範囲な術野が得られる。
術式：矢状縫合早期癒合症，全頭蓋形成
コツと注意点：頸部を過伸展し，頭部を下顎から頸部で保持する。環軸椎亜脱しやすい症例もあるため術前に頭蓋頸椎移行部の評価は必ず行う。

褥瘡対策

　頭蓋縫合早期癒合症の手術体位は手術全般的に見てもかなりトリッキーだ。そしてその体位を自己抜管しやすく，肌も脆弱な小児に行うことになる。麻酔科医や看護師との連携は必要不可欠だ。なかでも大切なのは，本文でもしつこいくらいに解説しているが，頸部への負担軽減と褥瘡対策だ。

　特に褥瘡対策は低反発ポリウレタンマットやジェルパッドを用いて体圧を分散するように心がけるのはもちろんだが，手術中に体位調整による除圧もぜひ行ってほしい。手術のリズムが狂ってしまうのを嫌がる気持ちはよくわかる。でも頭部に禿髪や顔に褥瘡を作ってしまうと，患者の人生が狂ってしまう。

　具体的な根拠はないが，30分に1回，10秒間ほどヘッドレストから頭部を持ち上げて除圧をしている。その間に俯瞰できたりなんかもする。こんなに価値のある10秒なんてなかなかない。

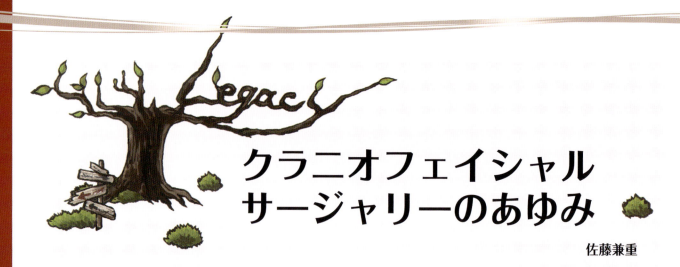

クラニオフェイシャルサージャリーのあゆみ

佐藤兼重

Craniofaciaal surgery の日本語表記は字数が多いため「クラニオ」と簡略化され，それが一般化している。したがってここでは craniofacial surgery についての歩みを述べることとする。

Modern craniofacial surgery の誕生

　頭蓋顔面形態異常の改善を目的に開頭術を併用し，頭蓋顔面骨の骨切りおよび骨移動術という大胆な治療に基づく特殊手術を craniofacial surgery（以下，クラニオ）と呼称するが，その代表的疾患には眼窩間距離が極度に広がった顔面裂や，頭蓋骨・顔面骨の低形成症などがある。特に高度な眼窩隔離症による著明な顔面変形に対する手術を，1963年フランスで Paul Tessier と Gerard Guiot が初めて施行した。本手術はパリ郊外にある Foch 病院において行われた。↗

　Tessier は普段，Guiot の髄膜腫手術後の再建に協力していた。もともと眼窩眼瞼医でもある Tessier は普段見慣れているその術野から，intracranial approach を思いついた。当時は鼻腔と前頭蓋底が交通することになる手術はタブーとされていたが，それを実際の臨床で眼窩隔離症の患者にやってみたいと Guiot に相談した。その際，Guiot は「Pourquoi pas ?」と 2 つ返事でそれを承諾したという。

Pourquoi pas?

　英語の「Why not?」を意味する。フランス語の否定形 "pas" は日常会話ではむしろ肯定的な意味で使われることが多く，提案に対して同意する場合に使用する。日本語で適切な訳はないが，「（断る理由がなく）もちろん，やりましょう！」みたいな感じだ。
　この言葉は International Society of Craniofacial Surgery（ISCFS）のロゴに記されている。

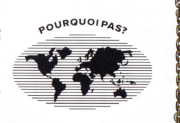

　Intracranial approach 以外にもう 1 つ，クラニオを語るうえで欠かせない術式が Le Fort III 型顔面骨切り前方移動術だ。Tessier は骨折様式として知られていた Le Fort III をクルーゾン症候群の患者に意図的に骨切りし，その顔貌を大きく変えた。それは intracranial approach から 5 年前の 1958 年だった。そして 1967 年ローマで開催された第 4 回国際形成外科学会において Tessier

は多くの症例を報告し，学会参加者に大きな衝撃を与えたという。

　以後この特殊領域はTessierとその弟子のD. Marchac，メキシコのOrtis-Monasterioらを中心に歩み続けた。そして1983年モントリオールで

の第8回国際形成外科学会において，Tessierを含めた18人のメンバーを創設会員としたInternational Society of Craniomaxillofacial Surgery（当初の正式な学会名）が発足された。Tessierは2008年に逝去され，現在では学会の創設会員（founding member）の半数以上が鬼籍に入っている。

　International Society of Craniofacial Surgery（ISCFS）の開催は世界規模で，本邦でも2015年に初めて開催の担当となっているが，その第16回ISCSF大会を著者が主催したことに鑑み，次にクラニオの歴史を振り返りながらその歩みについて記載する[1)2)]。

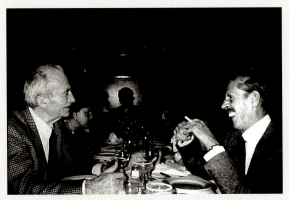

Tessier（左）とMonasiterio（F. Firmin提供）

International Society of Craniofacial Surgery（ISCFS）の歩み

　会の設立2年後の1985年に第1回大会が南仏カンヌのラナプールで開催され，以後2年ごとの開催とともに発展に拍車がかかった。その後，1993年第5回大会の際に，以前から存在していた口腔外科グループによるInternational Society of Maxillofacial Surgeryとの混乱を避けるため，本会はInternational Society of Craniofacial Surgeryと名称変更され，今日に至っている。

　ISCFSが対象とする疾患は次のようなものが挙げられる。

- 頭蓋縫合早期癒合症
- 眼窩隔離症，顔面裂
- 顎顔面骨変形疾患（hemifacial microsomia, Treacher-Collins症候群）
- 頭蓋底に及ぶ骨・軟部組織腫瘍の治療と再建
- 複雑な頭蓋顔面骨外傷

こうした疾患は症例数に限りがあるため少数精鋭のグループが治療に携わるべきとの考えのもと，会員資格の取得には相当数の経験および学術論文の提示といった厳しい条件が必要とされた。

実際，ISCFSの歴代会長にはTessierをはじめ創設会員の面々が務めており，本邦からの初めての会員は1989年になってからだった（後述）。

　そのような中で，1992年のMcCarthyら[3)]による下顎骨低形成症への仮骨延長術の応用と成功は次世代に繋がる画期的な報告となり，新風をもたらした。それまでは創設会員が中心となって牽引されてきたクラニオ領域であったが，骨延長術の導入は若い外科医に活躍の場を供し，骨延長術

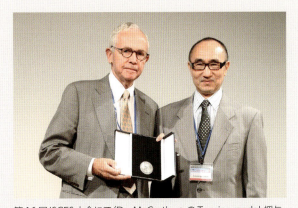

第16回ISCFS大会にて（Dr. McCarthyへのTessier medal授与，2015年）

は顔面骨・頭蓋骨全域へと拡大し，ISCFS会員の裾野を拡げることとなった。

下顎骨への仮骨延長術ではMcCarthyのニューヨークグループにおくれを取ったフランス一派が主体となって，クラニオ発祥のパリにおいて1997年から2年ごとに 国際頭蓋顔面・顎顔面骨延長術学会（International Congress of Craniofacial and Maxillofacial Distraction Osteogenesis）を開催した。学会は若手のパリ大学系口腔外科のPatric Dinnerと形成外科のEric Arnaud（Marchacの弟子）が交互に会長を務めた。骨延長が治療の選択肢の1つとして定着した2009年以降はISCFSに吸収合併されることとなった。

さて，ISCFSも第12回を過ぎると創設会員の第2世代が会長を務め，発表内容も変貌し演題も倍増した。発表の内容はクラニオで扱うことの最も多いcraniosynostosis（単純性および症候群性）が中心となり，欧米など症例数の多い施設からの発表が多かった。治療内容はTessierから始まった従来の頭蓋骨切り・形成術に加え，新たな方法として低侵襲手術が進展し，1998年にはLauritzenら[4]によるスプリングのばねを利用した頭蓋拡大術が報告された。また同年にJimenezら[5]による内視鏡下での早期癒合した縫合線の切除とヘルメット併用治療が報告され，それぞれ治療の一選択肢となっている。

同年本邦からHirabayashiら[6]による骨延長器を使用した頭蓋拡大術が初めて報告され，その後追加報告が相次いだ。延長器の使用ではその長期装着という課題もあるが，やはり従来法よりは低侵襲ゆえに早期癒合症治療の一選択肢にはなっている。その後，2007年のISCFS大会（第12回）で英国のBirminghamグループは症候群性狭頭症に対し延長器による後頭頭蓋拡大術[7]を報告した。その時は反響を呼ばなかったが，2009年のOxford大会ではすでに延長器を使用した後頭頭蓋拡大術が治療プロトコールの一環として一世を風靡し，今では症候群性狭頭症治療のパラダイムの変換とすらなっている。その意味において本邦から始まった延長器による頭蓋骨延長術は称賛に値する方法といえる。

わが国におけるクラニオの歩み

本邦での最初のクラニオ手術は1976年で，Converseに学んだ大森喜太郎先生（以後すべての方の敬称省略）の眼窩隔離症の手術だ。次いで上石弘，田嶋定夫を中心にその後のクラニオの臨床は展開した。1981年にTessierに長期学んだ中嶋英雄，そして1985年著者もTessier, Marchacのもと研鑽を積みクラニオを学んできた。また並行して米国，カナダ，オーストラリアなどの創設会員のもとでクラニオを学んできた人も多々あり，帰国後それぞれの所属する施設で治療は展開した。

ISCFSにおいては，1985年の第1回大会（カンヌ）より本邦からの発表（大森，中嶋，平林慎一，藤野豊美）があり，毎回新たな術式などについて報告された。1989年フローレンスでの第3

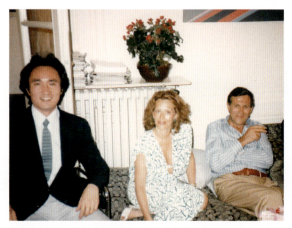

留学中の著者（左）とDr. Marchac夫妻（1986年）

回大会以降も邦人の活躍を見ている。そして大森は1997年，1999年と2期4年にわたりISCFS Councilを務め，2001年には田嶋もCouncilを一期務めているがその後逝去され，残念ながらこの時期でのISCFS大会の本邦誘致は閉ざされたと聞く。1997年（第7回）のサンタフェでは本邦からはそれまでで最多の発表があり，1999年（第8回）台北では頭蓋骨への骨延長術の応用についての本邦からの発表があった。

しかし前述の通り，ISCFSにおける会員資格，特に正会員（active member）の資格取得はハードルが高く，1989年に初めて大森が，次いで田嶋（1995），今井啓介（1997），秋月種高（2001）が会員となり，少し遅れて上石がなっている。2005年には著者，小室裕造が新規のactive memberとなっているが，やはり実働の会員数は限られた学会だった。

その後，特記すべきは2007年の第12回大会（サルバドール）で著者がフランス勢の支持によりCouncilに推挙された。そしてこのCouncilは2期4年継続され，2011年の第14回大会（リビングストーン）にて2015年の第16回大会の会長に著者が選出され，長年の悲願であった本邦初の誘致がかなった次第だ。日本での大会は44カ国，845人の参加と過去最大の盛大な学会となった。次の2017年（第17回）はメキシコのカンクンで，2019年（第18回）はパリで初めての開催となった。それぞれ本邦からも活発な発表があり，2021年には上海で開催予定であったが，コロナウイルス蔓延の影響により延期となった。

クラニオ手術はやはり特殊手術のため専門とする外科医は現在も決して多くはない。本邦では症例数の課題もあるが，意欲のある外科医は多く，比較的全国レベルに広く分布しているのが現状だ。

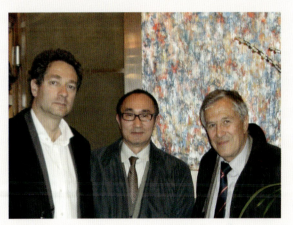

Dr. Arnaud（左）とDr. Marchac（2009年）

今後への期待

元来Tessierの始めたクラニオは，成人や思春期の患者の頭蓋顔面に及ぶ疾患が対象で，その頭蓋顔面の形態改善が目的であった。本領域はcraniosynostosisを多く扱うが，頭蓋骨への外科的操作術後に神経認知や行動発達を含めた神経系へ影響を及ぼす可能性がある。本疾患の治療では形態改善に目が向けられがちであるが，手術年齢・手術方法の違いが，結果として患児の精神発達を含めた神経認知事象などにどのような好影響を与えるか，あるいはその逆の可能性はどうかということであり，その課題への探求が求められる。そのため本疾患の治療においては形態改善の評価はもとより，機能的評価を長期にわたり追跡することがむしろ重要な課題である。それには海外のいくつかの施設が取り組んでいるが，本邦での報告はほぼ皆無と思われる。今後はこの方面への研究が本邦でも盛んに取り組まれることをぜひ期待してやまない。

また狭頭症以外では眼窩隔離症をはじめとしたまれな顔面裂や，hemifacial microsomiaなどの顎顔面異常などは今まで通りクラニオのアプローチが継続討論されるであろう。まれな疾患であるがゆえに，術後合併症の回避への組織立った取り組みの発展も期待されよう。診断および治療計画

におけるCAD/CAMなどやAI技術の発展による，より正確な術前シミュレーションの進歩もさらに期待される。また頭蓋顔面骨の代替となる人工補填材料のさらなる進歩，そして究極の顔面移植の進歩も当学会の大きなテーマになることであろうと考えている。

【参考文献】

1) Wolfe SA: A Man from Héric. Vol.1, Lightning Source, Milton Keynes, 2011
2) The International Society of Craniofacial Surgery (https://www.iscfs.org)
3) McCarthy JG, et al: Lengthening the human mandible by gradual distraction. Plast Reconstr Surg 89: 1-10, 1992
4) Lauritzen C, et al: Spring mediated dynamic craniofacial reshaping. Scan J Plast Surg 32: 331-338, 1998
5) Jimenez DF, et al: Endoscopic craniectomy for the early surgical correction of sagittal craniosynostosis. J Neurosurg 88: 77-81, 1998
6) Hirabayashi S, et al: Fronto-orbital advancement by gradual distraction: Technical note. J Neurosurg 89: 1058-1061, 1998
7) Evans MJ, et al: Dynamic posterior calvarial augmentation in syndromic craniosynostosis: A new technique for difficult problem. Craniofacial Surgery 12, pp373-375, edited by Wolfe SA, Medimond, Bologne, 2007

ミッション 8
01 頭部の頭蓋縫合早期癒合症
Supraorbital barの骨切り

坂本好昭

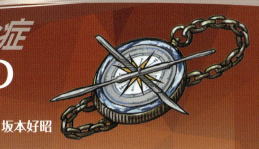

Explore the destination
» 眼窩外側から頭蓋底，そして側頭骨へ至る部分の立体構造をイメージしよう。
» 眼球を保護する助手と息を合わせて骨切りを行おう。

本手技の適応

　頭蓋と顔面の境界に位置するsupraorbital bar。Intracranial approachが誕生するまで，そこは脳神経外科医も手を出さない場所だった。

　頭蓋縫合早期癒合症は頭蓋底の形態にまで影響を及ぼす疾患だ。この場所の修正なくして整容面の改善は得られない。そのため舟状頭やラムダ縫合癒合を除いたほぼすべての変形に適応となる。

　いくつかバリエーションがあるが，ここではレシプロ1つで行う骨切り方法を解説する。これはクラニオフェイシャルサージャンになるには最低限できなければならない手技だ。

　多くの場合，1歳以下で行う手技になる。この年齢であれば，まだ前頭洞は発達していないので気にする必要はないが，鼻根部を切る際には鼻腔を露出しない高さで切るよう術前に確認しよう。

　もちろんまれに前頭洞が発達・出現した年齢に行うこともある。その際には前頭洞より上で開頭して骨切りを行ったり，前頭洞処理が必要になることもある。

　脳と眼球を保護しながらのため，なかなかストレスフルかもしれない。怖がってレシプロの回転数が低いと進まないどころか，予期せぬ骨の破損にもつながる。回転数はフルスロットルで，眼球を保護する助手を信頼し，息の合った流れるような骨切りを目指そう。

手技

❶ 前頭頬骨縫合の骨切り

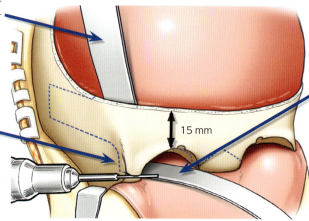

術者が保持する。この時はまだ頭蓋内のレトラクターに気を取られる必要はない

切る深さとしては蝶形骨の手前まで，前頭頬骨縫合深部までだ

眼窩内のレトラクターは助手が持つ。あまり牽引しないように。助手の視線はたえず眼窩内だ

15 mm

1. 手術は両側ジグザグ冠状切開に準じて行う（ベーシック編 p164 参照）
2. Supraorbital bar の高さは眼窩上縁から 15 mm 以上は確保して骨切りラインをデザインする
    - なお開頭デザインはおのおのの変形に準ずる。
3. 頬骨前頭縫合部にレシプロをあてて水平に骨切りを行う
    - 眼球を圧迫できるのには限界がある。眼窩内に刃先は出しすぎないように。

❷ 眼窩上外側の骨切り

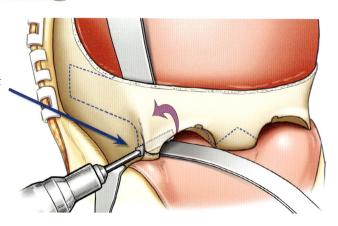

ここを支点にして刃先を回転させていく

1. ソーは動かしたまま手首をひねって，向きを頭側に変えて進んでいく
    - 向きが変わったら術者は視線を頭蓋内に移して，レトラクターでソーの先端が出てくる場所を確保する。
    - 助手は眼窩内からソーが出ていくことを執刀医に伝える。
2. 助手に眼窩内からソーが出ていくことを伝えられたら，刃の根元を支点にして刃先を回転させるようにしていく

❸ 頭蓋底への貫通

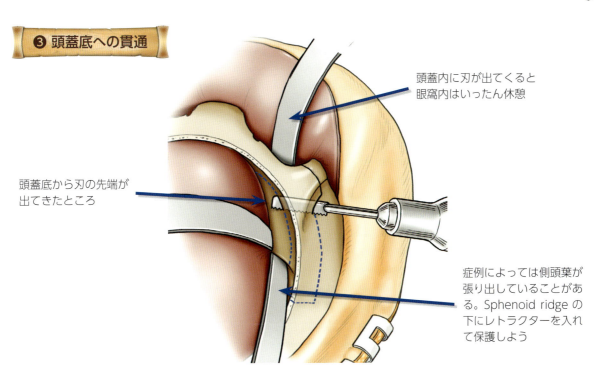

- 頭蓋内に刃が出てくると眼窩内はいったん休憩
- 頭蓋底から刃の先端が出てきたところ
- 症例によっては側頭葉が張り出していることがある。Sphenoid ridge の下にレトラクターを入れて保護しよう

■ 頭蓋底からソーの先端を出す。出さずに外側の骨切りに移動してはいけない

- 乳幼児であれば，刃渡り 2 cm もあれば間違いなく貫通する。ただ年齢が高くなると刃先が届かないことがあるので，その時は刃渡りが長いものに交換する。
- 貫通しない原因は手首のひねりが少なくて，刃を寝かせすぎていることが多い。この場所は頭蓋底の奥で切る必要はないのと，奥に向かうと危険なので，立たせてこよう。

❹ bar 外側の骨切り

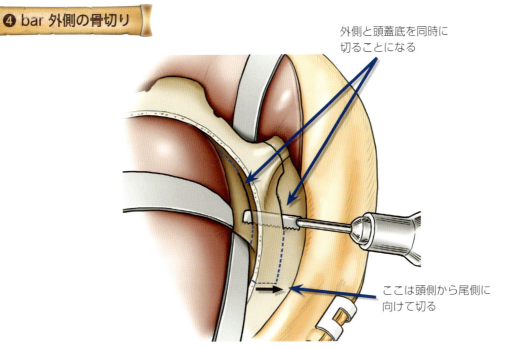

- 外側と頭蓋底を同時に切ることになる
- ここは頭側から尾側に向けて切る

1. 頭蓋底からソーの先端が出てきたら，そのまま平行移動で supraorbital bar の外側の骨切りを行う
2. 外側まで切れたら，vertical な部分の骨切りを行う

❺ 頭蓋底の骨切り

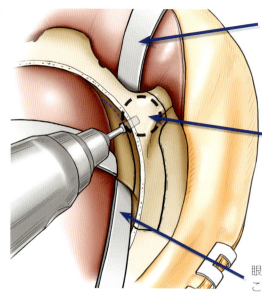

ここからは助手は再び眼窩内保護を行う

このあたりの立体構造をイメージできていないと切り残しができてしまう

眼窩内に刃先が出てくるまではこのレトラクターは入れておく

■ **Supraorbital bar の外側骨切りを行ったらいったんソーを取り出して，先ほど貫通してきた位置に刺す**

- この状態で骨切りを開始する。切り始めてしばらくすると眼窩内にソーの先端が出てくる。
- 自分が保護している脳側を守りたい気持ちにかられるが，眼窩の方が余裕はない。刃先は出しすぎないように。助手も遠慮なく「出すぎ！」など声がけをしよう。

❻ 内側に向けた頭蓋底の骨切り

頭蓋底正中の骨切りは鶏冠（crista galli）より前方で切ることをイメージして進める。でないと嗅神経を損傷する。剥離でも鶏冠を出さない方が無難だ

最後に眼窩内側壁を切ると眼窩内からソーが見えなくなる。助手は見えなくなったことを伝える

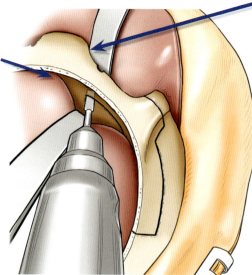
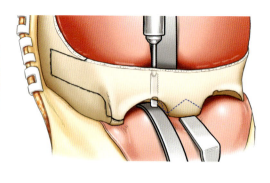

■ **眼窩内，頭蓋内のレトラクターとソーでの骨切り速度を同じにしながら内側に向けて骨切りする**

- 頭蓋底の骨切り幅の設定は症例によりまちまちだ。ベンディングして形を変えたい場合には浅く手前で切った方がよいし，逆に強固にしたければある程度幅をもたせた方がよい。
- ただし変曲点より後方では切らない方がいい。なぜならあとあと移動させた際に眼球に骨縁が当たってしまうからだ。

❼ 鼻根部の骨切り

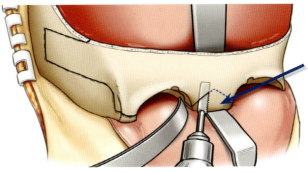

逆V字に切ると正中のメルクマールにしやすい

1 最後に鼻根部を骨切りする
- ストレートに切ってもよいし，鼻腔をよける目的で逆V字に切ってもよい。

2 切れたらbarをつかみ，鼻根部を支点にして軽く前方に傾けるとsupraorbital barが外れる
- 抵抗がある場合には鼻根部，あるいは眼窩上外側部分の骨切りが不十分なことが多い。無理矢理折るのではなく，軽くノミを入れてみよう。

❽ bar 抜去後

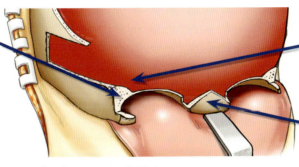

骨切り前から眼窩上外側のこの骨切り断面をイメージできるとよい

じわじわ出血するかもしれないが，骨蝋を塗りたくるのはやめよう。骨新生しにくくなる

万が一，鼻腔が出てしまったら，骨移植して遮蔽する

■ barが外せたら，硬膜の損傷がないかを確認する

陰ながらの努力

Tessier はただやみくもに intracranial approach を考案したわけではない。彼はパリで仕事が終わると，夕方，その足でナントに解剖に向かい，そして午前2時30分の電車でパリに舞い戻ってきて，また朝から仕事するということをしていたという逸話が残っている。

見えないところで努力し，そこで確信が生まれ，革新的な術式が誕生したのだ。そんな Tessier をきっと Guiot は知っていたのではないかと思う。Tessier の努力を知っていたのであれば，新しい術式の提案を断る理由なんてない。こんな信頼関係で結ばれたパートナーがいるってなんて素敵なことだろう。

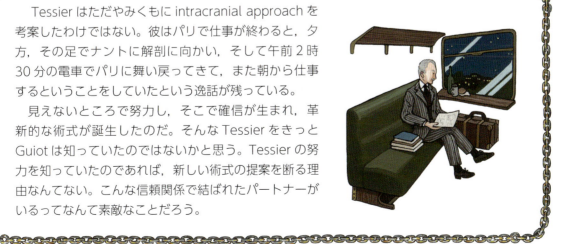

ミッション8 頭部の頭蓋縫合早期癒合症

02 舟状頭―縫合切除術
strip craniectomy

三輪 点

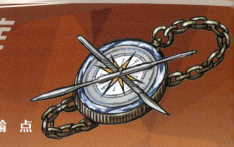

Explore the destination
- 生後6カ月未満が対象だ。
- 骨欠損部に骨膜を覆えるように工夫する。
- 体重が小ないため，静脈洞からの出血に十分注意する。

変形の特徴

▲ Cephalic index

頭幅÷頭長×100をcephalic indexと呼ぶ。この比が

　76.0%以下　　が　長頭傾向，
　76.1〜80.9%が　正常，
　81.0%以上　　が　短頭傾向

とされている。

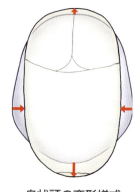

舟状頭の変形様式
矢印は，頭蓋変形の進展方向

▲ 舟状頭のバリエーション

　舟状頭は矢状縫合早期癒合症により生じる。その名が示すように，cephalic indexの減少，すなわち前額部と後頭部が突出し，前後径が拡大する一方で，頭頂骨部分の横径が縮小している。そして冠状縫合後方にsaddle form deformityと呼ばれるくびれを呈する。

　舟状頭の治療でやっかいなのが，舟状頭のバリエーションの多さだ。他の短頭や斜頭，三角頭蓋であれば，そのバリエーションは少ない。しかし舟状頭は，上記（下記の❶）が一番多い変形のパターンで，癒合が開始する場所，またその時期や寝ぐせによる影響などにより，実際は多彩なバリエーションを呈する。具体的には，次のような変形がある。

❶ 一番多いパターン：後頭部半球の突出や横径の狭小化は目立たないが，saddle form deformity が顕著
❷ 後頭部が狭小（後頭蓋の突出と狭小化が著明）
❸ 一見正常（癒合を認めるが，cephalic indexを含めて頭蓋形態が正常）
❹ 前額部の突出（frontal bossing）が目立つ

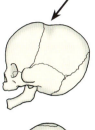
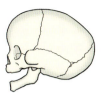
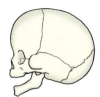
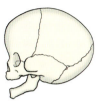

saddle form deformity

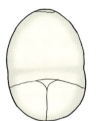
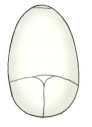
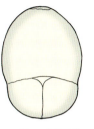
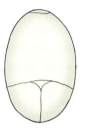

❶ 一番多いパターン　　❷ 後頭部が狭小　　❸ 一見正常　　❹ 前額部の突出と狭小化が著明

本手技の適応

　本手技が適応になるのは，変形のバリエーションではなく，手術の時期だ。

　右図は日本人男児の頭囲の成長曲線だ。この図から脳は生後6カ月くらいまでに急速に成長することがわかる。

　この治療法は，くっついてしまって開かない縫合を切除して，かつ頭蓋骨に切れ込みを入れることで，この脳の成長を利用して自然に大きくなることを期待するという原理だ。そのため手術時期が早い場合に適応となり，遅くても生後6カ月までが適応時期だろう。

　内視鏡を使用して癒合した縫合のみを切除する術式もあるが，ここではより頭蓋を誘導しやすい冠状切開からの術式を解説する。

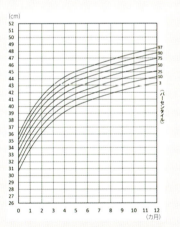

日本人男児の頭囲の成長曲線

手技

❶ 骨膜剥離と切除のデザイン

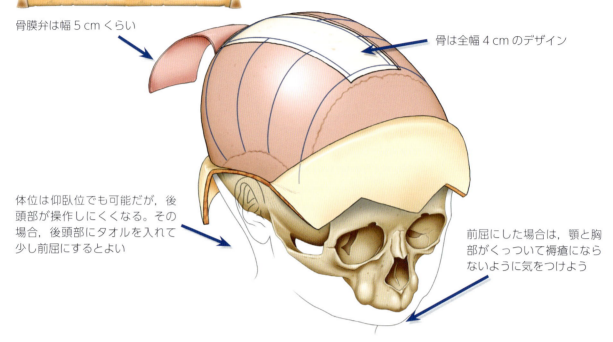

骨膜弁は幅5cmくらい

骨は全幅4cmのデザイン

体位は仰臥位でも可能だが，後頭部が操作しにくくなる．その場合，後頭部にタオルを入れて少し前屈にするとよい

前屈にした場合は，顎と胸部がくっついて褥瘡にならないように気をつけよう

1 **手術は両側ジグザグ冠状切開に準じて行う**（ベーシック編 p164 参照）
- 症候群ではなく，本手技単独で治療が完結するのであれば，より後頭側に切開をデザインしてもよい．
- 骨膜を挙上した後も手術時間はまだ要する．その間，組織の乾燥予防と止血効果があるので10%NaCl液に浸したガーゼを骨，ならびに皮弁にかぶせておく．高浸透圧で止血効果が得られる．

2 **縫合切除する骨は本来，矢状縫合がある部分の全長だ．それを左右2cmずつ，全幅4cmで切除するデザインとする**
- 同部の骨膜は後方を茎として上げておく．
- 骨膜弁を挙上し始めると骨から出血してくるが，最小限の骨蝋で止血する．
- 外側の骨膜弁は挙上しなくてよい．あとあと骨と一緒にカットすることになる．

❷ 穿頭と硬膜上の剥離

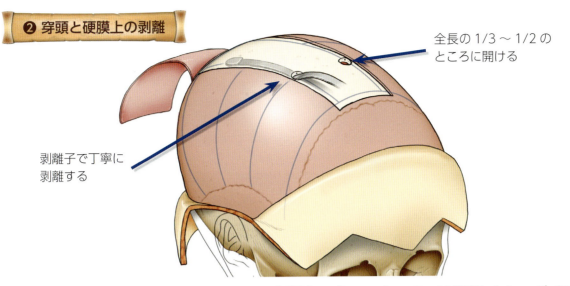

全長の1/3〜1/2の
ところに開ける

剥離子で丁寧に
剥離する

■ この手術は生後6カ月未満で行うため，穿頭時にパーフォレーターは使用しない。ダイアモンドバーで丁寧に骨孔を開ける

- 骨孔は左右2カ所ずつ程度で十分だが，剥離に抵抗がある場合は多く設けることを躊躇しない。安全性を優先しよう。
- この段階で上矢状静脈洞上の剥離は，左右の骨孔をつなげる部分だけ行う。骨を外す前に広範囲に剥離すると，万が一出血させると危険だからだ。
- 大泉門がある場合は，その骨縁で骨膜を切開する。

❸ Strip craniectomy（骨切り）

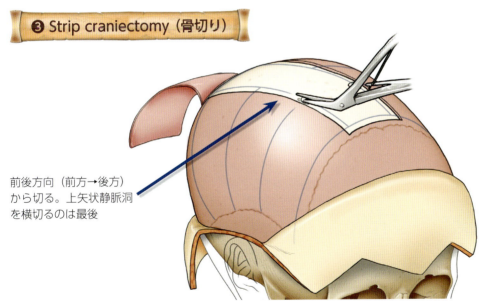

前後方向（前方→後方）
から切る。上矢状静脈洞
を横切るのは最後

■ 骨孔から骨ハサミを挿入してカットする

- 上矢状静脈洞上の骨と硬膜の剥離は，骨切り後に骨弁を持ち上げながら慎重に行う。
- 出血が多い場合は，骨弁は一塊ではなく途中で切断し，止血を優先させる。
- 静脈洞から骨膜まで骨を貫通している太い導出静脈がある場合は，近傍で骨を切断し，焼灼してから骨弁を外す。

193

静脈洞からの出血はどう止めるの？

骨切り時，骨弁を外す際の上矢状静脈洞からの出血のコントロールの鉄則は次の通りだ。
- 静脈血はいずれ必ず止まる。慌てない!!
- 予期しない大出血を来たしたら，すぐに指で押さえる！ いったん気持ちも出血も落ち着かせてからゆっくり止血作業に入る。
- 静脈洞からの出血は絶対に焼灼しない!! ますます出血点が拡がるからだ。
- 出血点を確認してゼラチン貼付剤を大きめに当てて軽く圧迫すれば，まず止まる。決して穴に詰め込まない。止まらない場合はゼラチン貼付剤にフィブリン糊を塗布してもよい。
- 骨切り前にお守りもかねてゼラチン貼付剤とフィブリン糊は必ず用意しておくこと。
- 骨切り時は前もって麻酔科にも声をかけてチームとして連携する。

❹ Barrel stave osteotomy

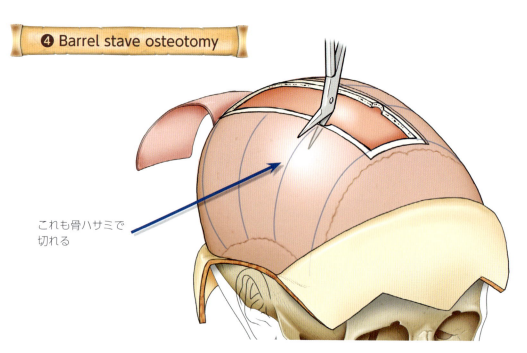

これも骨ハサミで切れる

■ 骨を切除した部分から骨と硬膜を剥離する。そして骨膜ごと外側に骨切開を行う
- 骨切りドリルで切る場合，その回転で骨膜を巻き込む可能性があるので，骨切り線上で骨膜を切開して数mm剥離してから行う。

基本テクニック① ― barrel stave osteotomy ―

イギリスの Barrel Stave さんが考え出した骨切りのテクニック…ではない。

Barrel stave とはワイン樽の側面を形作る木片のことだ。段差のないなだらかな球状形態を作るために若木骨折をさせるのだが，その時に入れる骨切りのことをいう。

大きい骨片では硬くて，ベンディングしにくい。ただそこに切れ込みを入れてあげることで，ある程度しなやかさが得られるために，ベンディングしやすくなる。全周性に切るのではなく，必ずどこか一片は骨と連続している。

ワイン樽も1枚の板で作っているのではなく，複数の細長い板を曲げてそれを組み合わせて作っているから，それに由来してこう呼んでいる。

できるだけ切れ込みを入れて茎を狭くした方が意図した若木骨折ができ，ベンディングしやすく，球状形態は作りやすい。一方，強度は落ちるため後戻りのリスクになる。骨の厚さや強度から本数は考えよう。

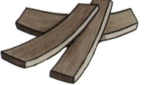
barrel stave

❺ ベンディング

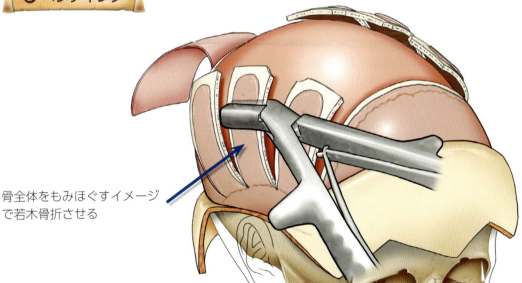

骨全体をもみほぐすイメージで若木骨折させる

■ 骨ベンダーで，骨弁を球状になるように弯曲させる

- ベンディングは特に基部が大切だ。
- もし骨弁が完全に骨折してしまっても，骨膜で連続しているから大丈夫。もし骨膜から遊離してしまった場合は，フィブリン糊を塗布し，硬膜上にフローティングさせておく。

❻ トリミングと骨膜弁の被覆

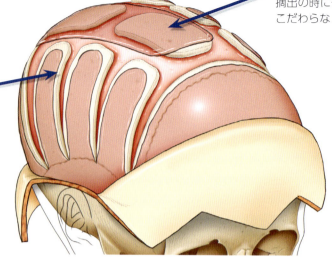

正中の摘出した骨は二分してトリミングする。そのため，摘出の時に一塊で採ることにこだわらなくてよい

十分に余裕をもったトリミングをする

1 外側の骨をハサミでトリミングして，隙間と丸みをもたせる

　そのままの骨弁だと短縮が得られないし，角がとがっていて皮膚を突き破りかねない。骨辺縁同士が重ならないように，そのために丸くトリミングしておく。

2 正中の摘出した骨もトリミングし，フィブリン糊を塗布してフローティングさせる

3 骨膜で正中部分の骨欠損部を被覆する

　完全に被覆することは難しい。それでもできるだけ覆うようにするが，縫合までする必要はない。

4 ドレーンを留置して，閉創して手術終了

基本テクニック② ― floating bone ―

骨折の時は基本的に強固に固定すると習っている（はず）。一方，頭蓋形成術の時には"あえて"プレート固定しないで硬膜の上に載せておくことがある。もちろん単に載せるだけだと動いてしまうので，フィブリン糊で固定することが多い。

頭蓋形成でプレート固定した頭蓋骨はよくも悪くもその後の成長ポテンシャルは小さくなる。脳自身の成長の力に委ねて，形を誘導する時に使うテクニックだ。

▌注意点など

・骨切り断端の止血のために骨蝋を使用することがあるが，閉創前に可及的に除去する。骨蝋が邪魔になり骨癒合が生じないことを避けるためだ。

・内視鏡下縫合切除術を行う場合もある。創が小さいことはメリットだが，止血に難渋することがある，などのデメリットもある。よく検討し，長所・短所を理解したうえで行おう。

▲ 補足：後頭蓋の狭窄と突出が目立つ時

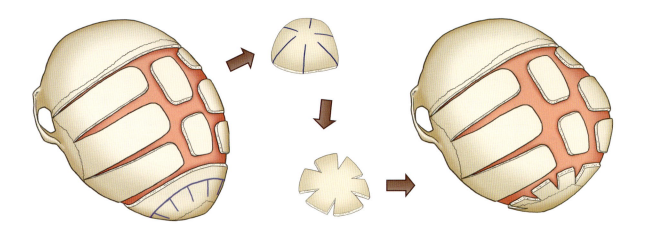

　後頭部の突出が目立つ場合にはいったんその骨を外して，扇状に barrel stave osteotomy を入れて，手のひらで押しつぶして平らにしよう。

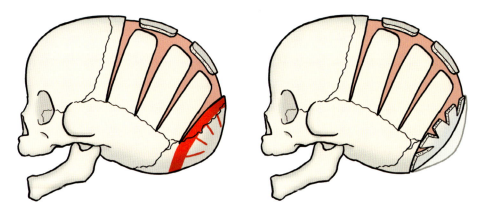

❼ 術後管理

・基本的に，術後ヘルメットやヘッドギアなどの防護具は不要だ。ただ，できるだけ仰臥位で寝てもらうことを指導しよう。
・術後は洗髪した後、創部をガーゼで保護し、ネット固定する。包帯を巻く必要はないが、もし巻く場合はきつくならないように。
・術直後は、術中の脳挫傷や脳出血、脳梗塞の有無をチェックする目的で CT を撮っておいた方がよい。
・疼痛や安静管理のために、一泊は挿管鎮静下で集中治療室で管理した方が何かと安心。
・除水管理を行って、翌日の抜管を目指そう。抜管前にドレーンは抜去し、抜去部は 1 針縫合する。
・ドレーン抜去後、翌日から創部のガーゼなどの保護は不要となり、洗髪を開始しよう。
・抗菌薬はセファゾリン Na を第 1 選択とし、術後 48 時間までとする。

ミッション 8 頭部の頭蓋縫合早期癒合症

03 舟状頭 ── 一期的頭蓋形成術
parietal cranioplasty

宮川　正

Explore the destination

- ▶▶ 生後6カ月以上が対象だ。
- ▶▶ 術前計画が最重要だ
- ▶▶ 骨切り時の硬膜損傷には十分留意しよう。
- ▶▶ 術後の皮膚トラブルを回避できるように，骨切り，プレートの位置，骨膜切開・縫合，皮膚縫合に注力しよう。

本手技の適応

　頭蓋縫合早期癒合症に対する治療の目的は，脳の発達にとって望ましい頭蓋内環境の提供と整容の改善だ。舟状頭蓋の頭蓋内容積は正常に比して大きいとする報告もあるが，その容積分布が偏っている可能性もあり，やはり良好な頭蓋内環境の確保と整容改善を主目的として手術は行われるべきだろう。

　前述の縫合切除（strip craniectomy）は脳実質拡大に依存するため生後4カ月ごろ，遅くても6カ月までが適応だ。6カ月を過ぎた月齢に適応となるのが頭蓋形成術だ。一度の治療で頭の形を作ってしまう一期法，あるいは従来法と呼ばれる方法（conventional method）と，少しずつ頭を大きくしていく骨延長法（distraction method）の2つがある。

　それぞれ次のような特徴がある。

	一期法（従来法）	骨延長法
適応	頭蓋変形が比較的軽度 拡大量が比較的少ない	大きな拡大が必要
メリット	細かい形態調整が可能 全治療期間が短い	一期法よりも大きな拡大量が得られる
デメリット	術後の骨片の後戻り 皮膚の緊張が強くなり創トラブルが起きやすい 骨片を外すため出血が多くなる	全治療期間が長い 延長器抜去手術が必要 拡大量が優先となり，形態の改善が乏しいことがある 延長器の脱落・破損・露出・感染のリスク

　ここでは一期法による側方拡大の方法について解説する。術後の皮膚トラブルや後戻りなどを回避し，骨欠損部への骨新生が期待できるような，骨切り，組み上げ，プレートの位置，骨膜切開と縫合を目指そう。

手技

❶ 骨膜切開と挙上

この切開は，あとあとつっかえ棒にする骨上になるようにデザインする

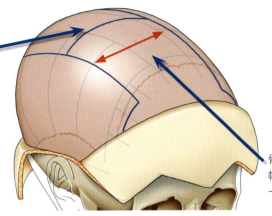

骨膜弁の横幅は側方拡大した幅をイメージしてそれよりも一回り大きくする

1. 手術は両側ジグザグ冠状切開に準じて行う（ベーシック編 p164 参照）
2. 予定骨切りのデザインと頭蓋形成後の骨配置を考慮し，骨膜切開をデザインする
   - 拡大させるのでどうしても骨欠損は生じてしまう。この骨欠損部をできる限り骨膜で覆えるようにする。
   - 矢状縫合部を 4 cm でとって 7 cm に拡大させるのであれば，骨膜弁の幅は 8 cm くらいにした方がいい。
3. 骨膜を No15 メスで切開し，剥離子で剥離する
   - 焼灼による焼縮みを避けるため，骨膜はメスで鋭的に切開する。
   - 骨膜は剥離子を用いて破らないように丁寧に剥離する。特に縫合線部分の剥離には注意しよう。

❷ 骨切りのデザイン作成

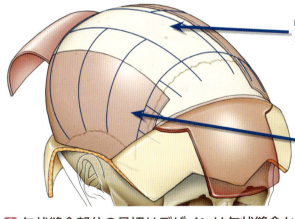
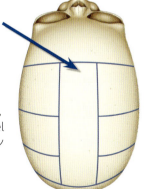

幅 4 cm の長方形の骨片となるようにする

冠状縫合 1 cm 背側から，鱗状縫合までの barrel stave 骨切りをデザインする

1. 矢状縫合部分の骨切りデザインは矢状縫合から左右へ 2 cm，幅が 4 cm になるようにする
   - 前方は冠状縫合の 1 cm 後方，後方は人字縫合までの長方形の骨片作成をデザインする。
2. 左右の頭頂骨と前頭骨に barrel stave 骨切りをデザインする
   - どれくらい barrel stave 骨切りを加えるかは骨のしなやかさ次第だ。月齢が高く，骨が固ければ本数は増やした方がよい。

❸ 矢状縫合部の骨切り

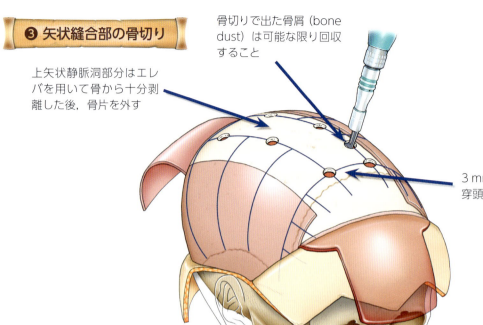

上矢状静脈洞部分はエレバを用いて骨から十分剥離した後，骨片を外す

骨切りで出た骨屑（bone dust）は可能な限り回収すること

3 mm のスチールバーで穿頭孔を作成する

1 Strip craniectomy の時（p190 参照）と違って長方形の骨片は一塊で外したい．骨片の頂点4点と上矢状静脈洞の左右に4点，3 mm のダイヤモンドバーを用い，径7 mm 程度の穿頭孔を作成する

2 硬膜を骨から十分に剥離した後，オステオトームで骨切りを行い，骨片を取り外す

- オステオトームは利き手でペンを持つように把持して，反対側の手を添えて引き上げるようにして少しずつ切る．握るように把持すると急発進したりしてデザイン通りに切れないことがあるし，奥に突っ込んで切るといくらガードがついているとはいえ硬膜損傷のリスクがある．
- 止血剤や脳綿花を前もって準備しておくこと．備えあれば憂いなし．
- オステオトームが少しでも引っかかったら反対側から骨切りを進める．

穿頭のコツ

パーフォレーターで穿頭できれば楽だが，成人と違って骨は菲薄なため自動で止まってくれないので逆に危険だ．低年齢症例の穿頭では，ダイヤモンドバーで少しずつ慎重にバーホールを作成する．頭蓋骨内板が薄くなって頭蓋内が透見できた時点で，骨鋭匙を用いて孔を拡大するとよい．

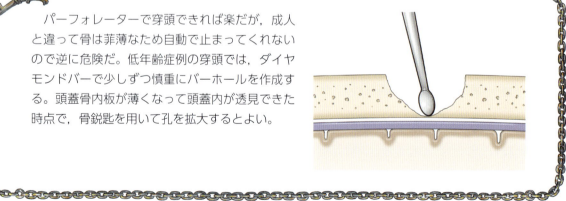

❹ 側方の骨切り

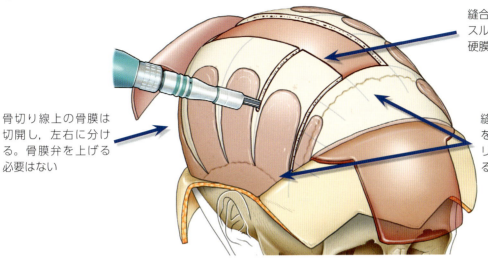

縫合線下以外では比較的スルッと抵抗なく骨から硬膜を剥離できる

骨切り線上の骨膜は切開し，左右に分ける。骨膜弁を上げる必要はない

縫合線下の剥離は骨を感じながらグリグリと鋭的に線維を切る感じで

■ ラスパで硬膜と骨をよく剥離して，側方の骨切りを行う
- 鱗状縫合などの縫合線下では線維性に癒着している。硬膜損傷しないように丁寧に剥離する。

❺ 側方拡大

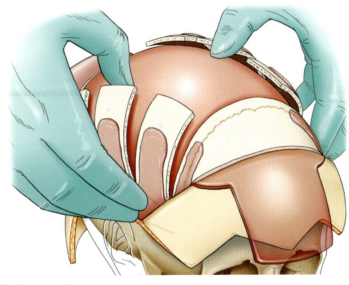

側頭骨頭蓋底側の内板を若木骨折させるような感じで行う

1 用手的に頭頂側頭骨を広げていく
- 硬膜の剥離を十分下まで行っていないと，この操作で硬膜が裂ける可能性がある。

2 頭頂部分の曲率が自然な形状になるように，ボーンベンダーを用いて骨を弯曲させる
- 骨が厚く，かつ骨片の幅が広いと硬くて弯曲させにくい。

❻ 拡大部分の補強

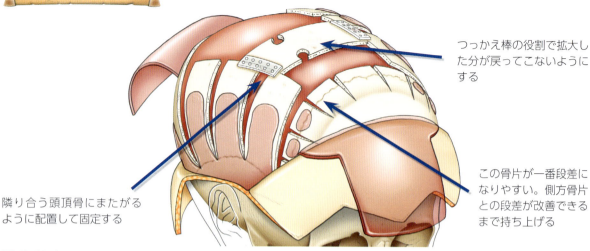

- つっかえ棒の役割で拡大した分が戻ってこないようにする
- この骨片が一番段差になりやすい。側方骨片との段差が改善できるまで持ち上げる
- 隣り合う頭頂骨にまたがるように配置して固定する

■1 術前計画，術中の測定をもとに，取り外していた矢状縫合を含む骨片の長さを調整する
■2 左右の頭頂骨を橋渡しするように骨片を挿入し，吸収性プレートで固定する
- プレート固定のためのスクリュー孔作成時，脳ベラを硬膜上に挿入し，ドリルでの硬膜損傷を回避する。

■3 横径の曲率と頭頂部の位置が決定し，前頭部との段差が気になるようであれば，前額にもbarrel stave 骨切りを追加する
- やり方は側方の時と同じ。ある程度のゆるやかな傾斜になるところまで骨を切ってベンディングする。経験と美的センスが問われる。

❼ さらに補強する

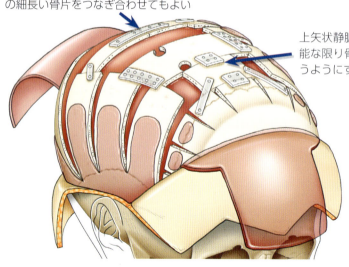
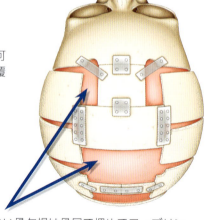

- 1枚で左右をつなげられなくても2枚の細長い骨片をつなぎ合わせてもよい
- 上矢状静脈洞は可能な限り骨片で覆うようにする
- 大きい骨欠損は骨屑で埋めてフィブリン糊で固定していく。独立した骨欠損はこの後の骨新生を考えると500円玉以下の大きさにしたい

■ 残っている骨片でそのほかの部分も補強して固定をしていく
- どのように配置するのか，ある程度見通しを立てて骨切り固定する。さもないと中途半端な骨片だけが残ってしまうなんてことになりかねない。

- 後頭部の突出が気になるようであれば，p197の操作で改善させる。
- この骨片は強固に固定する必要はなく，フローティングで構わない。

❽ 骨膜弁の被覆と閉創

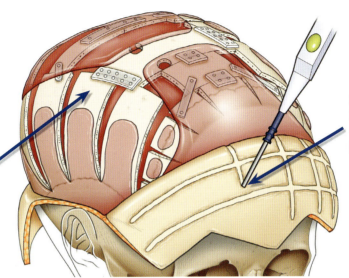

被覆できないプレートが出てきたりする。この直上に皮切線は来させない方がいい。この組み上げまでを考えて皮切位置を決定する

皮弁を把持して緊張をかけた状態で切開する。深くまで切り込むと毛根を損傷してしまう

1 プレート，骨欠損が可能な限り被覆するように，骨膜を吸収糸で縫合固定する
- 固定先はプレートだったり骨にドリルで穴を開けてそこに固定したりする。

2 皮下ドレーンを留置して，帽状腱膜，皮膚の順に縫合する
- 側方拡大したので実はなかなか閉創に難渋する。その時はモノポーラを用いて帽状腱膜をメロンパンのように格子状に切開する。

基本テクニック③ ― geometric expansion ―

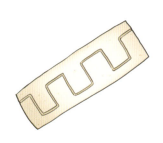
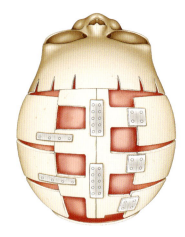

　今回解説した側方拡大の固定以外にもgeometric expansionという拡大方法がある。幾何学的（geometric）な模様に骨切りして，直線部分を背中合わせにするように配置させる方法だ。個々の骨欠損部が小さく，上矢状静脈洞を完全に覆えるという利点がある。また板間層が発達していれば，外板と内板に分けてこれを行うとかなりの面積が被覆できる。
　しかし骨切りがやや手間なこと，個々の突出をベンディングして形態を調整するのが煩雑になるのがデメリットだ。

▸ 注意点など

- 術後管理はp197に準じる。
- 個々の症例の頭蓋変形に応じて手術体位を選択する。仰臥位とスフィンクス体位が選択肢となる。顔面側の変形が強く，より繊細な手技を要する場合には仰臥位を，背側の変形矯正を主とする場合はスフィンクス体位を選択する。
- 延長器を用いる場合，その配置方法の1例は右図のようになる。骨延長器を使用する方法では，ここで解説した手技のように矢状縫合を含む骨片を硬膜から剥離する必要性がなく，上矢状静脈洞からの出血を懸念しなくてすむ。また，大きな延長量が必要となるような症例に対しては，良い適応だ。

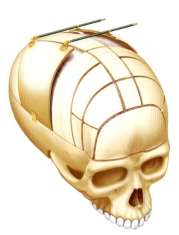

骨延長器を用いた側方拡大

ミッション 8 頭部の頭蓋縫合早期癒合症

04 舟状頭—前頭眼窩リモデリング
subtotal fronto-orbital remodeling

坂本好昭

Explore the destination

>> この変形は 1 歳 6 カ月以降で発見・診断される矢状縫合癒合症に多い。
>> 発見の契機は，こめかみ部分の陥凹，前額部突出とその狭小化だ。
>> 前額部横径を拡大するとともに，なだらかな弯曲をもった側頭部の作成を行う。

本手技の適応

舟状頭は前述のようにさまざまなバリエーションがある。前額部突出は認められることの多い変形の 1 つだが，本手技が適応になるのは次の時だ。

- 矢状縫合の癒合を認める
- 前額部は突出し，かつ，その横径が狭小化している

これらの変形が認められる場合，次のようなことが同時に認められることがある。

- cephalic index の拡大が軽度，あるいは正常
- 前額部は三角頭蓋の形態は呈さないものの，前頭縫合部分の隆起が目立つ
- 後頭部半球の突出や横径の狭小化は目立たない

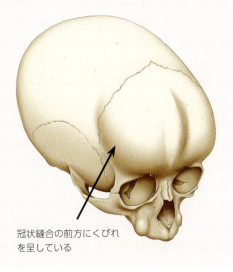

冠状縫合の前方にくびれを呈している

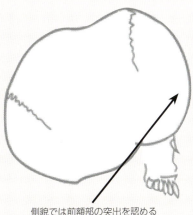

側貌では前額部の突出を認める

発見の契機は，こめかみ部分の陥凹，前額部突出と前額部正中の隆起であることが多い。他の舟状頭変形に比べて，発見・診断される時期が遅いことから遅発性矢状縫合早期癒合症の可能性が示唆されている。

　また，矢状縫合と連続する前頭縫合癒合の可能性も示唆されているが，発見時期が遅く，前頭縫合は生理的に癒合したあとのため，十分な検討はなされていない。

手技

❶ 切開と剥離

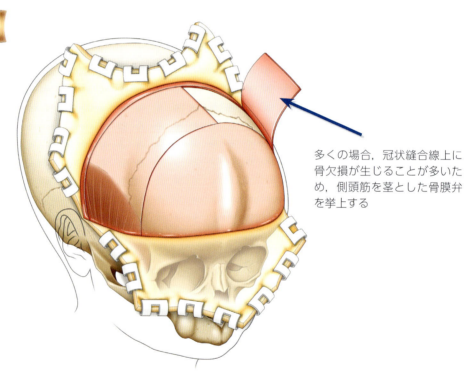

多くの場合，冠状縫合線上に骨欠損が生じることが多いため，側頭筋を茎とした骨膜弁を挙上する

■ **手術は両側ジグザグ冠状切開に準じて行う**（ベーシック編 p164 参照）
- これから組み上げる頭蓋形態をイメージしながら，その時に生じる骨欠損部をできるだけ覆えるようなデザインとする。
- 骨膜弁を挙上し始めると骨から出血してくるが，最小限の骨蠟で止血する。

❷ 隆起部の削骨

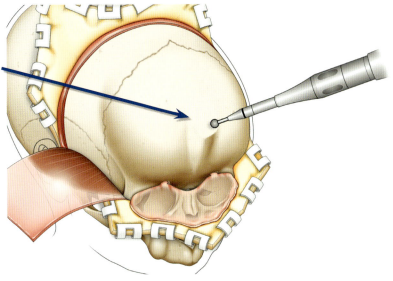

前額部に隆起を認める場合には，骨切りの前に削骨してしまう

> 骨膜を挙上すると，これからまだ手術には時間がかかる。組織の乾燥予防と，浸透圧による止血効果を得るため10% NaCl液に浸したガーゼを，骨ならびに皮弁にかぶせておく。

❸ 骨切りデザイン

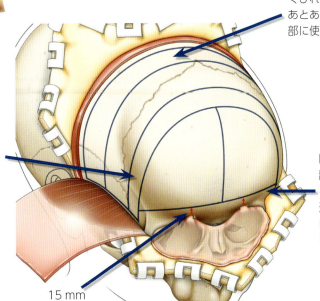

くびれのないこの骨はあとあと側頭部や頭頂部に使用する

幅は10〜15mmほどにする。この部分の骨をあとあと前額部骨片の間にはさんで広げることになる

眼窩上縁から15mm離したところに設定する。ただし前頭洞が発達している症例などでは前頭洞の処理が必要になる

15 mm

■ 骨切りラインのデザインは，眼窩上縁から15mm離したところに直線をひく。前額部の上端位置は生え際あたりに設定する。その部分と頬骨突起の基部とをつなげるような弧状線を描く

> ピオクタニン液の濃度が薄いとうまく骨に描けない。4Bの鉛筆を滅菌して使用するとよい。
> 開頭用のバーホール位置は，頭蓋形成した際に露出部になる前額部に来ないように脳外科医と相談しながら決定する。

❹ 開頭後

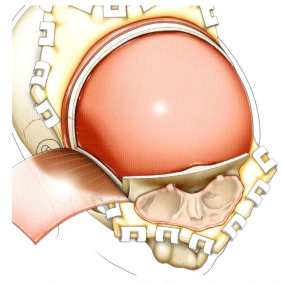
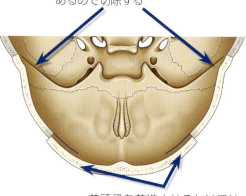

sphenoid ridge の骨隆起があるので切除する

前頭骨を前進させるわけではないので，外側部分の骨切りで十分だ

■ 開頭したら，sphenoid ridge の骨隆起の切除と，supraorbital bar 外側の骨切りを行う

- 開頭の時に出る骨屑はできるだけ集めておく。あとあと骨欠損部に補てんする。無駄にはしない。
- 側頭部の最陥凹溝の裏に sphenoid ridge の骨隆起は一致している。この隆起はリウエルで前頭蓋底面の高さまで切除する。

❺ bar の成形

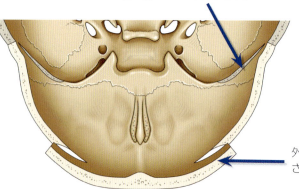

Ridge を切除すると食い込んでいた脳が膨らんでくることが多い

外側を前外方にベンディングさせて広げる

■ Supraorbital bar の外側骨切りをしたら，骨ベンダーで若木骨折させる

❻ 前額部形態の形成

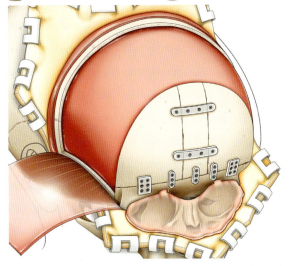
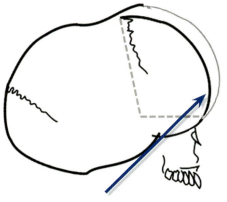

仰臥位のため脳は重力で背側に落ちている。脳を圧迫せずとも傾きは変えられる

1 元の前頭骨を正中で二分して，その真ん中に骨移植を行う

- 移植場所は多くの場合，前頭骨に隣接した部分が平坦で最も適していることが多い。拡大量は後頭部の幅との連続性から決定するが，10〜15 mm が妥当である。
- 術野の外でこれら 3 骨片を吸収性プレートで連結させる。

2 それを supraorbital bar にあてがって傾きの調整を行う

- 前額部突出を改善させるためには，外側部分をリウエルでトリミングして傾きを変えていく。

3 傾きが決定したら，その位置で supraorbital bar に固定する

❼ 側頭部・頭頂部の形成

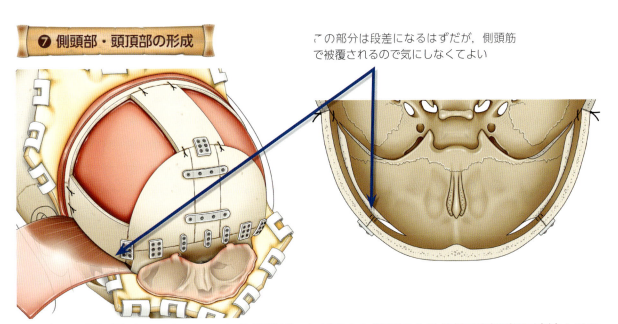

この部分は段差になるはずだが，側頭筋で被覆されるので気にしなくてよい

1 前額部形態が決定したら，そこから後頭部へなだらかな隆起のある曲線で側頭部を連結させる

- この側頭部の骨片は supraorbital bar の後戻り防止のストッパーの役割もある。

2 頭頂部も同様に固定する。ここまでできたらいったん皮弁を戻して，閉創可能か，また前額部形態を確認する

- 前額部形態が不十分と感じたら迷わず再調整しよう。

❽ 頭蓋形成終了

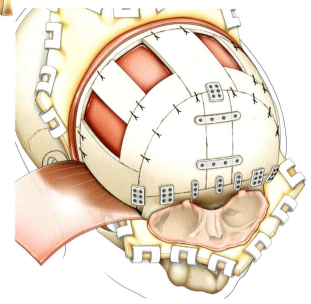

■ 残存骨片をできるだけ連結できるような形で配置していく
- 配置は露出部に近い部分を優先していく．
- すでに支軸となる固定はできているので，これらの骨片は吸収糸での固定でも構わない．

❾ 骨膜弁の固定

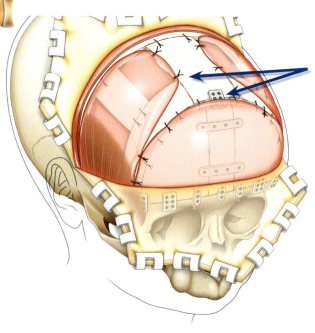

骨膜同士を縫合するだけでなく，骨固定に使用したプレートや糸，あるいは骨に穴を開けるなどして固定していく

1 開頭時やトリミングの際に生じた骨屑を骨欠損部に補填して，フィブリン糊を散布する
2 最後に骨弁で骨欠損部を被覆して，ドレーンを留置して閉創する
- 骨膜はタイトであるうえ頭蓋拡大を行ったため，被覆できない部分はかなり広い．骨欠損部をいかに骨膜で可及的に被覆するかが腕の見せどころだ．

◤注意点など

・術後管理はp197に準じる。骨切り断端の止血のために骨蝋を使用することがあるが，骨の組み上げの前に可及的に除去する。骨蝋が邪魔になり骨癒合が生じないことを避けるためだ。
・側頭筋の萎縮の原因にもなるので，骨膜を戻す際にはできるだけ頭側に牽引した状態で固定する。

閉創前のひと手間

　創縁のクリップを外して，いざ閉創しようとすると創縁からの出血を見ることがある。バイポーラで止血しすぎるとあとあと禿髪になる懸念もあるし，じわじわ出血した状態での縫合は視野が確保できず時間がかかるものだ。
　そこで，クリップを外す前に創縁から局所麻酔を注入しておこう。数分待ってからクリップを外すと止血効果が得られているはずだ。この待っている間に創部洗浄など行っておくとよい。

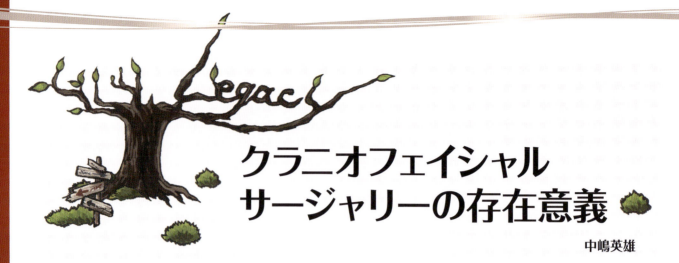

クラニオフェイシャルサージャリーの存在意義

中嶋英雄

私は形成外科医としての35年間のうち，25年間はクラニオにかかわってきたが，当初よりクラニオの意義を認識していたわけではなかった。そもそも形成外科の存在意義すら理解していなかったと言ってよい。

Tessier 先生のもとに勉強に行く

1970年前後に P. Tessier という一風変わったフランスの形成外科医が，Crouzon 氏病（当時はまだそのように呼ばれていた）という今までの形成外科ではまったく手の出せなかった頭蓋顔面変形に対して，開頭して顔面骨を骨切り移動させるというとんでもない手術法を開発して世界中の形成外科医にセンセーションを巻き起こしていたが，暗愚な私は1970年代後半になってようやく皮弁に興味をもち，没頭し始めていた。しかし教室の方針としてクラニオを導入しようという機運があり，たまたま私が外科研修で脳外科を回っていたことが目に留まり，Tessier 先生のところに勉強に行くことになった。

言葉もろくに通じない私は，Tessier 先生がパリにいて手術をする月は，食い入るように手術を見学し，残り半分の外国に出張手術に行ったりアフリカに象ハンティングに行ったりで，留守の月は，パリのミシュラン星つきのレストランを食べ歩いたり料理学校のコルドンブルーに通っていた。Tessier 先生は当時すでに65歳を超えており，その技量と手術に臨む周到さとその持続力に目を見張ったが，それでも限界はあるなと生意気にも感じながら，1年後に「先生に追いつき，追い越せるように頑張ります」と言って別れを告げ，Tessier 式の手術器具を一式持って帰国した。

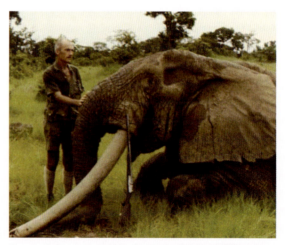

Tessier 先生のアフリカ旅行（F. Firmin 先生より提供）

帰国後，形成外科医として邁進する

帰国後は，ひたすら Tessier 先生の手術やスタイルを模倣し，さらには少しでも超えようと結果を求めて邁進した。それは，Tessier 先生の方法では足りないところを探すことであり，そしてそ

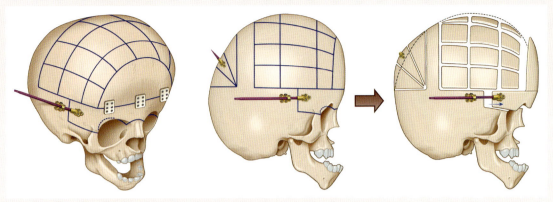

図1 MoD法の概念（brachycephaly）
頭蓋冠を構成骨片unitに裁断(morcellation)し，狭窄方向の骨片を拡大方向に延長(double door distraction osteogenesis)すると，硬膜と頭皮に連動して全骨片が誘導され正常な頭蓋形態が形成される。

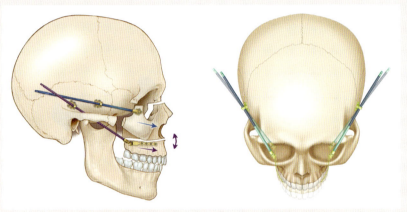

図2 NAVID system（Le For Ⅲ＋1）
特にLeFortⅠ型骨切り用の延長器は頬骨弓の内側を通る斬新なもので，延長骨片（上顎骨）を三次元方向に延長可能であり，また固定骨側はhingeになっており離脱することなく二次元的に回転可能なため前方移動が障害されない。

の解決方法を模索する連続であった。「足らないところを知り，それを工夫して解決する」というのが，その後の私の形成外科医としての基本姿勢になった。これは私の皮弁の開発でも同じことであったが，クラニオフェイシャルサージャリーは皮弁ほど手術の新しい概念を見つけるのが容易ではなく，アイディアは単発になってしまうもどかしさがあった。それでも，全頭蓋再建の発想からバンブーウエアメソッド[1]を考え，やがてMoD法（図1）[2]を完成させた。

クラニオフェイシャルサージャリーの弱点であった頭蓋内感染を防ぐ方法として7種の頭蓋骨膜弁を開発し，その解剖的論拠を明らかにした。また名古屋大学情報工学部との共同研究ではCGによる3DCT画像を描出し，クラニオフェイシャル サージカルシミュレーションシステムNUCCSを開発した。一方で慶應の脳外科とは頭蓋底外科の新分野を拓いた。骨延長法がクラニオフェイシャルサージャリー分野に導入されると，全頭蓋再建に対し角度可変型内装式骨延長器NAVID-cranio systemを開発してMoD法を可能にした。またLe Fort型骨切りに対しNAVID-maxillo system[3]を開発して，各種Le Fort型骨切りを組み合わせて同時に延長できるようにした（図2）。この際の手術計画に必要なセファログラムも考案した[4]。

なぜ，精神医学に進んだか

こうして私自身は，より良い結果を求めて邁進してきたつもりであったが，その努力が必ずしも患者の結果に直結しないものであることがわかってくると，だんだんクラニオフェイシャルサージャリーの意義に疑問を憶えるようになった。例えば同じCrouzonの患者で，同じような治療経過であっても，ある患者はリハビリテーション理学療法士としてうまく社会適応しているのに対し，ある患者は小学校から30歳を過ぎてもなお引きこもったままであるという違いはどこから来るのであろうかという疑問に悩んだ。同時に患者が社会復帰できないのも無理からぬと思うほどのわれわれの実力不足を痛感したりもした。

そこで，人の心の形成過程や，社会に立ち向かっていける強い心を獲得するにはどうすればよいのか知るために，自ら精神医学を学ぶことにし，私は還暦を過ぎていたが，精神科研修医になることを決めた。当時，MoDとNAVIDで一区切りつけたとの思いもあり，後進に道を譲る機は熟していた（1人は今やこの本の編者になるほど成長した，笑）。また当時の残された自分の時間を考えた時，何かやり残した別の道があるのではないかという，ユングのいうところの自己実現への思いが無意識下にあったのかも知れない。愛読していた藤沢周平の小説「残日録」の「日残りて昏るるにまだ遠し」の一文も背中を押した。

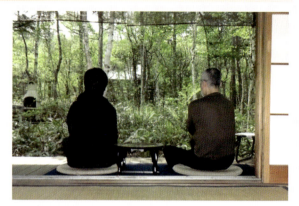

編者（左）と著者（右），2011年，蓼科にて

群馬県の精神科病院の研修医となり，一兵卒として雑用をこなしながら，「こころとは何か」を学んだ。精神医学，心理学をはじめ，古典哲学から量子論，科学哲学までリベラル・アーツを広く学ぶことで，己の浅学菲才を思い知ったが，それでも今更ながらも自分の人生観を変えることになった。それが自律統合性という理念であるが，それについてはここでは深くは触れない。

ヒトの身体には常に健常であろうとする恒常性機能（ホメオスターシス）があるとされるが，私はこころにも同じように平常性を保とうとする機能があるのではないかと考えるようになった。その働きをしているのがレジリエンスであり，EQ（情動の知性）であると気がついた。

レジリエンスは精神医学では「抗病力」と訳されるが，ストレス耐性力，逆境力ともいわれ，私は「こころの免疫力」というのが最もふさわしいのではないかと考えている。レジリエンスの本質は「感情調整力」「衝動調整力」「共感力」「楽観力」「原因分析力」「自己効力感」「リーチアウト力」などで構成されているとされている。

フロイトの自我心理学やエリクソンやマーラーなどの発達論を読み，外見に生まれながら大きなハンディキャップを背負った先天性の頭蓋顔面変形の子どもたちが，どのように自我を形成して成

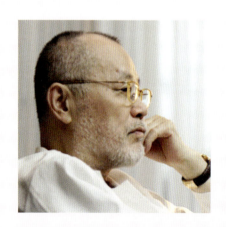

長していくかに興味は移り，彼らが基本的信頼や自己肯定感がもてず，自己効力感が低くレジリエンスが弱いために思春期失調症候群や不安障害，抑うつ状態になり，不登校，引きこもりやDVになりやすいのも理解できるようになった。手術治療の結果の良かった子は，逆に外見の細部にこだわる身体醜形障害にもなりやすいこともわかった。

クラニオフェイシャルサージャリー的アプローチだけで患者を真の治療に導けるか

最近のWHOのICD11（精神および行動の障害の診断ガイドライン）によれば，パーソナリティ障害とは自己機能と対人関係機能の障害であると定義している。自己機能とは，①自分の拠り所をもったアイデンディティをもつ，②自分の存在に肯定的な価値を見出す，③将来に向けた「自己志向」をもつことであるとしているが，クラニオの患者をよく観察すれば，自己機能が弱くパーソナリティが障害されて，生きることに苦しんでいることが少なくないことに気づく。

つまり先天性頭蓋顔面変形患者に対しては，単にクラニオフェイシャルサージャリーによる身体的アプローチだけでは患者を社会参加に導く真の治療は困難であるということになる。クラニオフェイシャルサージャンが患者の外見・容姿をここまで治したという自負は自己満足に過ぎず，実は治療のほんの一部を担ったに過ぎないと思わなければならないであろう。

精神医学を学ぶなかで，脳科学の進歩とともに，精神腫瘍学や精神神経免疫学が誕生して来たことを知ると，心のあり方や精神が，外見の認識や形成美容外科手術の結果に与える影響を研究し，本人の外見に対するQOLを高め，あるいは形成美容外科の治療効果を高める研究をする分野があってもいいのではないかと考えるようになり，私は「精神美容形成外科学」なる新しい精神医学の概念を考えた[5]。

また不登校，引きこもり，モラトリアム，美容整形依存，SNS依存，あるいは身体醜形症，パーソナリティ障害など，旧来の精神医学では真の治療の対象にはならず放置されているものに対して，真の精神疾患といえずとも社会機能が障害され，うまく生きていけない一群の精神状態を扱う「整心精神医学」の概念のようなパラダイムシフトが必要だと考えた。

その精神美容形成外科学と整心精神医学の立場で，身体醜形症や先天性頭蓋顔面変形の患者の心にどのように対処すべきか考えた[6]。

そこでは基本的にレジリエンスを強化し，自分の容姿に折り合える力をつけることが目標となった。方法として，アルバート・エリスが創始したABCDE論理療法を応用して，マインドフルネスレジリエンス強化療法（MBRST）を考案した。

クラニオサージャンの責務とは？

そうなると，レジリエンスさえ強化すればどんな結果でも，極端に言えば手術すらもしなくても社会機能の維持が可能になるのか，と考えるかもしれないが，折り合える地平が正常に近ければ近いほど折り合いやすいことは言うまでもないことであり，折り合える地平を高めるのがクラニオフェイシャルサージャンの最大の責務であり，クラニオフェイシャルサージャリーの存在意義もそこにある。

クラニオフェイシャルサージャリーは外見の修復を図る手術をすることで，患者の心に大きく働きかけ社会参加を促し，医療に貢献することにな

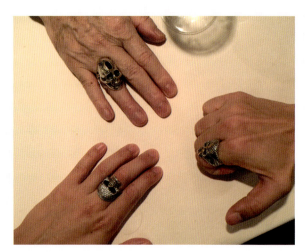

師から弟子へ。技術と志を託して。

るのであるが，それは患者のみならず術者の側にもたゆまない自己志向性や将来に向かって目的を達成しようとするリーチアウト力を要求するものとなる。つまりクラニオフェイシャルサージャリーは極めて人間学的な医学にほかならないのである。

果たして，現在のクラニオフェイシャルサージャリーは患者に折り合うことを強いるほどのレベルに達しているだろうか？ 常に自省し，より高みを目指し続けることにこそ，その存在意義はあるのではないかと思う。

クラニオフェイシャルサージャリーが容姿の改善を目指すからには美容外科との協調は重要であるが，クラニオフェイシャルサージャリーが美容外科にスピンオフする余裕が現時点であると言えるだろうか。美容外科には独特の魔力があり，クラニオフェイシャルサージャンがそれに傾倒しすぎては悪貨が良貨を駆逐する結果に陥り，クラニオフェイシャルサージャリーの将来は暗いものになるであろう。

クラニオフェイシャルサージャリーは患者の人生の一瞬一瞬に大きな責任を負う，まさに人間学的な医療であるという覚悟をもって臨んで欲しいと，退役老クラニオフェイシャルサージャンは切に願って止まない。

【参考文献】

1) Nakajima H, Sakamoto Y, Tamada I : Twenty-five-years follow-up results of our total cranial reshaping "bamboo-ware method". Childs Nerv Syst 30 : 161-164, 2014
2) Nakajima H, Sakamoto Y, Tamada I, et al : Dynamic total skull remodeling by a combination of morcellation craniotomy with distraction osteogenesis: the MoD procedure. J Craniofac Surg 22 : 1240-1246, 2011
3) Nakajima H, Sakamoto Y, Tamada I, et al : An internal distraction device for Le Fort distraction osteogenesis: the NAVID system. J Plast Reconstr Aesthet Surg 65 : 61-67, 2012
4) Tamada I, Nakajima H, Ogata H, et al : How to revise and utilise the cephalogram for craniofacial dysostosis--modification of the porion and the McNamara line. J Craniomaxillofac Surg 38 : 441-451, 2010
5) 中嶋英雄：本当に美しくなるための医学；美容整心精神医学を創造する．アートデイズ，2015
6) 中嶋英雄：自分の見た目が許せない人への処方箋；こころの病「身体醜形症」の治し方．小学館，2023

ミッション 8 頭部の頭蓋縫合早期癒合症

05 三角頭

小室裕造

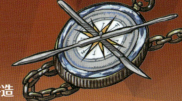

Explore the destination

- 前頭縫合早期癒合症による頭蓋変形で，頭蓋が三角形を呈する。
- 前頭縫合は正常児でも生後4～6カ月程度までに生理的に癒合するので，診断に迷うこともある。
- 手術は前頭開頭のうえ，変形したsupraorbital barを外して矯正し，これに合わせて前頭骨をリモデリングしてプレート固定する。

変形の特徴と治療の適応

　三角頭は前頭縫合早期癒合により生じる。難しいのが，この前頭縫合は胎生期もしくは生後4～6カ月までの間に，生理的に癒合する縫合ということだ。そのため，大きくなってX線で縫合が確認できなくても，他の縫合と違い，それだけで早期癒合とは診断できず，形態からの診断が主となる。他の非症候群性の頭蓋縫合早期癒合症に比べ，発達障害を呈する割合が高い。

　具体的な変形としては下記のものがある。

- 頭頂から見た時に前額部が突出し，頭蓋形態が三角形を呈する
- 前額部正中の隆起（metopic ridge）
- 篩骨低形成に伴う眼窩間距離の短縮（寄り目に見える）
- 画像検査で眼窩が涙滴状になる（surprised coon sign＝アライグマ眼窩変形）

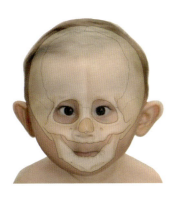
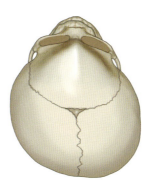
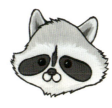

原因としては薬剤性も指摘されており，母体が抗てんかん薬のバルプロ酸を内服していると発生率が高くなるとされている。

　治療方法としては前頭眼窩前進術（fronto-orbital advancement：FOA）が適応だ。前頭部だけではなく，眼窩上縁の形態も改善させることがポイントだ。

軽度三角頭

　典型的な三角頭ではなく，おでこの真ん中の隆起（ridge）や眼窩外側上部の狭窄を呈する例を軽度三角頭蓋と称し，自閉症スペクトラムや注意欠如，多動症（ADHD）などの原因となっていると唱える学説がある。手術により前頭葉の圧迫を除去することで発達の改善を得られるとしているが，手術の効果は科学的には証明されていない。治療の是非に関しては今後のさらなる検討が待たれている。

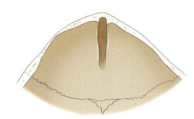

前頭縫合部が軸位断CTでΩの形だと真の三角頭の可能性が高いとされている

手技

❶-1 骨切りデザイン―その1

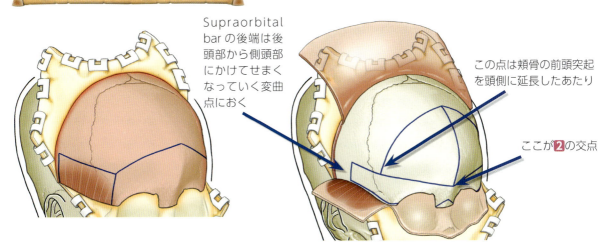

Supraorbital bar の後端は後頭部から側頭部にかけてせまくなっていく変曲点におく

この点は頬骨の前頭突起を頭側に延長したあたり

ここが❷の交点

❶ Supraorbital bar の外側に tongue-in-groove をデザインする

- 骨膜の切開についてはあくまで1例。頭蓋形成後の骨欠損部をイメージして被覆できるように切開，挙上しよう。
- ワイヤで固定していた時はこの tongue-in-groove で骨癒合を図っていた。強固なプレート固定ができる今は必須かといわれると，絶対に必要なものではない。

❷ 前額部は supraorbital bar 上縁と前頭突起の交点で左右を決める。この半分の長さを正中にとってそれらをつなぐような弧をデザインする

- 同じ半径にしておくことであとあと回転をかけた時に長さが一致しやすい。

❸ groove を温存するようにして，あとあと作成した前額部からの形態を意識して，なだらかな形態になるように頭頂を通る弧状の骨切りラインをデザインする

- これがあとあと組み上げる時の材料になる。狭いよりも広い方があとあと骨のピースも大きくできるので操作はしやすい。

基本テクニック④ ― tongue-in-groove ―

もとは「さねはぎ」という板などの接合法の1つ。一方の板材に凸形の突起を付け，片方の板材に凹形の溝を彫り，継ぎ合わせていくことをいう。FOA では supraorbital bar の外側に伸ばした bar が tongue にあたり，それを切り出した頭蓋骨側が groove になる。この groove 内で tongue を前進させることで骨移植をしなくても骨接合が得られる。そのためにはある程度の長さが必要だ。また移動方向の指標にもなる。

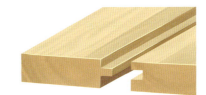

❶-2 Supraorbital bar の形成

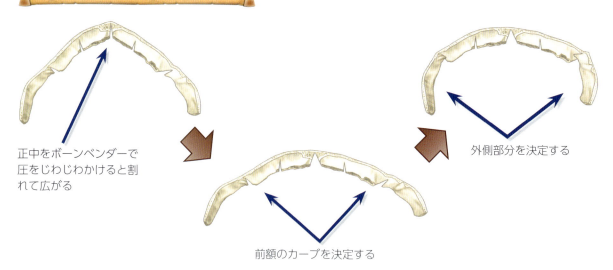

正中をボーンベンダーで圧をじわじわかけると割れて広がる

前額のカーブを決定する

外側部分を決定する

１ 骨片全体に kerf と呼ばれる切れこみをレシプロで加えておく

　🧁 特に temporal ridge のところはしっかりと kerf を入れておこう。あとあと重なるようなら必要に応じてリウエルで削骨しよう。

２ まず正中をベンディングして三角形態を改善をさせる

３ まだ前額のラインは直線状なので，少しずつもみほぐすようにベンディングしてなだらかな前額部のカーブを作る

　🧁 Marchac templete や正常頭蓋骨でテンプレートをあらかじめ準備しておくと作りやすい。

４ 最後に外側部分を折り曲げるようにベンディングする

　🧁 場合によっては若木骨折してしまうこともある。その場合は長めのプレートを添え木にするイメージで固定しよう。

基本テクニック⑤ ― kerf bending technique ―

Kerf とはノコギリなどの刃物で作った切り口のことだ。Barrel stave 骨切りとの違いは，barrel stave 骨切りは骨全層だが，kerf の場合は分層という点だ。

使い分けは，細い骨片にするのが barrel stave 骨切り，細くしても厚みがあって bending しにくい時に厚みを減じるのが kerf という具合だ。

❶-3 鼻根部への骨移植

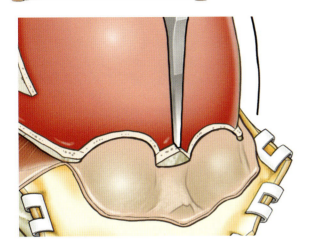
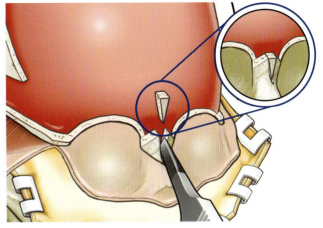

1. 3〜5 mm の直ノミを鼻骨正中に打って，2 分割する
   - 眼窩間距離が短縮しているのでその改善のために行う。
2. ノミを隙間に入れてスペースを作り，この幅が狭くならないように隙間に楔のごとく骨移植をする
   - 2〜3 mm くらい広がればいい。移植する骨は supraorbital bar を形成する時に削骨した骨でもいいし，前頭部分の骨から作ってもいい。
   - 入れた後で頭側が飛び出ているようなら，supraorbital bar の固定の時に邪魔になるので，その部分はリウエルで削って，平らにしておこう。

❶-4 Supraorbital bar の固定

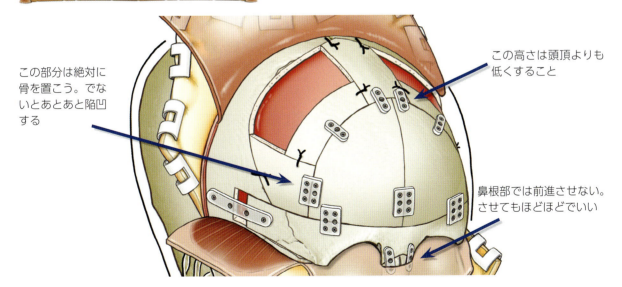

この部分は絶対に骨を置こう。でないとあとあと陥凹する

この高さは頭頂よりも低くすること

鼻根部では前進させない。させてもほどほどでいい

1. まず supraorbital bar の位置を決めてプレート固定する
2. 変形した左右の前頭骨を入れ替えたり，回転させることで丸みを帯びた前頭骨を作る
3. 残った骨をはまるように裁断し，固定していく

❶-5 骨膜弁での被覆

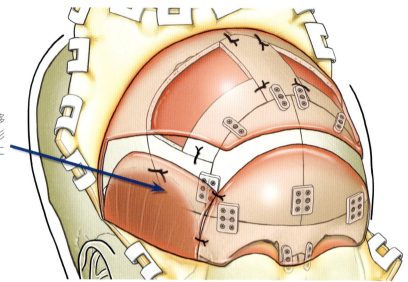

側頭筋は元の位置から前方移動させて，側頭部の陥凹変形ができるだけ生じないようにする

1 骨欠損部に bone dust を配置してフィブリン糊で固定した後，骨欠損が可能な限り被覆するように骨膜を吸収糸で縫合固定する

> 固定先はプレートだったり骨にドリルで穴を開けてそこに固定したりする。

2 皮下ドレーンを留置して，帽状腱膜，皮膚の順に縫合する

▲ 注意点など

・術後管理は p197 に準じる。
・あまりに眼窩間距離が狭い場合，鼻骨部だけではなくて，supraorbital bar を正中で離断して，その間に骨移植をして広げないといけないこともある。
・FOA でどれくらい前方移動させるべきか，三角頭の場合には悩ましい。というのも頭蓋底に縫合が及ぶ冠状縫合と違って，前頭縫合の癒合であれば，前頭蓋底の正中部の前後径は正常，あるいはやや突出傾向だという報告もあるからだ。であれば，眼窩間距離の短縮が軽度な症例であれば，次に示すように鼻根部の連続性を温存したまま頭蓋形成術を行うのも一法だ。もちろんこれらはテクニックなので，解説した方法をアレンジしてきれいな頭蓋形態と頭蓋拡大をめざそう。

❷-1 骨切りデザイン―その2

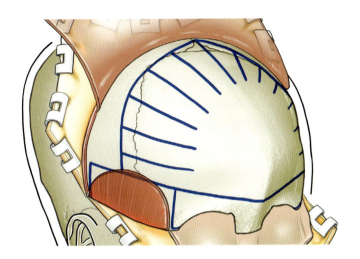

- 前頭骨は放射状に radial oriented osteotomy をデザインする
  - 前頭縫合部の突出が目立つ場合は，突出部をバーで削る。
  - 1歳以下では帽状腱膜下で頭皮弁を挙上し，骨膜弁は挙上せずに骨膜は骨に残したまま骨切りすることもある。

❷-2 Supraorbital bar の advancement

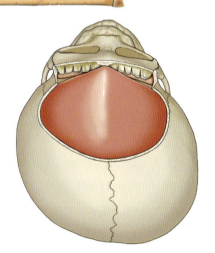

1. 眼窩外側から上壁部分だけ骨切りをする。内側壁と鼻根部分は連続性を保ったままにする
   - 眼窩間距離が短い場合にはこの方法ではなくて，正中に骨移植をして広げた方がいい。
2. Supraorbital bar に頭蓋内から4～5カ所 kerf を入れて眼窩外側を前方に移動させる
   - Kerf を入れた骨はペアンで把持して，骨折させないようジワジワと力を加えてリモデリングさせる。

❷-3 側頭筋骨弁のスライディング（temporalis advancement）

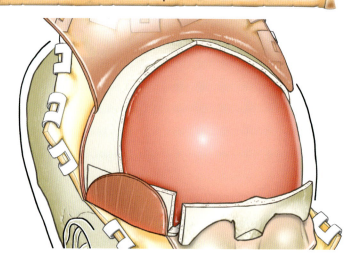

1. 側頭骨を側頭筋を付着させたまま長方形に切る
    - 骨付き側頭筋弁を作成するイメージだ。
    - 側頭骨の長方形の尾側あたりの骨切りは頭蓋内からサージカルバーやリーマーを用いて行う。
2. Supraorbital bar の前進によって生じた欠損部に，作成した側頭筋骨弁を前進させ，吸収プレートで固定する（temporalis advancement）

❷-4 前頭骨のリモデリングと固定

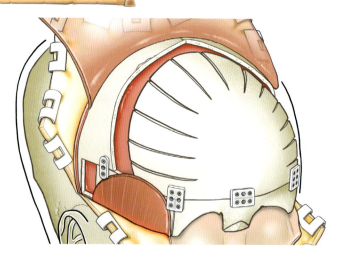

1. Radial oriented osteotomy を加えた前頭骨をベンディングして，丸みを帯びた前額形態を作成する
2. 頭頂部は骨欠損となるが，吸収プレートで前頭部と頭頂部を橋渡しするように何カ所か固定して後戻りを予防する

ミッション 8 頭部の頭蓋縫合早期癒合症

06 斜 頭

小山明彦

Explore the destination
≫ 眼窩上縁のねじれと，前頭骨のゆがみの特徴を理解しよう。
≫ Marchac template を用いた方法は，簡便で再現性が高く，有用だ。

変形の特徴と治療の適応

　斜頭（frontal plagiocephaly）は，片側の冠状縫合の早期癒合によって生じる頭蓋変形だ。その変形の特徴は次の通りだ。

❶ 患側の前額部の平坦化と後退
❷ 患側の眉毛と上眼瞼の挙上
❸ 道化師様眼窩（harlequin orbit）と呼ばれる眼窩の変形
❹ 患側側頭部の突出（temporal bulging）
❺ 代償性の健側前頭部の突出
❻ 斜鼻

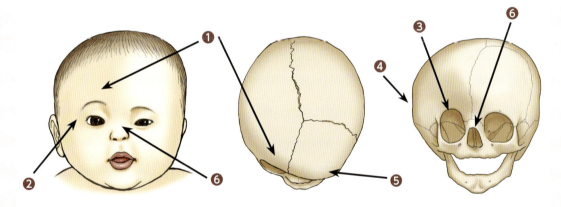

　治療目的は頭蓋容積の拡大のみならず，対称的で生理的な局面をもった眼窩から前頭部を構築することにある。
　三角頭蓋の項では解説しなかったが，fronto-orbital advancement の方法には，前頭部の remodeling（再構築）と，replacement（置換）の 2 つのコンセプトがある。

◤ Remodeling 法：再構築

骨切りした骨片に転置や回転などを加えて，前頭骨の形態を改善させる方法。症例ごとに変形の程度や特徴に応じた骨切りデザインの設定と組み上げを行う，まさにクラニオの醍醐味といっていい。反面，これには経験を要する。

◤ Replacement 法：置換

求める前頭骨の形状に近似した頭蓋骨を他の部分に求め，これで置き換える方法。Marchac template（p232 参照）は，このコンセプトで用いられる有力なツールだ。変形の程度，術者の経験によらず，安定して良好な形態を構築することができる。

ここでは remodeling 法の 1 つについてメインに解説するとともに，簡単に replacement 法についても触れておきたい。

手技

❶ Supraorbital bar のデザイン

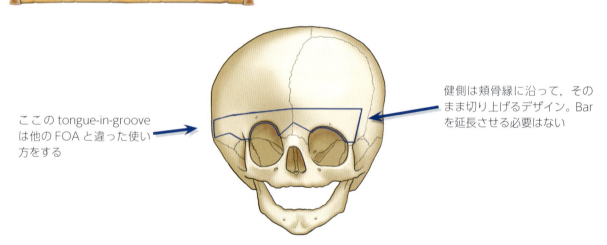

ここの tongue-in-groove は他の FOA と違った使い方をする

健側は頬骨縁に沿って，そのまま切り上げるデザイン。Bar を延長させる必要はない

1 Supraorbital bar を，幅約 15 mm でデザインする

　狭すぎると強度不足となり，広すぎると加工しにくくなる。

2 患側を前進させた時の固定のため，bar は患側で 5〜6 cm ほど延長させて，tongue-in-groove（p219 参照）を作る

　健側の方を支点に前進するので，健側は bar を延長しなくてよい。

❶-2　骨切りデザイン—その1 remodeling法

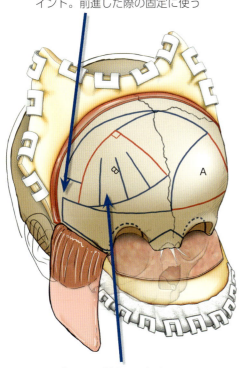

ここに少しだけ骨片を残すのがポイント。前進した際の固定に使う

fan cut は barrel stave osteotomy の一種だ

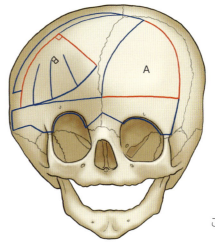

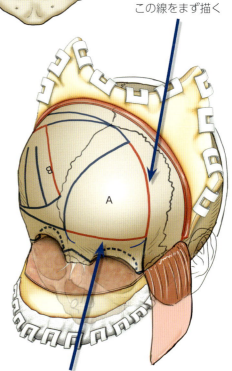

この線をまず描く

この長さを基準とする

1. 健側の supraorbital bar の端から正中までの長さを基準として，その端から直角に立ち上がる同じ長さの線を書き，それらの頂点を弧状につなげる
    - わざわざ長さを測るよりも糸を使って測定・デザインするとよい。
2. 先に書いた扇に被らないよう，患側で中心角が直角で同じ直線2辺をもつ扇型の骨片をデザインする
    - この骨片は健側と違ってふくらみがなく平坦。そのため fan cut を置く。Fan cut 自体は骨片摘出後でよい。
3. Tongue の端と❶で書いた健側の線をつなぐ冠状骨切り線をデザインする
    - このあと開頭になる。バーホールは supraorbital bar と前頭骨の骨片になる部分を開けないようにする。

❶-3 道化師様眼窩の修正

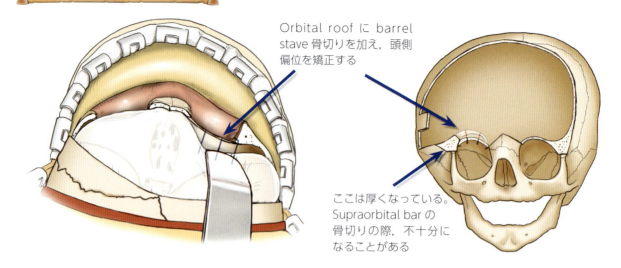

Orbital roof に barrel stave 骨切りを加え，頭側偏位を矯正する

ここは厚くなっている。Supraorbital bar の骨切りの際，不十分になることがある

■ 開頭して supraorbital bar を外したら，まず道化師様眼窩の修正をする。患側の眼窩上壁に barrel stave 骨切りを加えて，眼窩内に骨片を折り曲げる

- これにより眼窩内容積を小さくして，眉毛と上眼瞼の後上方偏位を矯正する。

❶-4 Supraorbital barの形成

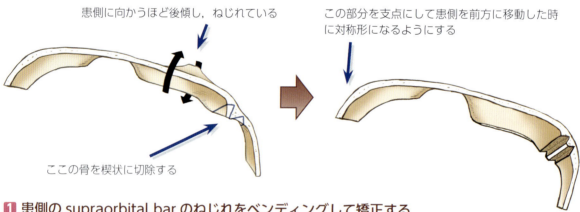

患側に向かうほど後傾し，ねじれている

この部分を支点にして患側を前方に移動した時に対称形になるようにする

ここの骨を楔状に切除する

1 患側の supraorbital bar のねじれをベンディングして矯正する
- 徒手的な矯正が困難であれば，正中でいったん切断し，矯正位で再固定する。
- その際，接合部の段差は剥削して整える。

2 患側の bar は直線状で弯曲が弱くなっている。眼窩外縁の位置で，骨が分厚くなっているところがある。この裏面にレシプロで縦溝を複数加え，kerf bending technique（p220 参照）で矯正し，対称性を得るようにする
- 溝というよりも楔状に骨を切除するイメージだ。溝が少ないと折れやすいし，表面近くまで皮質骨を薄くしてしまうと折れてしまう。

❶-5 Supraorbital bar の固定

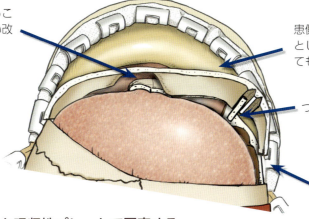

鼻根部分はかなりずれることになるが，成長に伴い改善してくる

患側はやや over correction として健側より少し前に出してもよい

つっかえ棒の骨移植

外側は凸に残していた骨に接合するようトリミングして固定する

■ **Supraorbital bar を吸収性プレートで固定する**
- 骨がやわらかくてしなってしまう場合，患側眼窩外側部分につっかえ棒の骨移植をするのもありだ．
- 鼻根部も吸収性プレートで固定してしまうのもあり．
- 患側の前方移動は絶対に under correction にならないように！

❶-6 組み立て

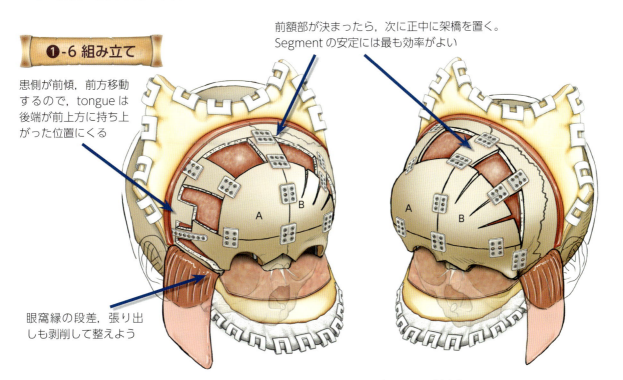

患側が前傾，前方移動するので，tongue は後端が前上方に持ち上がった位置にくる

前額部が決まったら，次に正中に架橋を置く．Segment の安定には最も効率がよい

眼窩縁の段差，張り出しも剝削して整えよう

1 **健側骨片はそのまま患側にスライドさせ，患側骨片は回転させて健側に配置する**
- 直線部分の長さを同じにしているので，これではまるはずだ．
- ずれや重なりがある場合，トリミングしてぴったりと合うようにする．隙間があるとあとあと段差の原因になる．

2 **前額の位置が決定したら，残りの骨片を適宜橋渡しになるように配置して，骨片を安定化させる**
- 皮弁を戻しながら入念に形態を確認して骨固定位置を決定する．

前額の丸く突出した形状を表現するため，前頭骨片の下縁の接合線をわずかに弧状に加工し，supraorbital bar に対しやや後傾させて固定するとよい。

❶-7 閉創

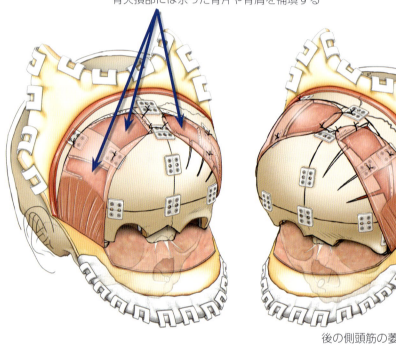

骨欠損部には余った骨片や骨屑を補填する

後の側頭筋の萎縮による陥凹変形を予防するために前方寄りになるように配置する

❶ 骨欠損部に bone dust を配置してフィブリン糊で固定した後，骨欠損が可能な限り被覆するように骨膜を吸収糸で縫合固定する
　🧁 固定先はプレートだったり骨にドリルで穴を開けてそこに固定したりする。

❷ 皮下ドレーンを留置して，帽状腱膜，皮膚の順に縫合する
　🧁 患側はかなり拡大されている。閉創に難渋する場合にはモノポーラーを用いて帽状腱膜をメロンパンのように格子状に切開する（p203 参照）。

⚠ 注意点など

・術後管理は p197 に準じる。
・片側冠状縫合早期癒合症はまれに Sathre-Chotzen 症候群，Muenke 症候群の可能性がある。Sathre-Chotzen 症候群の場合には眼瞼下垂と外耳の変形を来たすことが多く，精神発達遅滞はまれ（5%）。一方，Muenke 症候群の場合，感音性難聴の頻度が高く，精神発達遅滞を来たすことが多い（35%）。
・斜頭は他の変形に比べて整容面の改善要素が大きく，いかにその左右非対称性を治すかが肝だ。三次元的なねじれ・ゆがみを修正してよい形態を目指そう。

❷-1 骨切りデザイン―その2 replacement 法

場合によってはもっと後方まで剥離して探し出す

新たな前頭骨 "frontal bone flap" となる

全部が完璧に合わなくても，このアーチは完全にフィットする場所を探す

骨切り後はこのラインを基準に supraorbital bar のねじれを矯正する

1 **Marchac template が最もフィットする部分，すなわち新しい前頭骨（frontal bone flap）を頭蓋冠から探し出す**

- 🧁 Supraorbital bar を含まないようにする。

2 **開頭範囲は変形した前頭部を含み，それよりひとまわり大きい冠状骨切り線を設定する**

- 🧁 冠状骨切り線が frontal bone flap を横切る場合，そこは切らないようにする。Supraorbital bar と frontal bone flap を何よりも優先してデザイン・骨切りする。
- 🧁 この後の開頭方法は remodeling 法と同様だ。

❷-2 組み立て

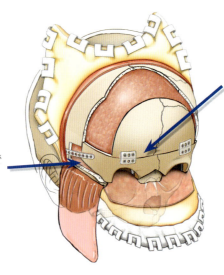

眼窩外側から長いプレートで側頭部まで橋渡ししてもよい

Supraorbital bar のねじれを矯正すると frontal bone flap と一部重なりが出てくる。そこは bar を適宜トリミングしてぴったりと合うようにする

■ 作業台で frontal bone flap と supraorbital bar を固定し，一塊とする
- もし frontal bone flap の外周がテンプレートに合わなかったら，fan cut を加えてベンディングする。
- その後の骨の配置方法や閉創は remodeling 法と同様だ。

Marchac template

フランスの形成外科医，Daniel Marchac はパリの人間博物館でさまざまな年代の頭蓋骨の形態を検証し，このテンプレートを設計した。

彼の研究によると，3〜4歳以降は前頭部の形状に大きな変化がないことから，テンプレートは幼児サイズ（small）と成人サイズ（large）の2パターンで十分という結論に至った。このワイヤーフレームは，内周と外周を使い分けることで，計4パターンのツールとなる。

このテンプレートを使うことで頭蓋冠から生理的な前頭骨形態をもつ部分を見つけ出すことができる。変形した前頭骨を新しい頭蓋骨に置換（replacement）することで，生理的な front-orbital segment が構築されるという優れモノだ。

ちなみに実際は小児例に使うことはほとんどなく，成人例がもっぱらだ。

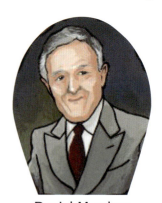

Daniel Marchac
(1936–2012)

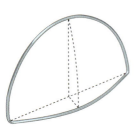

テンプレートの large サイズは太さ 2 mm のワイヤーで，幅 9.3 cm，頭側に 5.5 cm，前方に 1.8 cm の平坦なアーチが互いに直角の関係となったフレームだ。斜頭だけではなく，三角頭や短頭でも使用できる。

ミッション 8 頭部の頭蓋縫合早期癒合症

07 短頭

彦坂 信

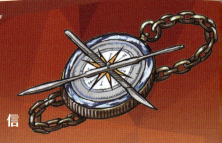

Explore the destination

» 短頭はアペール症候群やファイファー症候群などの症候群性で認められることが多い。
» 手術の目的は，前頭前額形態の改善という整容面と，十分な頭蓋内容積の拡大という機能面の 2 つだ。
» 短頭においては，頭蓋内容積の拡大が優先されることが多い。

変形の特徴

　短頭は両側冠状縫合早期癒合症，あるいは両側ラムダ縫合早期癒合により生じる。頻度的には両側冠状縫合早期癒合症の方が多い。その名が示すように，cephalic index（p190 参照）の拡大，すなわち前後径が短縮する一方で，その横径は拡大している。
　具体的には，cephalic index が日本人標準値（3 歳以下）94 以上で短頭と判断されるが，手術適応となる短頭では 100 以上のことが多い。
　また多くの場合，頭蓋高（耳孔から頭頂部までの垂直的な高さ）も正常に比べて高くなっている。また側頭窩（いわゆるこめかみ）は張り出している。

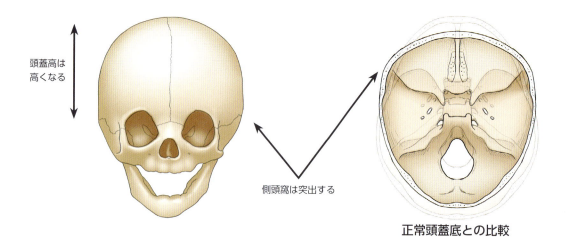

　バリエーションとしては 2 つに大別される印象がある。1 つは正常な前頭蓋形態を呈しているパターンだ。もう 1 つは眼窩上縁，すなわち supraorbital bar の部分は陥凹している一方で，それより頭側の前額部が突出しているパターンだ（次頁図）。

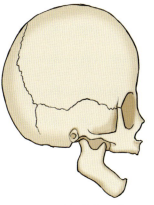
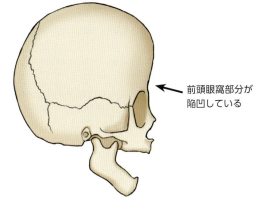

正常な前頭蓋形態のパターン　　　　眼窩上縁が陥凹し，前頭部が突出するパターン

← 前頭眼窩部分が陥凹している

治療の適応

冠状縫合は頭蓋底まで連続している縫合だ。そのため，時に中顔面の低形成を来たすことがある。頭蓋のみならず顔面にも影響を及ぼすということから，両側冠状縫合早期癒合症は症候群性だとすることもある。またアペール症候群やファイファー症候群などいくつかの症候群では両側冠状縫合癒合を呈することが多い。

前額形態の形成方法は異なるが，三角頭蓋，斜頭と同様に，前頭眼窩前進術が適応だ。本項では一期的頭蓋形成術の解説をメインに行うが，短頭では前進させる距離が他の変形より大きくなる分，皮膚緊張が強く閉創困難なことが少なくない。閉創困難だからといって前進量を妥協するのではなく，骨切りして組み替えた前頭眼窩に延長器を装着させる骨延長法の適応も選択肢として一考しよう。

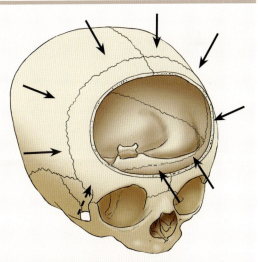

冠状縫合は頭蓋冠から頭蓋底まで連続する。Coronal ring なんて呼ばれたりする。

前が先？　後ろが先？

前頭眼窩形成術（骨延長法を含む）と後頭蓋延長のいずれを先に行うかについては，より大きな頭蓋内容積を獲得できる後頭蓋延長を先に行うという考えと，幼少期には後頭骨が薄く，延長器の装着が難しいため，骨がより厚く手術しやすい前頭眼窩を先に手術するという，双方の考えがある。

手技

❶ 骨膜の切開剥離

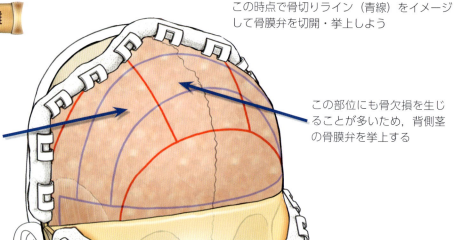

多くの場合，冠状縫合線上に骨欠損が生じることが多いため，閉創時に被覆できるよう側頭筋を茎とした骨膜弁を挙上する

この時点で骨切りライン（青線）をイメージして骨膜弁を切開・挙上しよう

この部位にも骨欠損を生じることが多いため，背側茎の骨膜弁を挙上する

- ■ **手術は両側ジグザグ冠状切開で行い**（ベーシック編 p164 参照），**骨膜弁を挙上する**
  - 💎 形成後の骨欠損部をイメージし，被覆できるように骨膜弁を挙上する。

❷ 骨切りデザイン —パターン1

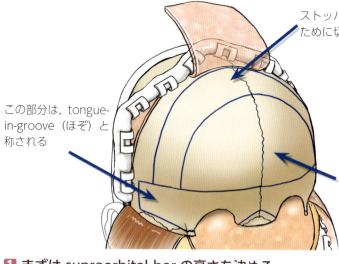
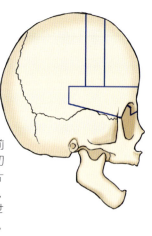

この部分は，tongue-in-groove（ほぞ）と称される

ストッパーとして使用するために切り出しておく

この骨片で新たな前額部を形成する。切り出した後で，骨片を左右で分割したり，さらに90°回転させるなどの加工をして，前額形態を作る

1 まずは supraorbital bar の高さを決める
- 💎 Supraorbital bar は，後の加工と固定に耐えられるよう，脆弱にならないように一定の幅をもって切り出す。最低でも 15 mm の幅はほしい。
- 💎 Tongue-in-groove は，supraorbital bar を前進させる方向を規定する重要な部分だ。方向を慎重に見極めてデザインする。

2 次に前額部の骨切りラインを決定する
- 💎 場合によっては組み換えることもある。それを考慮して正中から外側までの距離と前頭縫合に沿った部分の長さは同じになるようにする。
- 💎 つまり"底辺の弧：高さの弧＝ 2:1"になるようにするといい。

❸ Supraorbital bar のリモデリング

正中では，形成したい眼窩上縁のカーブにするため，左右に分割して加工したり，bone bender で若木骨折させることもある

眼窩上壁や外縁に骨片を移植する。ほぞで加工すれば，スクリュー固定は不要だ

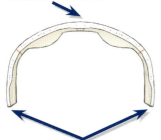
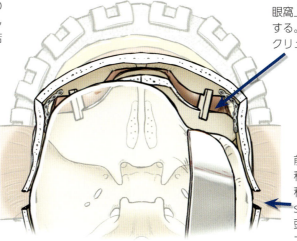

両外側では，側頭部の膨隆をなくすため，左右の bar を外し，入れ替えて固定する

前進させた隙間に骨片を移植してもよい。ここは移植の有無にかかわらず supraorbital bar ～ 側頭部までを渡すように，プレート固定する

❶ 作成したい前額部の輪郭をイメージして supraorbital bar を加工する
- 脳ベラを曲げて患児の頭部に当ててイメージしたり，論文で報告された健常児の前頭前額の計測データを参考にするとよい。最後に必要になるのは美的センスだ。

❷ 確実に前進が得られるよう，眼窩上縁や外縁，または groove の部分にスペーサーとして骨移植して supraorbital bar を固定する

❹ 側頭部と頭頂部の形成

空いた隙間には開頭時に回収した bone dust を補填してフィブリン糊で固定する

ここでは，前頭骨片を正中で分割し，左右を入れ替えて90°回転して連結させている

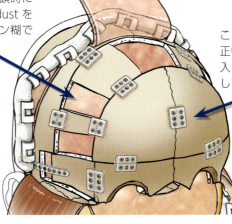
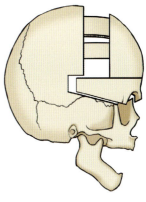

❶ 先に作成した supraorbital bar の輪郭に一致するように前頭骨片を形成して固定する
- 前頭前額形態を規定する整容性の要だ。高さ，幅，カーブのすべての要素に注意しよう。

❷ 残った骨片を活用して，残る骨欠損部に固定していく
- 固定箇所の優先順位は，前頭前額部の前進を確実にするストッパーとなる部分，次いで頭蓋の自然な輪郭を形成する部分だ。

後戻りを防止するテクニック

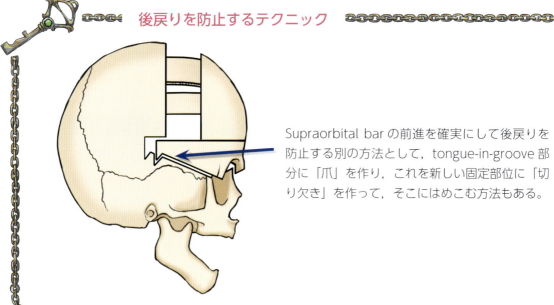

Supraorbital bar の前進を確実にして後戻りを防止する別の方法として，tongue-in-groove 部分に「爪」を作り，これを新しい固定部位に「切り欠き」を作って，そこにはめこむ方法もある。

❺ 骨膜と側頭筋の固定

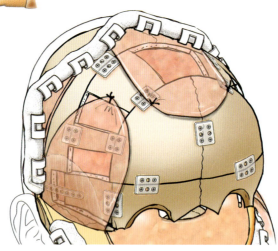

１ あらかじめ挙上しておいた骨膜・側頭筋弁をできるだけ骨欠損部を被覆できるように固定する
- 骨に開けた穴や，プレートの穴に縫合固定するとよい。
- 側頭筋は挫滅させると後に萎縮して，側頭部の陥凹である temporal hollowing を来たすので愛護的に扱おう。また正しい位置に固定しないと，同様に側頭部の陥凹変形を生じるので，十分に頭側に引き上げて固定する。

２ 陰圧閉鎖ドレーンを皮下に留置して，閉創する

❷-2 骨切りデザイン —パターン2

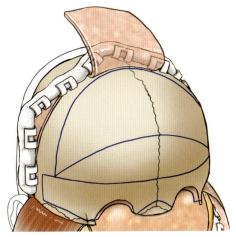
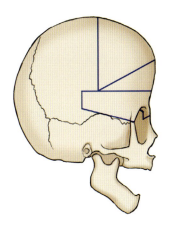

■ Supraorbital bar より前頭部の突出が強い場合，形成したい前額形態に合う曲率の骨片を切り出すようにデザインする

- 新たに形成したい supraorbital bar と前額の曲率を脳ベラを曲げてイメージし，これと合う部位を探し出すとよい。時には上下を反転させることもある。
- Supraorbital bar のデザインのコツは，パターン1と同様だ。

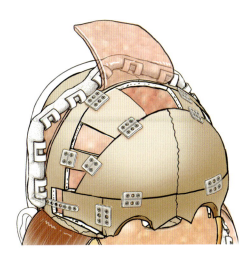
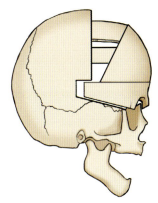

固定方法と骨膜の固定は❺と同様だ

⚠ 注意点など

- 術後管理はp197に準じる。
- 手術計画の時点で，新たに形成したい前頭前額形態をイメージすることが重要だ。そのうえで患児の前頭前額形態と比較して，どのように骨切り・加工をしなければいけないのか，どの程度前進しなければならないのかを決めよう。そうすれば一期的頭蓋形成術か（形態の改善の自由度が高い），骨延長法か（頭蓋拡大の余地が大きい），骨延長法なら前頭前額部の加工が必要かが自ずと決まってくる。

骨延長法を選択する

前進量が多く，皮膚の緊張が強くて閉創が困難になると考えられる場合には，骨延長法を選択しよう。延長法の利点は，一期法では難しい拡大量が得られること，拡大に伴う死腔リスクの低下，そして仮骨形成により骨移植せずに拡大部への骨形成が期待される点だ。方法のバリエーションは，以下のようなものがある。

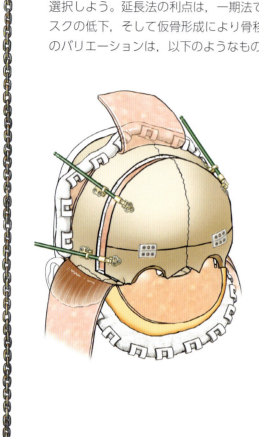

❶ 左図のように前頭開頭の後に supraorbital bar を骨切りし，延長器を装着する。より積極的に，前頭前額形態を一期的頭蓋形成術に準じて望ましい形態に形成し，延長器を取り付けることもできる。一方で，延長骨片は硬膜と骨膜からは剥離しているため遊離骨片となる。そのため骨片の血流が不安定になる。骨吸収のリスクがある。

❷ 側頭部や前頭部にバーホールよりやや大きい「窓」を開けて硬膜上を剥離し，ここから骨切りする。骨片は骨切り部以外は硬膜から剥離を行わないため血流が保たれるが，骨切りが煩雑となる。また，骨切りに際して硬膜損傷を来たした場合は，骨片を外して修復する必要がある。

❸ 延長に伴い局所的な突出変形も改善できるように，延長の間隙にタイル状の骨切りを加える方法（MoD 法：p213 参照）がある。延長とともにタイル状の骨片は自然な輪郭に一致するように移動していく。

ミッション 8 頭部の頭蓋縫合早期癒合症

08 後頭蓋形成術

玉田一敬

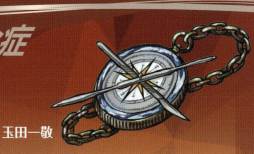

Explore the destination

- 片側ラムダ縫合早期癒合症は頭位性斜頭との鑑別が重要だ。
- 片側ラムダ縫合早期癒合症では，癒合により平坦化した部位と，代償性変形のために突出した頭頂部の骨を入れ替える術式が簡便で効果的だ。
- 後頭蓋の狭小化が顕著な症例や，症候群性の頭蓋縫合早期癒合症には，後方延長による頭蓋拡大が有効だ。

後頭蓋形成術の適応

　非症候群性の頭蓋縫合早期癒合症のなかで，最も頻度が高いのは矢状縫合早期癒合症だ。次いで片側冠状縫合早期癒合症，前頭縫合早期癒合となる。基本的には前頭部に対しての変形のため，これまで解説してきたように前頭眼窩前進術（FOA）が基本術式になる。

　一方，まれではあるが，ラムダ縫合も早期癒合を呈することがあり，この場合は後頭蓋形成術が適応となる。片側ラムダ縫合早期癒合では頭位性斜頭（deformational plagiocephaly）との鑑別が非常に重要だ。これら2者および片側冠状縫合早期癒合症を見分けるポイントを次に示す。

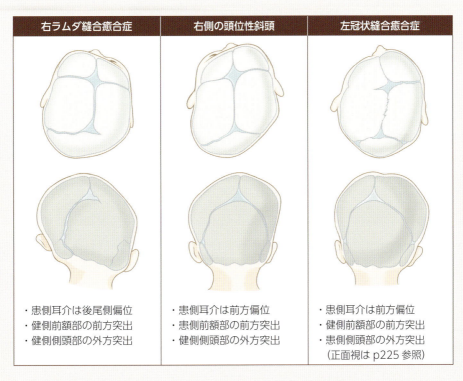

片側ラムダ縫合癒合の手術術式として，前頭部と同様に後頭部にbarを作成し，患側を後

方に拡大する術式も知られている。ただし，その術式は術後の体位での後戻りも懸念されるため，ここではより簡便かつ効率的に頭蓋形態を改善させる術式を紹介する。

手技 —片側ラムダ縫合癒合に対する後頭蓋形成—

❶ 手術体位と切開

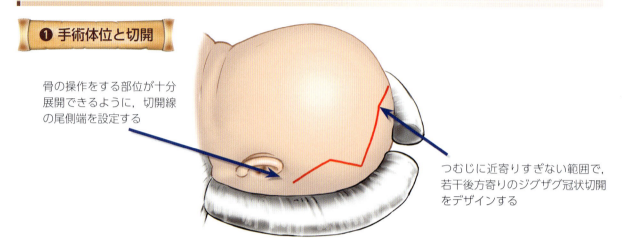

骨の操作をする部位が十分展開できるように，切開線の尾側端を設定する

つむじに近寄りすぎない範囲で，若干後方寄りのジグザグ冠状切開をデザインする

1 **前方の操作を要さない術式の場合，体位は腹臥位で行う**
- 頬骨部などに褥瘡を生じるリスクがあるため，除圧対策を心がけよう。

2 **ジグザグの冠状切開でアプローチする**
- 冠状縫合より前の部位の操作は不要なので，後方寄りの切開の方が頭皮弁の展開は楽だ。
- ただし，つむじに寄りすぎると術後に瘢痕が見えやすくなるため注意が必要。

❷ 骨切りデザイン

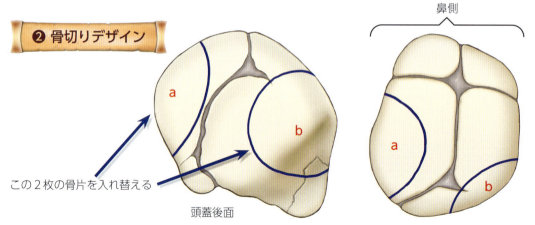

この2枚の骨片を入れ替える

頭蓋後面

鼻側

1 **代償性変形のために突出した健側頭頂部の骨片（a）を用いて，癒合して平坦化した部位（b）を拡大して再建する**

2 **まず平坦化した部位をどれくらい切除するかおおよそ検討をつけ，健側頭頂部から骨片（a）を切り出す**
- 切り出した骨片をあてがって正確にトレースしてから平坦化した癒合部の骨切り（b）を行うことで，仕上がりの後頭部にぴったりと骨片が固定され，術後の安定性が増す。
- 癒合部の骨切りを行う際には横静脈洞の損傷に注意が必要だ。術前に走行を十分確認しておこう。

❸ 頭蓋形成

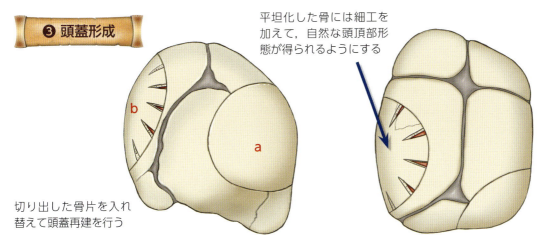

平坦化した骨には細工を加えて，自然な頭頂部形態が得られるようにする

切り出した骨片を入れ替えて頭蓋再建を行う

1 頭頂部から切り出した骨片はそのまま平坦化していた後頭部にあてがい，吸収性プレートを用いて強固に固定する

　🍰 後頭部は就眠時に頭部の重みが加わるため，骨片がずれないように強固な固定を行おう。

2 平坦化した後頭部から切り出した骨片はそのまま移植するのではなく，細工を加えて自然な頭頂部形態が得られるようにしてから健側頭頂部に固定する

　🍰 こちらには強固な固定を行わなくても問題ない。骨片をバラバラにして吸収糸などで固定を行うのも一案だ。

後頭蓋延長術の適応

　両側ラムダ縫合早期癒合の場合，後頭蓋全体の狭小化を来たすことになる。癒合が矢状縫合にも及んでいる場合には，bilateral lambdoid and sagittal synostosis（BLSS）と診断される。癒合した縫合線の形が車のベンツのマークに見えることから，Mercedes Benz syndrome とも称される。さまざまな代償性の頭蓋形態をとりうるが，短頭で後頭蓋の狭小化を伴う場合には後頭蓋延長術が適応だ。

　後頭蓋延長術の最大の利点はその拡大量だ。移動させる骨片が大きいため，得られる拡大量も FOA より大きい。症候群性頭蓋縫合早期癒合症の場合には頭蓋内容積をかなり大きくしなければならないことが多いため，ラムダ縫合早期癒合症の有無にかかわらず，後頭蓋延長を行う場合もある。

　後頭蓋延長はシンプルな術式であるが，いかに段差が少なく，拡大効率の良い延長を行えるかがカギだ。そのためには尾側の骨切りをなるべく下方（頸椎寄り）で行う必要があるが，横静脈洞を損傷しないよう注意して骨切りを行うことが重要だ。

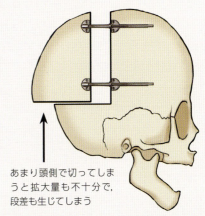

あまり頭側で切ってしまうと拡大量も不十分で，段差も生じてしまう

手技 ―後頭蓋延長―

❶-1 骨切りデザイン ―その1

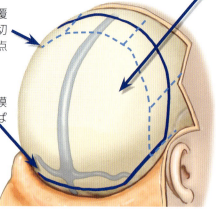
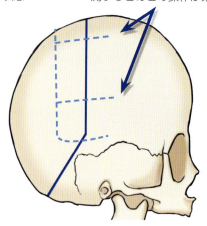

- 延長器を骨膜で覆いたい時の骨膜切開のライン（青点線）
- 骨切り部だけ骨膜を切開剥離すればよい
- イラストでは割愛したが，ここは骨膜がある状態
- 延長器設置部位で骨膜を切開するとあとの操作が楽

1 骨切り部位を露出させて骨切り線をデザインする。骨切り線に一致させて骨膜切開を行う
- 骨膜を剥離挙上する必要はない。
- 延長部位が骨膜に被覆された状態を保ちたいのであれば，骨切り線から3 cm以上離れた部位で骨膜を切開して剥離してから骨切りを行う（青点線）。

2 後頭蓋延長術では下方の骨切り線の設定が最も重要だ。横静脈洞を安全に横切れるような骨切りデザインを行う
- 横静脈洞を挟むようにバーホールを設置することも有効だ。
- 横静脈洞の走行はMRI venogramやCT angioを撮影したり，三次元モデルの内面の形状を観察して確認しよう。

❶-2 延長器装着と延長イメージ

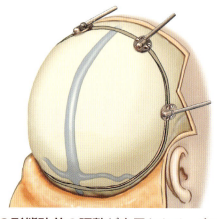
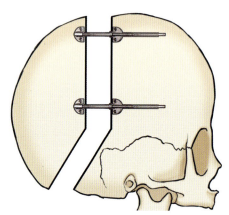

■ 延長中の形態改善の調整が容易なため，左右2カ所ずつ延長器を設置する
- もともとの変形に応じて，まっすぐに後ろに延長するのではなく，若干上方に向かって延長した方がよい症例もある。延長器の軸の角度を正確に調整することが重要だ。
- 延長器にはスクリューで固定するタイプと，コの字型の土台で骨を挟むように固定するタイプの2種類がある。それぞれ特徴があるので好みで使い分けるとよい。

244

❷-1 骨切りデザイン —その2

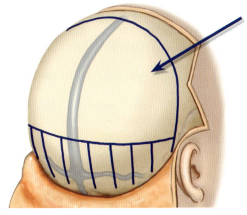

骨膜の剥離は
その1に準じる

6〜8枚くらいの短冊状の
骨切りをする

■ 横静脈洞の走行によっては，安全のために骨切りを横静脈洞上方で行わざるをえない症例もある．その場合，移動骨片の下方で短冊状の骨切りを行うことで，頭蓋内容積の拡大と整容的改善を補うのがよい

- 横静脈洞から近すぎず遠すぎず，その後の操作が安全に行える高さで水平方向の骨切りを行う．
- 短冊の数が多すぎると操作が煩雑になり，少なすぎると若木骨折が難しくなる．

❷-2 Barrel stave osteotomyとベンディング

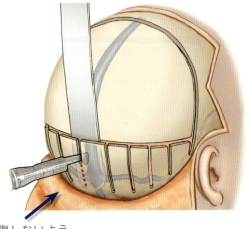

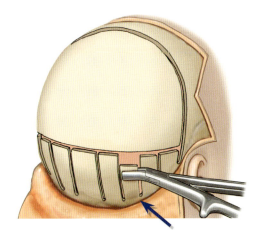

静脈洞を損傷しないよう，
最大限の注意を払おう

若木骨折はなるべく
短冊の根元で行う

１ 短冊状の骨切り（barrel stave osteotomy）の際には，静脈洞の保護を確実に行う
- 硬膜上の剥離を十分に行い，脳ベラで確実に保護してから骨切りを行う．

２ ボーンベンダーや大型のペアンを用いて若木骨折させる
- 短冊骨片が途中で折れてしまわないように，なるべく根元を把持して曲げることが重要だ．

245

❷-3 延長器装着と延長イメージ

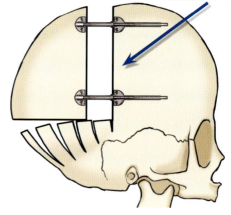

この骨切りラインは変曲点より後方にすること。延長するにつれてロッドは皮膚に接近してくる

この根元部分は骨膜は剥離しないこと！

1 延長方向を確認して延長器を取り付ける

- 前方の皮膚と延長器のロッドの干渉にも気をつける必要がある。変曲点（冠状断の断面積が最大となる位置）よりも若干後方で骨切りをして延長器を取り付けるようにしないと，延長中にロッドが皮膚を圧迫して皮膚潰瘍を生じる可能性がある。

2 短冊状の骨片は，骨切り部位のみ骨膜切開を行う。根元は骨膜を保っておく

- そのように骨切りをすることで，十分な若木骨折を行っても，骨片が散逸することを防ぐことができる。

3 短冊状の骨片と延長骨片とを吸収糸あるいは吸収性プレートで連結させておく

- 連結することで延長に伴って開いていくことができる。

⚠ 注意点など

【後頭蓋形成術】
- 術後，過度な局所的圧迫を予防するために低反発クッションなどに頭を置いておくようにする。
- 骨延長術も同様だが，術中に顔面に褥瘡を生じないように配慮することを忘れないように。

【後頭蓋延長術】
- 延長器のロッド刺入部に血痂が付着しやすいので，定期的に清拭を行う。延長が進むにつれて，ロッドは体内に入り込んでいくため，異物が埋入しないようにするためだ。
- 数日の待機期間の後，1日1mm程度の速度で骨延長を開始する。後方延長はFOAと異なり，多少延長しすぎたとしても整容的にさほど結果に悪影響を及ぼさないため，十分な拡大が得られることを優先させよう。
- ただし，延長終盤で移動骨片に弯曲（gull-wing deformity）が生じてきたら，それ以降は延長を長く継続しても骨片の変形が進行したり延長器脱落の原因となったりするため，あまりそれ以上の無理はしない方がよい。

頭頂から見て，カモメの形（gull-wing）になるようだと…

Gull-wing deformity

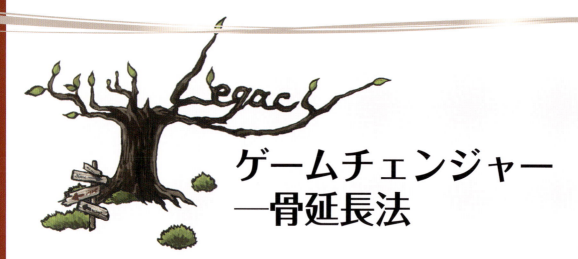

ゲームチェンジャー
―骨延長法

菅原康志

　Modern craniofacial surgery の登場に世界中の形成外科医が歓喜驚愕していた1960年代，ロシアの整形外科医 Ilizarov が，骨を切り，その骨を緩徐延長すると骨も軟部組織も延長できるという事象をたまたま発見しました。骨延長＝ distraction osteogenesis の誕生です。

　この骨延長法による頭蓋骨縫合早期癒合症（craniosynostosis：以下，CS）の治療は今では世界中で一般的になっています。私は1998年に CS に対する骨延長法を報告しました[1]。今ではその論文が骨延長法を CS の治療に応用した最初のものであるとの評価を得ています[2,3]。論文には客観的かつ科学的な事実しか記載されていませんので，ここではその論文が生まれることになったいきさつをお話しします。

イヤイヤ，この道へ

　なぜ私が骨延長法をCSに応用しようと思ったのか。それにはまず，私がCSの治療にかかわるようになった経緯から始める必要があるでしょう。

　それは1990年ころ，卒後5年目くらいのことでした。ある日，医局でとつぜん平林慎一先生（現帝京大学名誉教授）から，「すがぁ～らぁ，今度の地方会で，Pfiffer症候群の症例発表，お願いねっ！」と言われたのです。

　「…ふ，ふぁいふぁ？？…」聞いたことも診たこともない疾患でしたが，少なくともクラニオ系であることはわかりました。「抄録はボクの方でもう書いて出してあるんでっ，発表っ，よろしくっ！」と言い残して，去っていかれました。ハイ，今でしたら完全なパワハラですよね。でも，平成になってもまだまだ昭和が色濃く残る当時の外科系医局，上司に意見するなどもってのほか。「は，はい…，ありがとうございますッ…」そう答えるのがやっとでした。

　その時の気持ちを正直にいえば，マイクロ・チームじゃないんだ…，という感じです（笑）。というのも当時のクラニオといったら，手術はタイヘンだし症例は少ないしといった按配でしたから，若手はみんな敬遠してましたし，それに比べマイクロは，飛ぶ鳥落とす勢いの時代の花形分野でしたから。いずれにしても，こうして私の意志とは関係なく，クラニオフェイシャルサージャンとしてのキャリアがスタートしたのでした（でも今はもちろん，心から感謝しています）。

　さて，そんな不人気なクラニオフェイシャルサージャリー，実際のところどうだったのかといえば，ほんとうにストレスフルでした。手術もさることながら，特に術後管理といったら，それはもう綱渡りの連続です。1990年代当時の東大病院には ICU，PICU などありませんでしたので，術後管理は一般病棟で自らしなくてはなりません。相手は，点滴ラインを1本確保するにも一苦労するとっても小さな体ですし，ちょうど自分

の娘も同じ年ごろだったということもあって，大変というよりむしろ怖いくらいで，2～3日は帰宅できませんでした。今でも思い出すとちょっと苦しいです（笑）。

ただその一方で，手術中には開頭後にやわらかい脳実質がぶわぁ～～っと膨らんできて，さぞキツかっただろうな～，手術してよかったなぁー，とうれしい気持ちになったのも確かでした。

骨延長の衝撃

そんな感じでクラニオの世界に足を踏み入れて2～3年経ったころのことです。あの骨延長法が登場することになります。1992年，McCarthyが第1第2鰓弓症候群に骨延長法を応用したことで，以後この治療法は頭蓋顎顔面外科領域におけるトレンドになったのは，皆さんもご存じのことと思います。それまでの"骨切りしたら骨固定して，欠損部には骨移植する"という常識が覆された夢みたいな方法が登場したものですから，なんとしてでもこの技術をCSに使いたいっ！と思ったのは当然で，これを応用すれば間違いなく外科的侵襲を減らせるに違いない，と確信したのを今でも憶えています。

私は，論文を読んでいてもたってもいられず，まずはMcCarthyと同様，Hoffmannの指用の外固定装置を用いて頭蓋骨の延長を行うことにしました。ただ残念ながら指用の固定ピンは頭蓋骨に固定できませんので，新たにメーカーに製作を依頼しました。そして1996年12月，11歳のクルーゾン症候群にfronto-orbital advancement（以下，FOA）を行ったのが最初の症例です（図1）。手術は順調で，結果も予定通りのものでした。もちろん出血もそれまでと比較して少なくすんだので，とにかく術後管理が楽で治療者側としてもとても満足できるものでした。

この最初の症例の結果から，頭蓋骨の骨延長が可能なことはわかりましたが，Hoffmannは外固定型の延長器のため乳幼児には使えません。そこですぐに創内型延長器の開発に着手しました。

創内型の延長器をデザインするにあたって，最初はスクリューで固定する方法も検討したのです

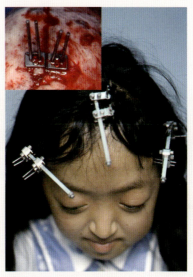

図1 特注のピンを，汎用のミニプレート用スクリューで固定し，Hoffmannの指用の外固定延長器を使って行った。

が，延長時にデバイスにかかる応力ベクトルが変化するため，ヒンジ機構が必要となり装置として複雑になることと，できるだけ抜去を容易にすることの2点から，現在使用されている形状になりました。

そしてこの新しく開発された内固定型の骨延長器を，薬事承認後の1997年9月，5歳のクルーゾン症候群に初めて臨床応用したのです。またそれまで前頭開頭後にsupraorbital barを作成していたのに替えて，これを一塊として骨切りしFOAを行ったのもこの時でした。いわゆる骨片を硬膜から剥離しないタイプのアプローチです[4]。

幸いすべてが順調に経過し，結果も予想以上で

したので，我ながらめっちゃスゲー方法じゃん！と有頂天になりました（**図2**）。以後，これぞ時代を変えるアプローチだと息巻いて，20数例に行いました。このころのアタシは，いわゆる全能感に浸る卒後10年目の勘違い外科医といったところだったと思います（笑）。

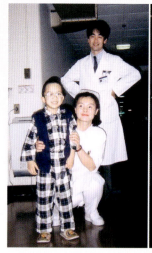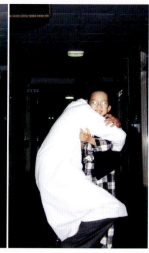

内固定型の骨延長器を使った最初の症例。退院前に東大病院の病棟で。

うれしさのあまりハグする外科医と，戸惑う男児。

図2

形態の改善にもこだわりたい

ところが，次第にどうしても納得できないことへの不満が，ふつふつと生じてきたのでした。それは頭蓋骨の形です。内固定型の骨延長器では，頭蓋骨片を一塊として移動せざるを得ないため，どうしても形態の改善が得られません。場合によっては別の新たな変形を引き起こす結果になります。

そんなわけで内固定型の骨延長をスタートして6年後の2002年，今度は外固定型の延長装置の開発に着手したのですが，それがMCDO（multi-directional calvarial distraction ostegenesis）になります。

当初から骨片を細かく切りそれぞれをワイヤーで牽引する，というアイデアだったので，まずは当時出始めていたハロー型の骨延長器を使って行いました。ワイヤーを装着できる頭蓋骨固定用のピンを試作し，これを使って前頭骨部分を牽引し，他の骨片は固定せず自由に移動できるようにしたところ，結果的にとてもキレイな頭蓋形態が得られたのです。

気を良くした私は，本格的に外固定装置の試作に入りますが，すぐに難題に直面します。1～2 mm厚の薄い子どもの頭蓋骨への装置の固定が，なかなかうまくいかないのです。何度も何度も製作現場に通って，ピンの形状やネジのピッチ，フレームとの固定法を技術者と改良しました（**図3**）。

そうして1年経ったころ，ようやく第1号器が完成し，2003年に最初の症例を行います。有り難いことに結果も問題なく良好でしたので，症例を重ねながら装置の改良を進め，フレームもア

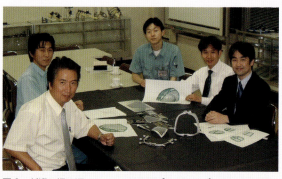

図3　新潟工場に通って，MCDOのプロトタイプを製作していた2002年ごろ。

ルミ製からABS樹脂，最終的には透明アクリル樹脂となり，創部も観察しやすく見た目も和らげることができました。こうしてようやく完成したMCDOですが，2022年現在でも毎年10数例ほど使われているようで，内固定型の骨延長器と合わせるとずいぶんの数が骨延長法で治療されているんだな〜と，きっかけ作りにかかわった外科医としては，感慨深いものがあります。

おわりに

　以上が私の骨延長法開発の話になります。それにしても，そもそものきっかけが，なんとなく（イヤイヤ？）クラニオフェイシャルサージャンとして仕事を始め，その中で外科侵襲を減らしたい（というか楽したい）という思いから骨延長法にたどり着いたという訳で，決して夢と希望とパッションから生み出されたものではないことがおわかりになり，いささかガッカリされたかもしれませんね。でも，私のようなストレスフリーを好むクラニオフェイシャルサージャンであったからこそ思いついた，ということでお許し下されば幸いです。

【参考文献】

1) Sugawara Y, et al: Gradual cranial vault expansion for the treatment of craniofacial synostosis: A preliminary report. Ann Plast Surg 40:554-565, 1998
2) Mundinger G, et al: Distraction osteogenisis for surgical treatment of craniosynostosis: A systematic review. J Plast Reconstr Surg 138:657-669, 2016
3) Hopper R, et al: Thirty years later: What has craniofacial distraction osteogenesis surgery replaced? J Plast Reconstr Surg 145:1073-1088, 2020
4) Hirabayashi S, et al: Frontoorbital advancement by gradual distraction. J Neurosurg 89:1058-1061, 1998
5) Sugawara Y, et al: Multidirectional cranial distraction osteogenesis for the treatment of craniosynostosis. Plast Reconstr Surg 126:1691-1698, 2010

ミッション 9　顔面の頭蓋縫合早期癒合症

01　術前に行っておくべき検査

及川裕之・冨田健太朗

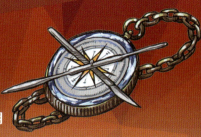

Explore the destination

» もともとあった症状なのか手術による合併症なのかを見極める必要が出てくることがある。必要最低限の検査ではなく，十分な検査を行って治療に臨もう。
» チーム医療で定期フォローとともに合併症のリスク評価を行おう。
» 周術期の合併症として頻度が高いものは気道合併症と神経合併症だ。

術前検査の目的

術前検査の目的は大きく3つに分けられる。
❶ 手術適応・時期を判断するため
❷ 手術戦略を練るため
❸ 周術期合併症のリスクを評価し，対応できるように準備するため

頭蓋縫合早期癒合に伴う顔面手術の多くは症候群性であり，全身性疾患に基づくものだ。手術の手順も多く，輸血は必須の手術であり，周術期における合併症のリスクは低くない。生命にかかわる重度の合併症が生じることもあり，そのリスクを極力小さくするために術前に十分準備することが重要だ。

評価項目とそのための検査

頭蓋縫合早期癒合症に伴う顔面手術では，術前に想定していない術中・術後合併症が起こることがある。しかしその頻度はまれであり，合併症の大部分は想定可能だ。だからこそ手術適応やその時期を慎重に検討し，合併症のリスク評価と対策をできる限り緻密に行うことが重要だ。そして術前の評価を術中管理を行う麻酔科医や，術後管理を行う集中治療医や小児科医と適切に共有することで，より安全に治療を進めることができる。

周術期の合併症として頻度が高いものは，気道合併症のほかに神経合併症だ。それらを含めて必要な評価について解説する。

▎頭蓋内圧亢進

顔面手術の前にすでに頭蓋への介入は済んでいることが多い。しかし未治療の場合も含めて頭蓋内圧亢進が疑われる場合には，中顔面と同時に頭蓋骨も同時に拡大させるmonobloc型骨切り術が適応になることもある。中顔面手術の詳細な方法は別項（p254）を参照してほしい。

◧ 気道狭窄

　症候群性の頭蓋縫合早期癒合症では，閉塞性睡眠時無呼吸症候群を認めることが多い。まずは問診で睡眠中のいびきや呼吸停止の有無を確認する。初診時に症状を認めなくても成長に伴い症状が出現する場合もあるため，定期検診では欠かさず確認しよう。また問診上，無症状であったとしても実際は重度の睡眠時無呼吸を呈していることもある。CT や X 線による気道狭窄の画像的な評価を行うとともに，客観的な評価として夜間 SpO2 スタディ，ポリソムノグラフィを小児科や耳鼻科に依頼して 2～3 年に 1 回は実施しよう。

　そして高度の気道狭窄が疑われる場合には喉頭ファイバーでの評価を検討しよう。また閉塞性無呼吸だけでなく，中枢性無呼吸の合併を認める場合もある。

> **鎮静への心得**
>
> 　気道狭窄を伴う患者に対して鎮静を行うことは非常に危険だということは認識しておこう。自然睡眠と薬物による鎮静は気道への影響は大きく異なる。検査や処置目的に鎮静を行う際には細心の注意を払う必要がある。心電図モニター，SpO2 モニター，呼気 CO2 モニターの装着を行い，酸素投与器具と気道確保器具を準備したうえで気道管理に習熟した麻酔科医，集中治療医，小児科医などの管理下で行うことが望ましい。

◧ 角膜障害

　眼球突出により閉眼困難である場合に角膜障害が起こりやすい。角膜障害が重度の場合には失明に至る可能性もあり，手術時期を急ぐ必要がある。

　また手術手技による直接的な影響として視神経障害，動眼神経障害，滑車神経障害が起こり得る。症状が出現した場合，手術との因果関係が問題となるため，術前に視野や眼球運動を評価しておこう。

◧ 咬合不全

　咬合は成長に伴い変化するため，普段から歯科で定期的に評価しておく。また上下前歯が永久歯に生え変わった段階で矯正歯科にも依頼しよう。これにより歯列矯正の介入が遅れることを防ぐことができるし，術前の正確な評価は，手術による改善の指標としても重要だ。

◧ 神経・精神発達

　手術後に意識状態の変容を認めたり，軽度意識障害が遷延することをしばしば経験する。経過から中枢神経の器質的異常が心配されるが，ほとんどの場合 MRI などの画像検査では異常を認めない。原因がはっきりしないことも多いが，一部はせん妄を見ている可能性がある。せん妄は，集中治療後症候群（post intensive care syndrome）の 1 つとして近年注目されており，患者予後を左右する合併症でもあり重要だ。しかし一方で，特に年少児のせん妄の診断は非常に難しい。術前に精神発達の程度を客観的に評価しておくとともに，疑われる場合には専門医の早期介入を積極的に検討しよう。

ミッション 9 顔面の頭蓋縫合早期癒合症

02 Le Fort III 型骨切り術

加持秀明

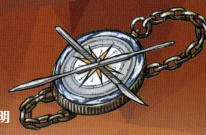

> **Explore the destination**
> 》 クルーゾン症候群など，中顔面低形成に対して行う手術だ。
> 》 中顔面低形成による眼球突出，上気道狭窄が機能的手術適応だ。
> 》 顔面プロファイルの改善など，整容的な効果も大きい。
> 》 冠状切開のみですべての骨切りが可能だ。
> 》 咬合不全改善のために，Le Fort I 型骨切り術を追加することも考慮する。

本手技の適応

　クルーゾン症候群やアペール症候群のような中顔面低形成を生じる疾患が適応となる。中顔面低形成による眼球突出は，角膜障害に起因する視力障害を引き起こす可能性がある。また，後鼻孔狭窄などによる上気道障害の原因となる。これらの症状に対して，中顔面骨切り移動術は効果的な術式だ。

　中顔面低形成に対する手術の代表格が Le Fort III 型骨切り術だ。他に中顔面低形成に対する手術方法には monobloc 骨切り術，Le Fort II 型骨切り術なども存在する。これら3つの術式は，すべて上気道障害に対しては同様の効果がある。眼球突出の原因，瞼裂の傾き，malar prominence（p109 参照）の高さなど，総合的に判断して術式選択を行うことが重要だ。

	Le Fort III 型骨切り術	Monobloc 型骨切り術	Le Fort II 型骨切り術
術式選択に考慮すべき眼球突出の主な原因	眼窩内側後方位 眼窩外側後方位	眼窩内側後方位 眼窩外側後方位 眼窩上縁（前頭骨）後方位	眼窩内側後方位
眼瞼裂の術後変化	不変	不変	瞼裂傾き変化あり
Malar prominence の術後変化	移動方向へ変化する	移動方向へ変化する	不変

幼少期でのLe Fort III型骨切り術の適応は慎重に考慮する必要がある．成長によりキャッチアップされてしまい，再Le Fort III型骨切り術が必要になってしまうことがあるからだ．

角膜障害や上気道狭窄による気管切開回避，もしくは離脱のため，あるいは就学後の社会的ストレス軽減のための顔貌改善など，幼少期でも手術が考慮されることはあるが，可能であればある程度成長してから手術を行った方が一度の手術で済む．

中顔面骨切り移動術では，中顔面低形成による相対的下顎前突は改善するが，咬合不全を正確に合わせるように移動させることは難しい．理由は，中顔面の移動方向と，咬合不全改善のための移動方向が異なることが多いからだ．移動方向が異なる場合は，Le Fort I型骨切り術や下顎骨骨切り術を追加することも考慮する．

骨切り後の前方移動は，骨移植を行いつつ一期的に行う方法と，骨延長器を装着する方法とがある．今は骨延長法が主流で延長器の種類もいくつかある．ここでは骨切り術に特化して解説する．

手技

❶ 眼窩外側縁骨切り

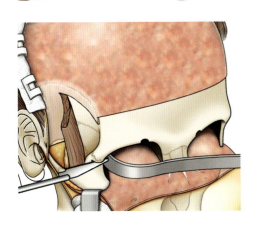
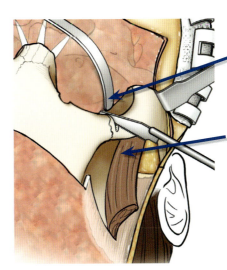

眼窩脂肪をマレアブルレトラクターでしっかり保護する

側頭筋を頬骨裏面よりしっかりリリースし，側頭窩を明示する

■ 頬骨前頭縫合部分をレシプロで頬骨蝶形骨縫合あたりまで骨切りする
- 冠状切開はベーシック編p164を参照．
- クルーゾン症候群などで頭蓋形成術でFOAの既往があると，アプローチだけでかなり大変だ．しっかり止血しながら視野を作ろう．
- 骨延長中に干渉しないように垂直，あるいは後方がやや尾側向きになるよう斜めにカットする．

❷ 眼窩外側壁の骨切り

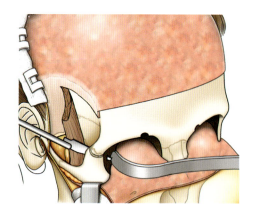
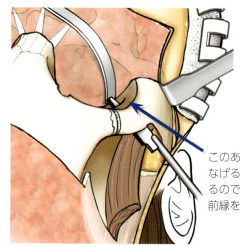

このあと眼窩下裂につなげるように骨切りするので深さは眼窩下裂前縁を目安にする

- 🟥 眼窩外側へ頬骨裏面にレシプロを入れて尾側から頭側に向けて眼窩縁の骨切り線につなげるように骨切りをする
  - 🧁 レシプロが眼窩内に出てくる部分はマレアブルレトラクターで眼窩内容物をしっかり保護する。
  - 🧁 このあと尾側に向けて骨切りする。そのためレシプロを入れる部分は眼窩縁の骨切り線から1〜2cm下からでよい。

❸ 眼窩外側壁から下眼窩裂まで骨切り

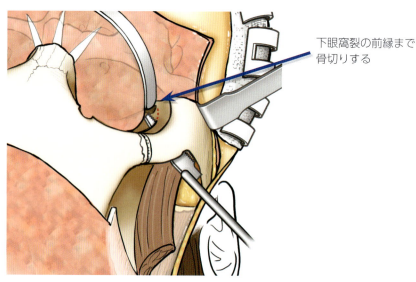

下眼窩裂の前縁まで骨切りする

- 1️⃣ ❷で骨切りしたラインにレシプロを逆向きに挿入し，今度は頭側から尾側の下眼窩裂に向かって骨切りする
  - 🧁 骨延長なら，眼窩縁から下眼窩裂に向かって一気に骨切りしてもOKだが，浅くなると眼窩下裂に連続しなくなってしまう。骨切り線はしっかりイメージしよう。
- 2️⃣ 下眼窩裂の前方内側縁は眼窩底と上顎洞側壁が稜になるところで，結構骨は硬い。この部分までレシプロでしっかりと切りきる
  - 🧁 ここには別に怖いものはない。あとあと❺でノミで追加骨切りするが，上顎洞に抜けるまで切るぐらいでちょうどよい。

❹ 眼窩底部の骨切り

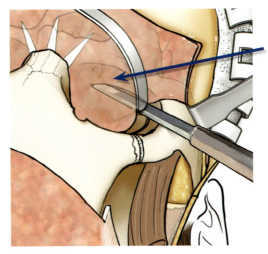

眼窩底部の骨切りが浅くなりそうなら，直ノミではなく曲ノミを選択して奥に切っていくのも一法だ

- 🟥 下眼窩裂にノミをはめて，そのまま眼窩下縁に平行にノミを入れるイメージで眼窩底を内側まで骨切りする
  - 🧁 眼窩下縁よりできるだけ離れて切る。距離が浅いとあとあとダウンフラクチャーの時に骨折する可能性が出てくる。
  - 🧁 ノミの先端の感覚と，長さからノミの先端の位置を想像しながら骨切りする。
  - 🧁 内壁は骨が薄くもろいので，最後に鼻腔に抜ける感じがする。

❺ 頬骨弓骨切り

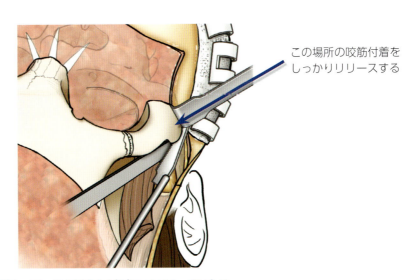

この場所の咬筋付着をしっかりリリースする

- 1️⃣ 移動骨片である頬骨に付着している咬筋を確実にリリースする
  - 🧁 骨膜剥離子で剥離するか，かなり硬く付着しているので電気メスで切ってもよい。
  - 🧁 移動骨片から咬筋をしっかり外さないと，移動量が不十分になったり，後戻りの原因になる可能性がある。
- 2️⃣ 頬骨弓の裏面にマレアブルレトラクターを置き，側頭筋を保護する。頬側から筋鉤をかけ尾側まで保護しつつ，レシプロで骨切りする
  - 🧁 全行程の骨切りの中で一番簡単，かつストレスのない骨切りだ。
  - 🧁 頬骨弓は前方の幅のある部位で切る。
  - 🧁 簡単な骨切りなのだが，頬骨弓の骨切りは意外と忘れがちなので注意しよう。

難所

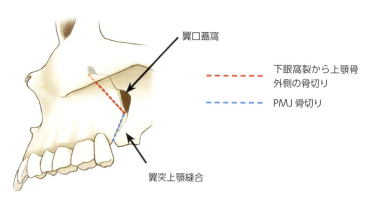

- 翼口蓋窩
- ---（赤破線）下眼窩裂から上顎骨外側の骨切り
- ---（青破線）PMJ骨切り
- 翼突上顎縫合

　LeFort Ⅲ型の骨切りは今から解説する「下眼窩裂から上顎骨外側の骨切り」と「PMJの離断」の2つが一番わかりにくい。ここの骨切りは赤線と青線の2段階ある。

　まずアプローチの段階で，骨膜下に翼口蓋窩，翼突上顎縫合の位置を確認しておくことが大切だ。上顎骨を回り込むように骨膜剥離子を進めると翼口蓋窩の陥凹を触れる。そのすぐ尾側に触れるせり出した骨が翼突上顎縫合だ。そのまま尾側まで翼突上顎縫合に沿って剥離を進めて臼後部まで剥離する。ここの剥離は直視することができないので，feel the bone shapeだ！ ガイドとして口腔内から左指で翼状突起を触れながら進めよう。

❻ 下眼窩裂から上顎骨外側の骨切り

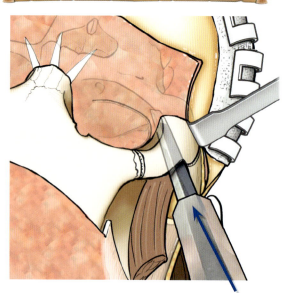
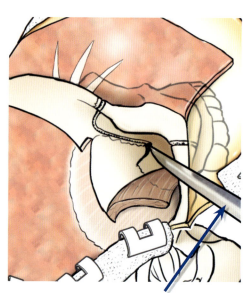

頭側から尾側に向けて切るというよりも，幅広のノミを頬骨弓に当たるくらいかなり寝かせて外側から内側に向けて切る

■ 骨切りラインとしては❸-❷のライン上になる。側頭窩から直ノミを入れて，翼突上顎縫合に向けて骨切りする

- 外側から上顎洞内に向けて切るとよい。
- オリエンテーションが付きにくいので，あらかじめ3D模型でノミの入る方向や距離を確認しておこう。

258

- 小児だとかなり狭いので注意。
- 成人であれば上顎骨外側は上顎洞が発達しているので比較的楽だ。しかし，小児では上顎洞が未発達のみならず上顎乳臼歯，上顎第1大臼歯，上顎第2大臼歯の歯胚が存在しているので損傷しないように注意しよう。

❼ PMJの離断

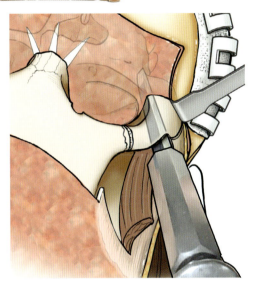
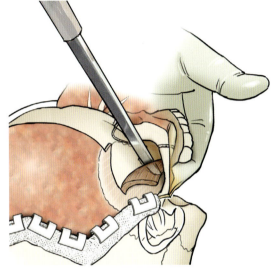

1. 口腔内に指を入れて臼歯部後端と翼突鉤の位置をチェックする。まず骨膜剥離子でノミの入るスペースとノミを入れる方向の確認を行う
    - 口腔内に入れた指で骨膜剥離子を触れながらスペースを作るとオリエンテーションがつきやすい。
2. 翼突上顎縫合の離断は，上外側よりノミを入れ，翼突上顎縫合の尾側から頭側にかけて3回くらいに分けて行う
    - 術野から目を離さず，ノミの角度を保って行うことが重要だ。
    - 利き手が右だと左側の離断がやりにくい。オリエンテーションをしっかりつけて確実に骨切りしよう。
    - 特に小児では，翼突上顎縫合がかなり高い位置にある。口腔内からよりも頭側からの方が楽だし安全だ。

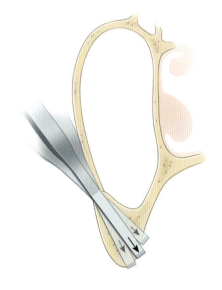

❽ 鼻根部の骨切り，鼻腔粘膜処理

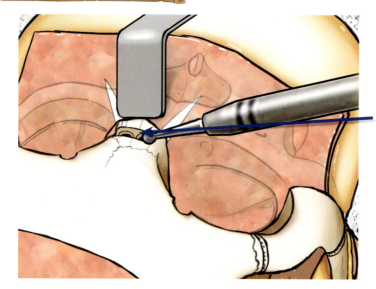

正中に篩骨垂直板，その両サイドに鼻粘膜が確認できる

1 前頭縫合よりわずかに尾側を削ると正中に篩骨垂直板が確認でき，その両サイドに鼻腔粘膜が露出する

- 鼻根部の骨切りは3 mmダイヤモンドバーを用いる。
- ここはしっかり幅をつけて骨切りしよう。細く骨を削っても，結局は鼻中隔離断の時にノミを入れる角度の確保ができない。
- 鼻腔粘膜はできるだけintactに。

2 骨切りした部分から粘膜下に局所麻酔薬を注射したのちに，細い粘膜剥離子で篩骨垂直板の左右粘膜を剥離する

- 可能であれば後鼻棘まで行う。
- このままの視野で鼻中隔離断をしたくなるが，最後に行う。なぜなら出血が多いからだ。
- 後で行う鼻中隔離断やダウンフラクチャー時に粘膜は切れてしまう可能性があるが，こうしておくと出血が少ない。

❾ 眼窩内側壁骨切り

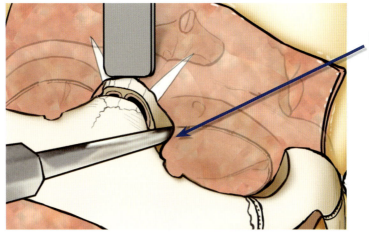

内眼角靱帯を外さないように注意

1 3 mm ダイヤモンドバーを用いて，鼻根部の骨切りをそのまま内壁側へ延長していく
- 内側壁に入ると篩骨蜂巣の上を骨切りすることになり，骨はかなり薄くなる。
- 篩骨蜂巣部の骨切りでは，粘膜が薄く破れてしまうが気にしない。

2 幅の狭いマレアブルレトラクターを後涙嚢稜に沿って配置し，軽く眼窩内容を保護しながら，ノミで後涙嚢稜の後方を骨切りする
- 眼球を圧迫しないように，狭いマレアブルレトラクターで術野の確保は最低限にする。
- ノミの方向が眼窩の奥の方に入りやすいので注意。骨のイメージをもって骨切りを。

❿ 鼻中隔の離断

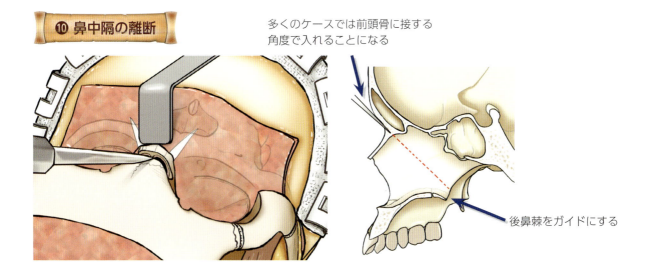

多くのケースでは前頭骨に接する角度で入れることになる

後鼻棘をガイドにする

■ 指で後鼻棘を確認しながら，ノミを用いて鼻中隔を離断する
- 篩骨垂直板は薄いのでスッと切れるが，鋤骨は厚いので少し抵抗がある。
- 鼻腔粘膜からの出血が多くなることがあるので注意しよう。
- ノミの角度はあらかじめCTや模型で確認しよう。前頭葉が下方偏位している例がまれにある。脳にノミを刺したら一大事だ。実は最後のこの骨切りが一番緊張する。

261

⓫ ダウンフラクチャー

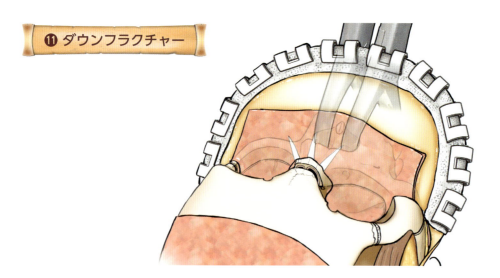

■ ロー鉗子でゆっくり優しくダウンフラクチャーを行う。鼻根部，眼窩外側部の骨が，ロー鉗子の動きと連動していることを確認する

- もし十分離断できていないと思う場合は，もう一度骨切りを確認する。くれぐれも無理にダウンフラクチャーをしてはならない。
- ロー鉗子の動きに連動して鼻根部，眼窩外側部の骨が動くようであれば，ボーンスプレッダーなどを翼突上顎縫合部に入れて十分に受動する。
- 翼突上顎縫合の離断が不十分でダウンフラクチャーを無理に行うと頭蓋底骨折を引き起こすことがある。

⓬ 閉創

■ 帽状腱膜下にサクションドレーンを留置し閉創する

- 一期的に移動を行った場合，前方移動した眼窩外側骨片と側頭筋の間の陥凹が目立つ。ここは，側頭筋の一部を挙上し，移動した骨片に縫合固定する。

▲ 注意点など

・ここで示した骨切りの手順は1つの例である。切る場所があまりに多いため，時に切り忘れたりすることがあるので，ある程度ルーチン化した方がよい。骨切りによる予期しない頬骨骨折を防ぐために（たいていはノミをテコのように動かしたことによる），頬骨弓や頬骨前頭縫合部を最後に切るやりかたもある。ただし，鼻中隔部分の骨切りは出血するので終わりのほうにした方が絶対よい。

・骨延長器には内固定式と外固定式がある。外固定式の方が延長方向は調整しやすいが，保定期間に創外固定装置が目立ってしまう。内固定式は移動方向をある程度術中に決めなければならない。また外固定と内固定を組み合わせた方法もある。自分に合った延長器を選択しよう。

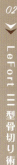

SHARE

仮想手術室

　VRが臨床に応用され始めている今日であるが，VRゴーグルがなくても目を閉じて仮想手術室に入り，手術シミュレーションをすることは大変有用である。

　Le Fort III型骨切り術は，形成外科手術の中で合併症が重篤になるものの1つである。このような手術をする時は，1週間くらい前から手術に対するワクワク感と不安感などが入り交じり，ベッドに入り目を閉じると，いつの間にか仮想手術室に入室し手術シミュレーションをしている。この仮想手術室でいかに鮮明な映像で手術できるかが重要である。鮮明な映像にならないところはシミュレーションが曖昧なところであり，翌日にしっかり確認する。これを繰り返し，手術前夜までには鮮明な映像でシミュレーションできるようにする。手術前夜に最後の仮想手術室に入室し，眠りにつく。これが手術前夜の私のルーティンである。

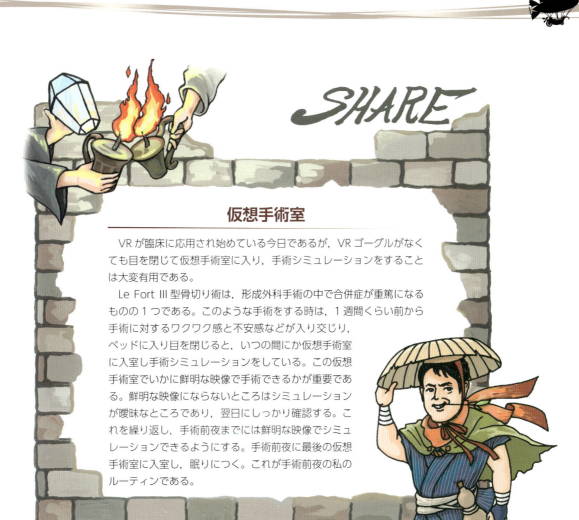

Chat Time 04 合併症、どうしてますか？

あやしげな酒場でのホンネトーク

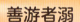
善游者溺

坂本
いきなりですけど、合併症を起こしたことはありますか？

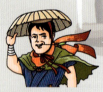
加持
あります。つい先日も術中に矢状静脈洞から噴いて…。

三輪
もちろんあります。

坂本
やっぱり一定数、執刀すると合併症は経験しますよね。

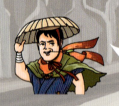
加持
執刀したてのころは慎重であんまりなかった気がします。むしろ何もトラブルなく数例やったタイミングが一番要注意かも。

人物紹介

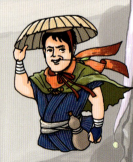
加持秀明

×

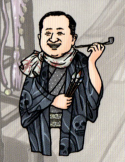
三輪　点

×

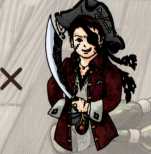
坂本好昭

264

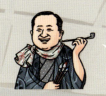
三輪
できるって、調子に乗り始めた時ですね。気を抜かない方がいい。

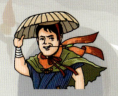
加持
ラーニングカーブが安定するには15〜20例くらいは必要だと思います。

三輪
症例を経験すればするほど、ある一定数で合併症は経験しますね。

坂本
ある程度経験してくると今度は安定してきますか？

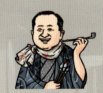
三輪
はい、なんとなく危険な香りが察知できるようになる。でも安定はしてきますが、合併症をゼロにできるっていうのはまずありえないと思います。

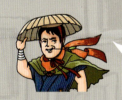
加持
経験を積むと、手術の順番も考えられるようになります。このあたりには必ず骨孔があるので出血するから慎重にとか、ココの剥離はこの方向からやった方がやりやすいとか。

坂本
悩ましいのは、合併症は起きた時にきちんと対応できないといけない、そのためにはその経験もある程度しておかないといけない、でも本当は経験したくない…という矛盾。

加持
いや、もうほんとその通りです！　合併症も結局はon the jobで学ぶしかないんです。

合併症の学び方

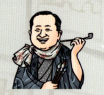
三輪:最近は学会でも合併症の報告と共有の報告，出るようになりましたね。

坂本:チャンピオン症例ばかりで自分に酔った発表されるとシラケますし。

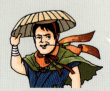
加持:そういう詳細な報告をしてくれる外科医は本物ですね。そういう先生のもとで合併症にどう対応しているか助手の時に経験したいですね。

坂本:意図的に経験できるものではなく、偶然なところが難しいですけど。

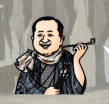
三輪:助手でも合併症が起きると本当に焦りました。何していいかわからなくなるし、余計なことできないし、もう逃げたくなります。

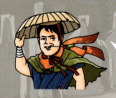
加持:怖かったですね。ただし、上の先生が妙に落ち着いていたのが印象にあります。

坂本:歴戦の強者みたいな。

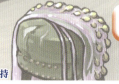
加持:その時も矢状静脈洞からの出血で。もうじゃばじゃば血が噴いてるんです。でも押さえれば止まるって。

三輪:そういうフレーズってなぜか印象に残ってるんですよね。

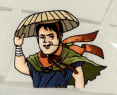
加持
はい。今回もその言葉が活きて、実際、押さえて止まりました。

三輪
合併症が起きたらなかなか難しいですが、冷静になるのが一番です。下の先生がパニックにならないように簡潔でわかりやすい指示を出すようにしています。

坂本
あー、若者想い。オペ室の空気、読んでますね。執刀医がパニックになると司令塔いなくなっちゃいますからね。

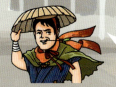
加持
ですね。合併症に対する引き出しの多い執刀医になりたいですね。冷静に適切な引き出しを開けていく感じがかっこいいです。

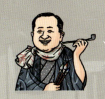
三輪
似たような合併症を別のものに応用できることも重要ですね。そうすればすべての合併症を経験しなくても対応できます。

坂本
目指すべき執刀医の姿が見えてきました。

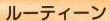

ルーティーン

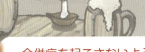

坂本
合併症を起こさないようにするためにしていることってありますか？

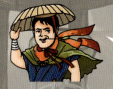
加持
手術前に頭の中でシミュレーションするのと、あと解剖を熟知すること。

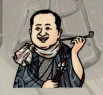
三輪
それに麻酔科とのコミュニケーション。

坂本
結局はそこに行きつくんですね。質問変えて、神頼みではないですが、手術の時のルーティーン、何かありますか？

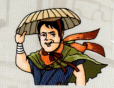
加持
ルーティーンですか？　あっ、トイレに行きます（笑）。

坂本
あー、それ大事です！

三輪
私もです。術中はひたすらリラックスを心がけています。

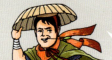
加持
同じ目的ですが、音楽かけてます。Apple Music。手術が終わったら、もう一度、頭とか顔を見て、子どもらしいかわいさを確認します。それで、抜管まで出血とかチェックしています。

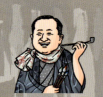
三輪
術後は反省。毎回ひたすら猛省してます。

坂本
結構、いろいろルーティーンあるんですね。

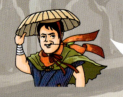
加持
はい！　でも正直ルーティーンといえるのはトイレかも。ちなみに先生のルーティーンは？

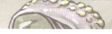

坂本
点滴でもマーゲンでも尿道バルーンでも、どれか1つ術前に管を1本自分で入れるっていうのがルーティーンです。

三輪
たしかに！　言われてみれば、いつも何かしら入れてますね。

ミッション 10 顎裂

顎裂骨移植術

坂本好昭

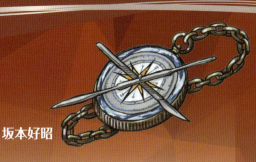

Explore the destination

» 高さと奥行きのある骨移植を意識しよう。
» 唇顎裂では深部には骨がある。唇顎口蓋裂では深部は口蓋形成で作成した粘膜だ。
» 良好な骨生着を得るには術後の食事管理も大事だ。

本手技の適応と目的

　顎裂は口唇裂に合併して存在し，顎裂単独のことはまれだ。そして口蓋裂合併の有無で，唇顎裂と唇顎口蓋裂の2つのパターンに大別される。この2つは，後述するが，粘膜の処理方法が異なる。

　顎裂があると，口腔と鼻腔が交通しているため，口腔内容物が容易に鼻に漏れてしまう。また歯列弓横径の狭小化が認められるが，このまま矯正治療で拡大しても歯槽部に連続性がないため，歯列の幅径は安定しない。また骨のないところに歯は萌出できないため，前歯の捻転や，犬歯の異所性萌出を来たす。そのため治療の目的は下記のものが考えられる。

❶ 口腔と鼻腔の交通の遮断
❷ 歯槽部の連続性の獲得
❸ 顎裂部への永久歯の誘導のための足場の形成

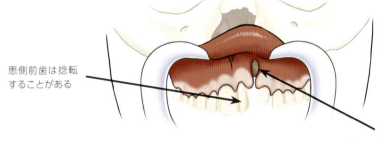

患側前歯は捻転することがある

顎裂部の粘膜は肥厚するため，実際の骨の顎裂幅よりも外見上狭く見えることがほとんどだ

左唇顎裂における骨の状態を示す。唇顎裂の場合，一次口蓋より後方に骨があることが唇顎口蓋裂との違いだ（後述）

手術時期は，口唇裂あるいは口蓋裂手術と同時に顎裂を閉じる一次手術と，5～6歳あるいは7～12歳時に行う二次手術がある。

一次手術は骨移植は行わず，顎裂部の粘膜閉鎖のみを行い，歯槽堤からの骨新生を期待する方法だ。一方，二次手術は前歯，あるいは犬歯萌出のタイミングで顎裂部の粘膜閉鎖と骨移植を行う方法だ。移植骨としては腸骨を使用することが現在のところスタンダードとなっている。

ここでは混合歯列期，犬歯萌出時期に行う二次顎裂部骨移植術について解説する。

手技

❶ 切開

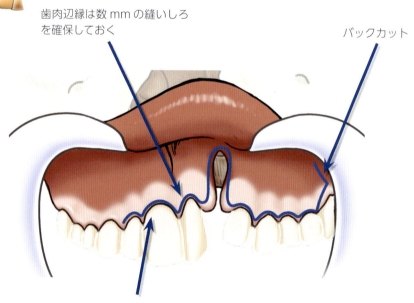

歯肉辺縁は数mmの縫いしろを確保しておく

バックカット

展開と閉創がしやすければ切開の範囲は少なくしてよい

■ **切開線は，裂縁と裂縁歯槽頂部，さらに歯頸部の歯肉辺縁切開とする**
　　顎裂より遠位側には閉創の際に，ずらし縫いを行うために縦切開にバックカットを加える。

❷ 歯肉骨膜弁の挙上

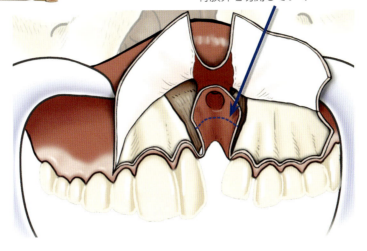

このあと顎裂深部に向けて粘膜骨膜弁を切開していく

■ 切開を加えたら，歯肉骨膜弁を挙上する

- 骨前面は容易に骨膜下での挙上が可能だが，顎裂部頭側は骨膜が存在しない。穴を開けないように慎重に切離しよう。
- 顎裂部辺縁の粘膜下は反応性に肥厚している。この粘膜下肥厚組織が介在すると粘膜の伸展が乏しく，かつ良好な骨架橋が得られないため切除する。

❸ 粘骨膜弁の挙上

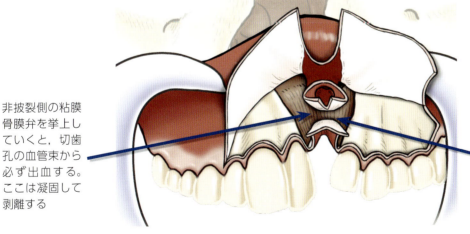

非披裂側の粘膜骨膜弁を挙上していくと，切歯孔の血管束から必ず出血する。ここは凝固して剥離する

深部断端には骨が存在する。必ずここまで粘骨膜弁を剥離挙上しよう

■ 顎裂部深部に向けて11番メスで粘骨膜を切開して剥離していく

- 粘骨膜の下床には唇顎裂の場合には上顎骨が存在するので，メスの刃は骨に当ててしまってよい。
- 顎裂部はワーキングスペースが狭い。手前から少しカットしたらカットした部分まで粘骨膜弁を挙上して，ということを繰り返すことで，徐々に視野が確保されて深部まで見えてくる。

❹ 裂の閉鎖

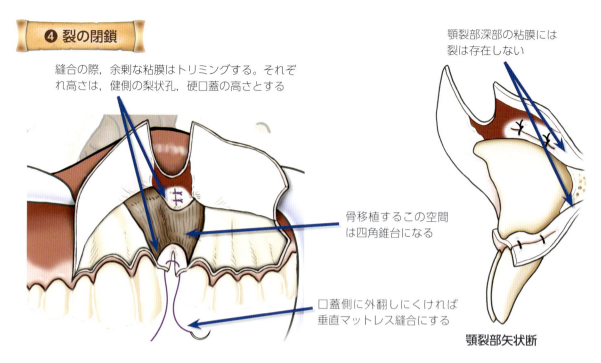

顎裂部矢状断

1. 鼻腔側粘骨膜弁を鼻腔内へ落とし込み，裂辺縁の骨膜同士を 4-0 あるいは 5-0 モノクリル吸収糸で縫合し，裂を閉鎖する
   - 全層ではなく骨膜にのみ糸をかけて縫合する。結び目は骨移植部にくる。
2. 口腔側粘骨膜弁をヒンジの要領で口腔側へ落とし込み，裂辺縁の粘骨膜を全層で 4-0 あるいは 5-0 のブレイド吸収糸で縫合し，口腔側裂を閉鎖する
   - 結び目は口蓋にくる。
   - ワーキングスペースが十分ない場合には鼻腔の前に口腔から行う。

❺ 骨移植と骨膜への減張切開

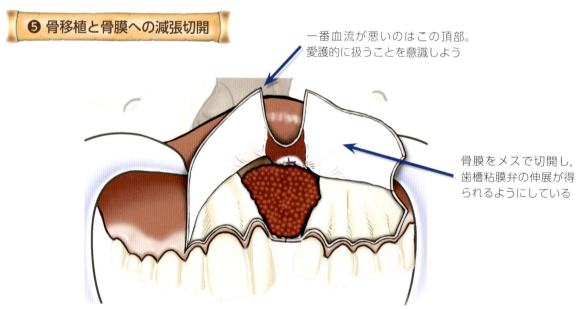

- 作成したポケットに骨を充填する
  - 海綿骨だけを入れこむ方法と，縫合した部分に皮質骨を当てて，そのうえで海綿骨を入れる方法がある。

❻ 閉創

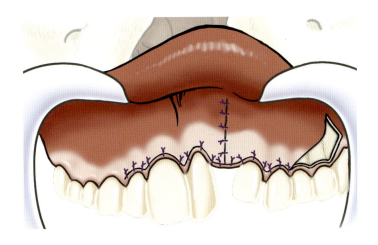

■ 顎裂部正中から外側に向かって 4-0 あるいは 5-0 ブレイド吸収糸で縫合する

❼ 術後管理

顎裂骨移植の術後管理で最も大事なのは食事の管理だ。
・口腔内のすすぎは，毎食後と寝る前の 1 日 4 回行う。
・食事は術後 3 日まで 5 分粥とムース食にする（この時期は疼痛などで食事が進まないこともあるため，胃管からの経管栄養を検討してもよい）。
・術後 4 日目からは全粥にする。
・術後 7 日目に採骨部の抜歯をして退院にする。退院してからは普通食を許可するが，前歯でかみ切るような食物（おにぎりやサンドイッチ）は控えてもらい，ハンバーグや唐揚げもあらかじめカットして食べてもらう。そのため学校給食ではなくお弁当を推奨する。
・術後 1 カ月で学校給食も許可し，食事形態の制限を解除する。

骨吸収という合併症

顎裂骨移植で骨吸収が多い場合，その理由は次の 2 つが考えられる。
❶介在する軟部組織の不十分な切除　　❷創離開

骨生着を考慮すると，guided bone regeneration の観点から増殖するスピードが硬組織よりも早い上皮や結合組織は可及的に切除し，骨膜で覆われたポケットを作成する必要があり，これはテクニカルな要素だ。

もう 1 つの創離開に関しては，顎裂部やその周囲は口唇形成術や口蓋形成術のせいで瘢痕組織が少なくない。また遊離した骨膜弁で閉鎖した裂部は血流のない移植床の上で縫合されており，下床からの血流もないため，環境要因といえる。

期せずして創離開を来たした場合にはあわててデブリードマンを行うのではなく，含嗽による洗浄で保存的な経過観察がよい。骨生着率の低下は避けられないが，裂部の粘膜閉鎖を優先させた方があとあとの再骨移植も容易になるからだ。

唇顎裂と唇顎口蓋裂の違い

　同じ顎裂といえども唇顎裂と唇顎口蓋裂に伴う顎裂では，治療の難易度や術後の骨生着量が大きく異なり，圧倒的に唇顎口蓋裂の方が大変だ。その理由は，ずばり顎裂部後端の骨の有無だ。

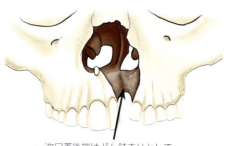

一次口蓋後端はどん詰まりとして骨が存在する

唇顎裂

どれだけ深部にいっても骨が存在しない（まれに口蓋裂手術の後に骨新生することもある）

唇顎口蓋裂

　そのため切開は同じでも裂部の粘膜骨膜弁の処理の仕方が変わってくる。できるだけ深部まで縫合閉鎖したいが，最深部はなかなか難しい。また万が一，剥離の際に深部で瘻孔を作ってしまうと，同部を縫合閉鎖することは困難だ。
　そういった場合には腸骨の皮質骨を補填して海綿骨が漏れることを防ぐのも一案だ。

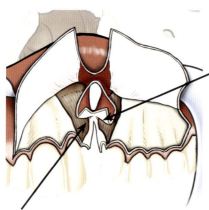
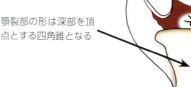

顎裂部の形は深部を頂点とする四角錐となる

この切開は唇顎裂と一緒。ただ唇顎口蓋裂の場合，深部には骨がないので，口蓋形成で閉鎖した硬口蓋部の粘膜を，慎重に鼻腔側と口腔側に切離する

深さとして一次口蓋後端くらいまでは攻めたい。でないと矯正に必要な骨量は得られない

顎裂部矢状断

Chat Time 05 Craniofacial surgeon になるには

あやしげな酒場でのホンネトーク

準備をしよう

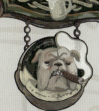

坂本: お2人はいつごろクラニオを専門にしようと思われたのでしょうか。

玉田: 大学生6年の時、試験対策のプリントでクラニオの存在を知り、一目惚れです。これこれ！こういうのがやりたい、って。それで形成外科に入局しました。

小山: なんかカッコいいなぁ。僕はね、大学院生の時ですね。院生って、ある意味モラトリアムの時期でもありますから、そこでいろんな可能性を考えたんですよ。

坂本: そこでなにゆえクラニオを？

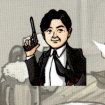

小山: 当時のうちの医局は、マイクロ・再建は役者が揃っていたというか、上が詰まってたんですよ。

人物紹介

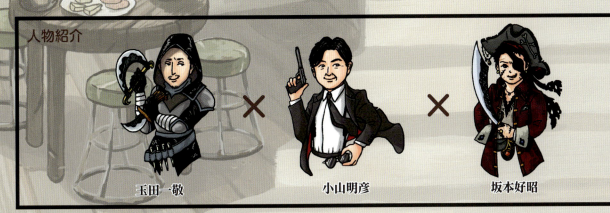

玉田一敬 × 小山明彦 × 坂本好昭

坂本
でもクラニオって、それほど人数を要するような分野ではないと思うんです。限られた人間がやればいいっていう感じといいますか。

玉田
その通り。なりたいと思って、みんながみんななれるわけではない。そのせいもあって、海外などに行くとクラニオフェイシャルサージャンであることを誇りに思っていることが雰囲気で伝わってきますよね。

坂本
そうやって考えると、その分野に人がいなかったから、やろうっていうのはすごいラッキーといいますか、なんといいますか。

小山
んー、まぁラッキーなのかなぁ。でも、形成外科医を目指そうと決めた時は、なんでもやれるようになれると思ってた。だからいろいろ勉強したよ。だから、やっていいよってトップから認めてもらえたのかなって。

坂本
クラニオって、いきなり手術をやらせてもらえるような領域じゃないですもんね。

小山
そう。だからクラニオの実績って誰もないわけよ。だからそれ以外のさまざまな仕事・手術で、「こいつにクラニオをやらせてみよう」とトップに思ってもらえるような積み重ねがまず大切だ、と思ってやってきたよね。

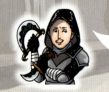

玉田
私もです。クラニオももちろんいろいろ教わりましたが、それ以外にも自分で、口蓋裂の口腔内印象採得とか、口腔外科の教室にお邪魔して技師長さんにプレートの作り方を習ったり、セファロをトレースしたりってことをレジデントの時からやっていました。

坂本
そうすると、クラニオをやりたいと思って「その道に進めた人」と「進めなかった人」がいますけど、この2つの違いは努力の足りなさ？

玉田
それもあるだろうけど、人生を生きる手段として医者をやるのか、クラニオを人生とするかの覚悟の違いかもね。

小山
んー、なんか伊達なこと言うなぁ。

チャンスをつかもう

坂本
クラニオやっている先生って留学しているイメージがあるんですけど、留学って必要なんですかね。

小山
必要かどうかはわからないけど、まとめて集中的に経験することは大事だと思う。それにさっきのアピールというか、チャンスをつかむための1つの武器にはなるんじゃない？

玉田
ですね。チームビルドのヒントも得ましたし、何より症例数の多い病院で、実際にどんな空気感で手術が進行していくのかを知れたのは大きかったです。

坂本
どんな空気感でした？

玉田
日本でのクラニオ手術はかなり大きな出来事っていう感じ。でも向こうでは当たり前の手術っていう感じでやっていましたね。

坂本
クラニオの留学って大変じゃなかったですか？ 私費だし、僕なんか貯金が底つきそうでした。

小山
同じく。わたしも貯金が底をついて、最後は少し親から借りました😂 それでも、代えがたい価値があります。間違いなく。

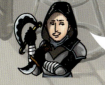
玉田
めちゃくちゃ苦労しましたね。オーストラリアにいた時はニンジンの根っこを水栽培してましたね。

277

小山
涙ぐましい。。。(T_T)

玉田
たしか、腐ったような…。

坂本
で、最後には底をついて一線を越えたんですよね？

小山
えっ？　そうなんですか？

玉田
そうそう、たしかあの時は…、ってなんもしてないわ！

坂本
（笑）

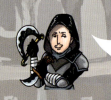
玉田
でも、留学のおかげで、絶対に後には引けないっていう気持ちにはなったよね。お金は取り戻せたかどうかわからないけど、使命は全うできたので満足しています。

いま、思うこと

坂本
最後に今回の本質。クラニオフェイシャルサージャンになって良かったですか？

玉田
他にとりえがないので、これでしか社会貢献できないですからね。これまでの罪滅ぼし含めて。

坂本
…やっぱりなんかしましたね。

小山先生は？ 頭抱えちゃってますけど…。

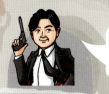
小山
いや、うん。頭蓋顎顔面外科医になれたのは最高によかった。それに尽きるよ。

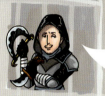
玉田
大変だけどさ、手術していてなんか、生きてる実感が湧くっていうか、充実感がすごいよね。

小山
誰にでもできることではない領域をやれていることに自負をもてるよね。自分にとっては expensive hobby です！

坂本
サディストでもあり、マゾヒストでもある。

小山
たしかに！

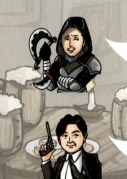
玉田
でもさ、クラニオフェイシャルサージャンやれて本当によかったって思うわ。それに一昔前に比べると、やりたいって思う若者、増えてきた気がするんだよね。

小山
それはね、メンターというかロールモデルの存在ですよ。こういう先生になりたいっていう具現化した存在がいれば、そこに若者は寄ってきます。

坂本
あとは、本のない分野に人は増えません。この本をきっかけに読者がまた、次の伝道者になってくれるといいなぁ…って。期待しています♪

Chapter 4

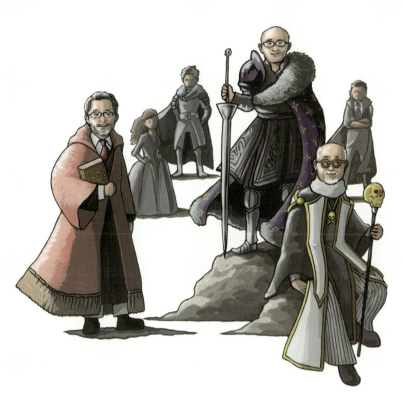

第4章
レジェンド座談会 - Link to the past and future -

Tessier 先生の登場以降、Craniofacial Surgery に
魅了された先生は世界中にあふれました。
しかし、そこには魔物が棲んでいます。
挫折した者も少なくありません。
ここに退官まで続けられた3人の医師がおります。
始めた動機、継続できた原動力、一線を退いた今、未来へ思うこと。
ここに40年の月日を凝縮した1時間を読者と共有します。

ご列席　中嶋英雄　＋　平林慎一　＋　佐藤兼重

司会：坂本好昭

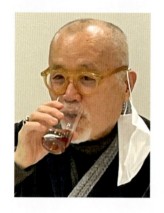

中嶋 英雄（Hideo Nakajima, MD）　　精神形成美容外科医

1973年慶應義塾大学医学部卒業，同形成外科入局。1980年 Tessier 先生（@Hopital Foch）のもとへ留学。1988年より慶應義塾大学医学部形成外科助教授（現准教授）。針付き縫合糸の開発のほか，内装式骨延長器 NAVID system の発案者でもある。頭蓋顎顔面外科のみならず解剖学教室と連携して血行動態から数々の新規皮弁の開発を行った。2010年退職し，群馬病院精神科研修医。2014年クリニークデュボワ・美容整心メンタル科を開業，現在に至る。形成外科時代の経験を活かし，身体醜形障害，美容整形依存症，パーソナリティ障害などを専門とする。

平林 慎一（Shinichi Hirabayashi, MD）　　帝京大学名誉教授

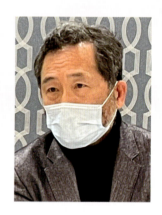

1976年東京大学医学部卒業，東大附属病院研修医（第2外科），1980年 東京大学医学部形成外科入局。1983年 McCarthy 先生（@New York University）のもとへ留学。1986年自治医科大学一般外科講師（形成外科担当）を経て，1993年帝京大学医学部形成外科教授。菅原康志先生とともに世界初の頭蓋骨延長術を施行。2006年には帝京大学医学部形成・口腔顎顔面外科学講座が開設，同主任教授。2007〜2009年日本形成外科学会理事長，2009〜2012年日本頭蓋顎顔面外科学会理事長を歴任し，学会の発展に尽力した。2016年退官し，関越病院創傷センター長，現在に至る。

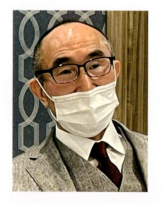

佐藤 兼重（Kaneshige Satoh, MD）　　千葉大学名誉教授

1976年千葉大学医学部卒業，昭和大学医学部形成外科入局。1985年フランス政府給費留学にて Tessier 先生（@Hopital Belvedere），Marchac 先生（@Hopital Necker）のもとへ留学。1996年昭和大学医学部形成外科助教授，2002年同教授を経て，2009年千葉大学医学部形成外科教授。2015年には第16回 ISCFS（国際 Craniofacial Surgery 学会）を会長として招聘し，本邦で初開催した。その参加者数は歴代の同学会で最多となった。2016年退官し，現在は川崎幸病院・第二川崎幸クリニック形成外科・美容外科センター長。

坂本：2022年，新年早々お集まりいただきありがとうございます。日本のクラニオの黎明期を支えられた3人の先生方をお迎えしてお話をお聞きしたく存じます。こんな機会はなかなかありませんので，是非いろいろとお話していただければと存じます。

平林：うん，早くしないと死んじゃうから何でも今のうちに聞いて（笑）。

坂本：それではまず，このクラニオの世界に入ったきっかけを簡単にお願いします。

中嶋：当時の慶應では田嶋（定夫）先生が顔面骨骨折の治療で活躍されていました。そして藤野（豊美）先生が1990年に第32回日本形成外科学会総会を主催した際にTessier先生を招待したんです。そこから留学してこいってことで行って，戻ってきてからですね。

佐藤：私は教科書です。ConverseのPlastic Surgeryの教科書でhypertelorismの症例写真を見て，それもTessier先生の仕事なんですね。その術後結果を見て，この分野に進みたいって。

平林：ちょうど私が入局した東大では教授が福田（修）先生から波利井（清紀）先生に替わろうとしている時でした。その時に梁井（皎）先生が，ただ形成というのではなくて何かサブスペシャリティを持てということを仰ったんです。皆はマイクロっていう雰囲気だったんですけど，ひねくれものなんで皆がやらないクラニオをやろうって思ったんです。そんでニューヨーク大学に留学させてもらってという感じです。

クラニオフェイシャルサージャリーの黎明期

坂本：昔，先生方が始められたころは形成外科学会の中にクラニオっていうセッションはあったんですか？

中嶋：いや，日本ではまだなかったね。初めに私が話したのは1985年の国際頭蓋顎顔面外科の時だったから。

佐藤：覚えていますよ。中嶋先生，その時たしかvascularized cranial bone flapの発表されてましたよね？

中嶋：そうそう，そうだった。そうしたらすぐにcalvarial bone flapって名前変えてMcCarthyがPRSに出したんだよね。こっちは却下されたのに。それを彼が日形総会に来た時に文句言ったら，大森清一先生から「お前は大胆だな」って言われたなぁ。

平林：そのころ，日本では1983年に頭蓋顎顔面外科学会が難波（雄哉）先生を中心にできあがったころですね。このころは顔面外傷がメインでしたね。

中嶋：頭蓋底も含めて顔面外傷って呼んでたね。

平林：クラニオっていうのは先天異常という意味でしたね。

佐藤：あのころはもう田嶋先生の影響が強かったですよね。日本語の教科書がなかった時代にあんな立派な本（『顔面骨骨折の治療』克誠堂出版）を書かれてね。なのでクラニオっていう言葉は最近なんですよね。それが知らぬ間に学会でも隅に追いやられちゃったような感じで。そもそも形成ではクラニオってやってなかったんですよね，もともと脳外科がちょっとやってて。でも症候群っていうところで，形成外科が出てきた。

平林：そのころ一番早くやっていたのは大森喜太郎先生でしたね。Converse先生のところに大森清一先生が「日本のマイクロの技術を教えるから，代わりにクラニオを教えてほしい」って留学させたって聞いています。

佐藤：それがちょうど私たちが卒業して形成外科1年目のころでしたね。

中嶋：あのころはマイクロを誰が1例目をやったとか，先陣争いしてたなぁ。

坂本：先陣争いとしても，もともと日本では頭蓋縫合早期癒合症の患者さんは，脳外科で治療して

いたんじゃないんですか？
中嶋：頭の治療しかできないんだよ。
平林：だから昔は電車に乗っててもクルーゾンだっていう人，ときたまいらっしゃいましたよね。
佐藤：いましたね。
中嶋：昔は見せ物小屋とかにいたんだよね。

P. Tessier 先生の思い出

佐藤：中顔面の手術は Gillies が 1950 年に LeFort Ⅲ をやったのが始まりなんですよね。でもあっという間に後戻りしてしまった。こんなことはやるべきではないって弟子たちに伝えた。その中の1人に Tessier もいたんだけど，彼は 1958 年にもう一度やった。ここで Tessier のすごいところは，そのためにしばらく解剖学教室に出入りしてご遺体で用意周到に準備した。そこがすごい。

平林：そのころは Tessier が対象にしたのは大人だけですよね。

佐藤：そうですね。見た目が良くないから治す，そこからなんですね。

坂本：先生がた皆さん，留学していらっしゃいますけど，留学中の思い出って何かありますか？

中嶋：私は観光ビザで Tessier のところに行ったんだけど，途中から不法滞在になっててさ。

佐藤：観光ビザですと 3 カ月とかですよね？

中嶋：1 回ベルギーあたりに出ればいいんだけど，それが面倒くさくなってさ。そしたら，自動小銃持った警官がアパートに入ってきたんだよ。捕まるかなって焦ったね。他の件で警官は来てたんだけど。

佐藤：いや，Tessier ってのはホントおっかない先生でしたよね。手術場に入れる人数が決まってるんです。それ以上だと入れない。そのころ Tessier は Foch 病院と Belvédère で手術してたんです。その Belvédère がまた古い造りで，ドアがゆるくて，ドア閉めろって怒られたよ。

中嶋：あーそうそう，ナポレオンⅢ世の別荘のところ。うちの息子，そこで生まれたんだよ。木のフロアにカーペットが敷いてあってすごくいい雰囲気だったね。それを自分が開業した時もまねしたの。

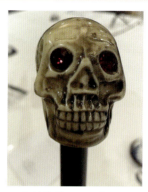

中嶋先生のコダワリ
スティックの柄の部分。
ほかに指環も

平林：私が行ったニューヨーク大学にはあんまり症例がなかったんですよね。メキシコから来てた何人かが Monasterio（Ortiz Monasterio）の方がよっぽどあるってぼやいてましたね。

坂本：Tessier 先生の手術中のお話が出てきましたが，先生がたは手術中はどんな感じでやられてたんですか？

中嶋：私はね，Tessier のまねしてた。道具折ったりぶん投げたりしたよね。

佐藤：私は投げたりはしなかったですけど，クラニオですからドンドンって感じでしたね。Tessier 先生は fellow を奴隷のように扱うわけですよ。まぁ，やっぱり見てきた Tessier 先生のようにしたいって思いますよね。あと私は Marchac（Daniel Marchac）のところにも行ってたんだけど，彼がまた穏やかで親切な人だったんですよね。

中嶋：Tessier で一番印象深いのは，僕も帰ってきてからずっとまねしてやってたことがあるんだけど，手術の手順をメモして手術場に持ってくるんだよ。

佐藤：それを手術場に貼ってましたね。
中嶋：そう，その内容がすごくて，術前シミュレーションしてるんだよ。こうやって，ダメならこうするってずーっと書いてある。それを毎回の手術でやってんの。
平林：それ，アメリカに来た時もやってました。前の日に診察して，それを夜に準備して次の日に持ってきてましたね。
中嶋：あと手術記事に必ずその経過だけじゃなくて，そこで学んだこと，得たものを remark として書いてんだよね。反省っていうかさ，見つけたことを書いて，それがすごい役に立ったね。僕もそのまねしてさ，ずっとやってる。次に活きるし，新しい術式にもつながる。天才って言われてたけど，それはそういう隠れたところの努力があったからだと思うよね。
坂本：イチローの「小さなことを積み重ねることが，とんでもないところへ行くただ１つの道」というのに通ずるところがありますね。

バトル

坂本：留学から戻られて，いざ日本でクラニオという形になったわけですが，先生がた皆さん，普段のお付き合いはあったんですか？
平林：学会でなんとなく話すっていうことはあったけど，どこかに飲みに行くとかはなかったですよね。
中嶋：なかったね。
佐藤：飲みに行くも何も，中嶋先生と平林さんの学会でのバトルがすごいのよ。
全員：（笑）
佐藤：それがまたね，けっこうなバトルをするのよ。平林さんってそんなバトルをする人じゃないのに。あれは誰かにそそのかされてるんじゃないかって思うくらい。
中嶋：いやいや，バトルなんかなかったよね？
平林：はい，なかったです。なんとなく中嶋先生の顔を見ると一言いいたくなっちゃったんです。
中嶋：いやー，どっちかっていうとクラニオよりもフラップの方がバトルがあったよね。考え方の違いから。そもそもクラニオはテクニックだったからバトルにならない。
佐藤：１つ覚えてますよ。モノブロックか何かで平林先生が逆クエスションしたんですよ。
平林：あー，ありましたね。ちょっと挑発するような言い方をしたと思います。
中嶋：結構，挑発するんだよね，平林先生。私はつっぱらないから。基本，謙虚ですからね（笑）。
平林：でもクラニオのセッションは先生がメインだったんです。一度２人で座長したことありましたよね。その時は演者そっちのけで２人でディスカッションしてしまいました。私としたら，自分がやっていない奇抜なアイディアなので，それだとどうなるんだっていう純粋な興味だったんです。あとあと叱られましたけど。
佐藤：いやいや，あのディスカッションの場は本来はそういう議論があるべきところなんですよね。
平林：あっ，そういえばみんなで安曇野に行きましたよね？　覚えてます？
佐藤：あー，信州の廣瀬（毅）先生が会長された時でしたね。中嶋先生が教育委員長で，私たちが委員で。
中嶋：あー，うんうん，思い出した。覚えてる。夕方 BBQ して。ずっと肉焼いてたなぁ。
坂本：そんなこと，やったんですか。ちゃんと集まってやってるじゃないですか。
平林：何十人って来ましたよね。BBQ して，そのあと夜遅くまで飲みながら討論もしたから，声も大きくなったりしてね。
佐藤：やる前に中嶋先生のところに行って，いろいろ打ち合わせしたんですよね。その時に中嶋先生が少年漫画の週刊誌を持ってきてて，まだ読ん

でるのかってびっくりしました。

中嶋：そうだったっけ？　でもね，そうやってもてなすというか，ワイワイやるのは好きなんだよね。お祭り好きだから。

モチベーション

坂本：先生がたが退官されるまでクラニオをやり続けた，そのモチベーションになったものはなんでしょうか？

中嶋：そんなふうに大きな動機はないけどさ，俺が辞めたら困るだろうっていうところだよ。やれるもんならやってみろっていう自己満足ね。まぁ，うぬぼれかもしれないけどね。クラニオは今でも完成されてないよね。つまり改善の余地があるじゃない。そこが一番のモチベーションだった。もっと合併症のリスクを減らして，よく治してあげようって。さっきのTessier先生じゃないけど，手術の前には寝ずに新しい術式を考えてたよ。まぁ，ひがみかもしれないけど，教授職になっていたらできなかったと思う。お2人は違いましたが，どうしても教授になると一番になったって思っちゃう。そう思っちゃったら，どうしてもそこで成長は止まっちゃうから。

平林：私のモチベーションですか。モチベーションの逆はありましたね。日本だと，アメリカやヨーロッパに比べると症例も少なくて，経験値はなかなかすぐには積めない。そんな中で感染などの合併症が起きると，もう，しばらくはストレスですよね。モチベーションどころじゃない。やめたくなる。それでも時間が経てば，よしやってみようとなる。そんなものでした。中嶋先生も今仰ったけど，クラニオは完成されてないんですよ。覚えているのが，クルーゾンの患者さんに中顔面の治療をしたんです。手術をやった私からしてみれば結果はまだ全然不十分なんです。でもその患者さんは「手術の前はスーパーマーケットに行くとみんなが振り向いていた。でも手術後は振り向かなくなった。ありがとうございました」って言ってくれたんです。その時は救われた気がしました。しかし，もっと良くできただろうにとも思いました。その葛藤でしたね。症例を経験すればするほど，ただただ怖かった。年をとればとるほどストレスでしたね。先生がたはどうですか？

佐藤：最近は年をとってダメですけど，現役のころは怖いは怖いけど，ストレスではなかったかな。でもそこは私の場合は，もともと興味があったってのが大きいと思いますよ。モチベーションでいえば，やっぱり治してあげて患者さんが喜んでくれた，それですよね。そしてやる人間がいれば患者も集まってきて。中嶋先生が仰ったように，自分がやんなきゃダメって思うようになった。まぁでも，引き継ぐタイミングが大事だよね。

中嶋：佐藤先生は自分がやりたい道に進めたわけだけど，私の場合，もっと正直言えばさ，他にやることができなかったんだよね，組織の中で追い詰められてて。やりたいことはいっぱいあったしアイディアもいっぱいあったけど，もうお前はクラニオだけやっていればいいっていうレールを敷かれちゃったっていうかさ。でもやるんならクラニオを突き詰めようって自分なりに努力したのよ。だって大変じゃない，わかっていると思うけど。自分の命を削るような手術だよ，言ってみれば。

平林：本当ですよね。

中嶋：気楽にチャンチャンなんてできっこない。ストレスの塊だったよ。

平林：あれだけのリスクを負って，患者にもつらい思いをさせて，果たしてやるべきなのかって私も思ってしまいました。

佐藤：ただ，一発勝負で終わるような疾患では決してないと。責任をもって患者にメスを入れたのだから，大人になるまで見届けないといけない。だから続けるしかないんですよね。

形成外科と美容外科

佐藤：今の形成外科を取り巻く問題点は，形成外科を受診する患者よりも形成外科医が多すぎるってことでしょうか。

平林：はい，谷野（隆三郎）先生から多すぎると言われたことがあります。もっとちゃんと数を考えないといけないって。熱傷も昔に比べたら減ってきたし，手足の切断も少なくなってきて，そういう時代に形成外科がレジデントを取るんだったら，飯食わせる責任があるだろう。そして僕は一番いいのはやっぱり美容だと思うんですよ。

中嶋：そのまま美容の知識も得て，形成外科を続けてくれるんならいいよ。だけど，せいぜい専門医とって，そのあとは美容に行こうとする気構えなんじゃないかな。それは形成外科にとっては危機的な状況だと思う。他から見たら美容外科医予備軍を育てている科だって思われかねないから。本当の意味での形成外科医は足りなくなっていくよ。

佐藤：若い人の考えも時代とともに変わったと思います。営利主義の考えから，医者っていう仕事が決して割のいい仕事じゃないっていうところに行きつくと，美容に流れちゃうのは時代の流れなんですかね。嘆かわしいことですけど，否定もできない。

中嶋：昔，形成外科は外科とかの便利屋だったじゃない？　結構みじめだったよ。それが学問として成立するようになり，臨床医学の分野として何十年もかかって認知される存在になってきた。それが崩れちゃう，また元に戻っちゃう。それは嘆かわしい。

平林：ただこのままいったとすると，形成外科はどうなっていきますかね。悪性腫瘍はどんどん薬で治っていきますよね，今後。形成外科が一生懸命，再建するなんてこと，近い将来なくなっちゃうかもしれませんよね。

佐藤：昔から最後に残るのは美容外科と言われてますよね。

中嶋：美容に生き残る道を求めたら，形成外科は進歩しない。止まる。だれもリスキーなことはしない。もう世の中の常さ。やっぱり悪貨は良貨を駆逐するんだよ。金になるならそっちに行くに決まってる。

クラニオの行く末

佐藤：それでもクラニオは残る。ただ少数精鋭でしょうね。少数精鋭って言葉で言うのは簡単ですけど，日本人はキャラ的になかなか難しいかもしれませんけどね。あくまで私の思いです。

中嶋：さっきの話と矛盾して逆になっちゃうけど，形成外科にとってクラニオフェイシャルサージャリーは真髄だよね。非常に難しくって，それを治そうって思う。それが醍醐味であり，クラニオフェイシャルが形成外科の中心でなければダメだと思う。

平林：その一方でわれわれは悩み続けるんですよね。クラニオで生まれちゃった子を人為的に無理やり形を直すことが本当に正解かどうかわかんない。Simple craniosynostosis の子供など，治さなくてもひょっとしたら何も問題ないんじゃないかって。

中嶋：ある時さ，患者の両親に手術の説明をした時に，「先生，自分の子供にこの手術しますか」って聞かれたの。その時絶句しちゃって答えられなかった。頭の中で多分しないだろうと思ったんだろうね（笑）。それから手術を決める時に，毎回それを自問自答するようになったね。

平林：さっきも言いましたけど，患者は喜んでくれていても，完璧には治せていないっていう葛藤があるじゃないですか。中嶋先生は自問自答して答えは出ましたか？

中嶋: 出なかった。それでも続けたのは,非常に綺麗事を言えばさ,形成外科医の使命感。完璧には治せないけど,少しでも良くしてあげたいとは思っていた。そのために少しでも良くできる方法がないかって考え続けるのは,僕らの,クラニオの使命じゃないかなって。

佐藤: 形成外科が形を変える科であるという視点に立てば,クラニオは形成外科の醍醐味ですよ。一番変えられる領域です。やっぱり必要だと思いますよ,これからも。そしてクラニオを引き継いで守っていく人がいることが大事ですよ。まぁ,引退した身がする話じゃないだろうけどね。

坂本: いえいえ。でもそれが,この本に託した使命です。

(2022年1月15日,於:ガーデンパレス御茶ノ水)

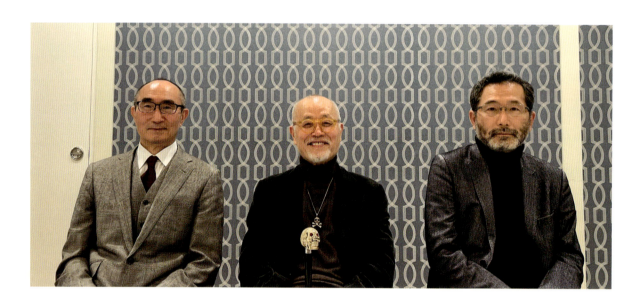

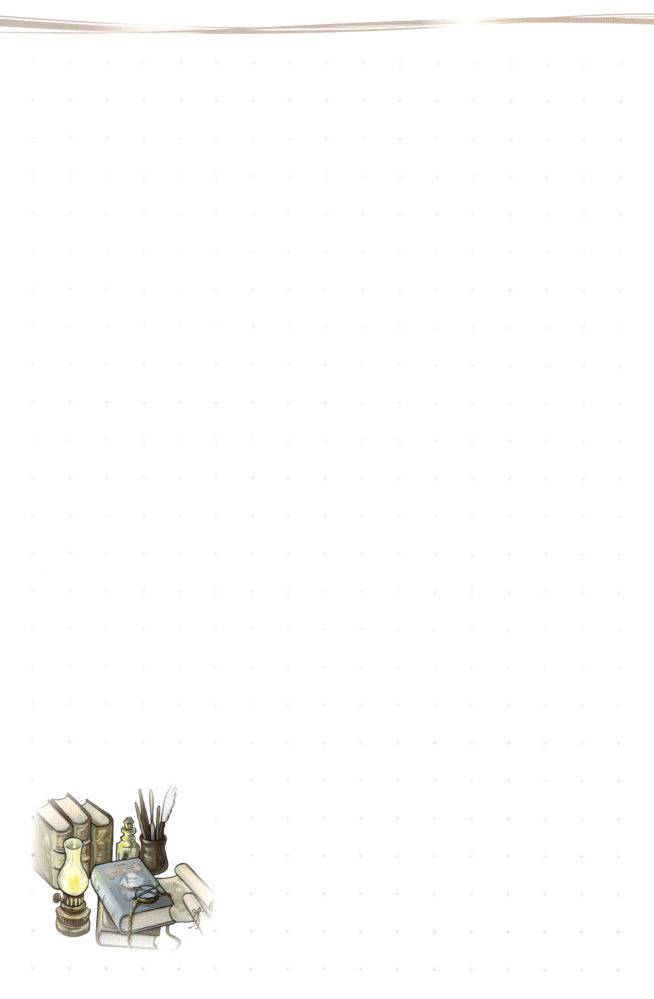

おわりに

道が記されていない宝の地図を手に入れて

思えば地道なレベルアップから始まりました

さあ、いよいよ宝箱をあけるとき

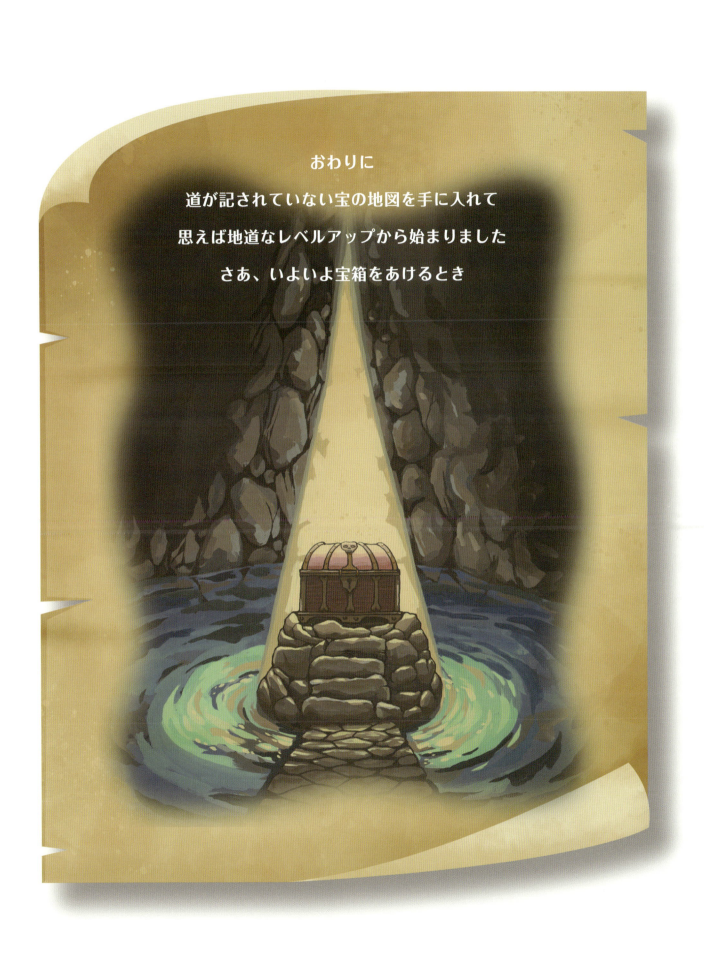

索引

和文索引

【い】
インカ骨 ---------- 173

【う】
うっ血乳頭 ---------- 174

【か】
ガミースマイル ---------- 110

【お】
横静脈洞 ---------- 173

【か】
下顎枝垂直骨切り術 ---------- 132
下顎枝矢状分割術 ---------- 132

【し】
指圧痕 ---------- 174
視神経萎縮 ---------- 174
小脳扁桃下垂 ---------- 176
上矢状静脈洞 ---------- 173

【そ】
側頭筋骨膜弁 ---------- 20

【と】
頭蓋骨膜洞 ---------- 175
導出静脈 ---------- 175

【は】
白銀比 ---------- 108

【ひ】
鼻尖形成 ---------- 92
鼻中隔延長 ---------- 92

英文索引

【A】
antilingula 135

【B】
barrel stave osteotomy 195
bilateral lambdoid and sagittal synostosis : BLSS
  241
Breschet 孔 13, 18

【C】
caudal rotation 97
cephalic index 190
chin width 112
columella strut 92
coronal ring 235
cranialization 18

【D】
dish face 39
dismasking flap 42

【E】
emissary vein 175
E ライン 108

【F】
fan cut 227
floating bone 196
frontal bossing 190

【G】
geometric expansion 204
gonial angle 112, 155
Gonion 153
guided bone regeneration 273
gull-wing deformity 243

【H】
harlequin orbit 225

【I】
incisor show 110
intraoral vertical ramus osteotomy : IVRO ... 132

【K】
kerf bending technique 220
keystone area 84

【L】
lip incompetence 111

【M】
Marchac template 231, 232
MoD 法 213
monobloc 骨切り術 254
multi-directional calvarial distraction ostegenesis
 : MCDO 250

【N】
nasion 73
nasolabial angle 111
NAVID system 213

【P】
panfacial fracture 38
Pitanguy line 116
pitch 123
Pogonion 153
Pourquoi pas 180
pterygomasseteric sling 157

【R】
rapid response system : RRS 9
roll 123

【S】
saddle form deformity 190
sagittal sinus 173
sagittal split ramus osteotomy: SSRO 132
scroll ligament 97
short lingual osteotomy 133

SIMON -- 87
sinus pericranii ---------------------------------- 175
sphenoid ridge ----------------------------------- 176
sphinx position ----------------------------------- 179
stab incision -------------------------------------- 88
strip craniectomy ------------------------------- 190
stump osteotomy --------------------------------- 88
supine position ------------------------- 177, 178
supratip break point --------------------------- 73
SYLVIA --- 87

【T】
temporal buldging ----------------------------- 225

temporalis advancement ---------------------- 224
tongue-in-groove ------------------------------- 219
transverse sinus -------------------------------- 173

【W】
Webster triangle --------------------------------- 81

【Y】
yaw -- 123

編者紹介

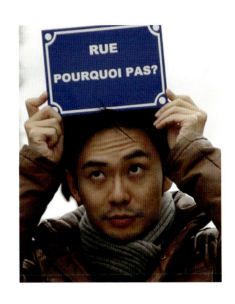

Yoshiaki Sakamoto M.D., Ph.D.

坂本 好昭 (さかもと・よしあき)

慶應義塾大学医学部形成外科講師　医学博士

2005年　慶應義塾大学医学部卒業
　　　　（卒業旅行は1カ月かけてのヨーロッパ1周）

2007年　同形成外科に入局。Necker小児病院
　　　　（France）留学を経て，2016年より現職

趣 味　海外での現地ステッカー探し（スーツケースデコレーション用），海釣り，知恵の輪

所属学会
日本形成外科学会専門医・領域指導医
皮膚腫瘍外科分野指導医，小児形成外科分野指導医
日本頭蓋顎顔面外科学会専門医，日本美容外科学会専門医
日本形成外科手術手技学会／日本シミュレーション外科学会／
日本小児科学会／日本頭蓋底外科学会

International Society of Craniofacial Surgery, Active member
Asian Pacific Craniofacial Association, Active member
American Association of Plastic Surgeons, Active member
European Association of Plastic Surgeons, Corresponding member

著 書　**編 著**
コンパス「顔面骨骨折の治療　ベーシック編」（2022年）

形成外科治療手技全書第1巻「形成外科の基本手技」（克誠堂出版）
形成外科治療手技全書第4巻「先天異常」（克誠堂出版）
「脂肪注入移植術」（克誠堂出版）
「今日の小児治療指針　第17版」（医学書院）
「眼手術学〈2〉眼瞼」（文光堂）　　　　　　　上記分担執筆　ほか多数

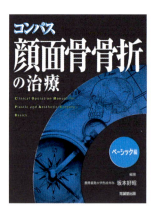

コンパス
顔面骨骨折の治療　ベーシック編
坂本好昭　編著
282p　2022年刊行
20,900円（本体19,000円＋税10%）

コンパス 顔面骨の整美と治療　アドバンス編　＜検印省略＞
Aesthetic & Craniofacial surgery

2024年11月1日　第1版第1刷発行

定　価　￥33,000円（本体 30,000円＋税10%）

編　著　　坂 本　好 昭
発行者　　今 井　良
発行所　　克誠堂出版株式会社

〒113-0033　東京都文京区本郷3-23-5-202
電話 03-3811-0995　振替 00180-0-196804
URL　http://www.kokuseido.co.jp

印刷・製本・組版：シナノパブリッシングプレス
イラストレーション：坂本好昭／MARE　鍵本陽子
デザイン・レイアウト：(株)物語社 新井田清輝／さとうかずみ

ISBN 978-4-7719-0599-3 C3047　￥30000E
Printed in japan ⒸYoshiaki Sakamoto, 2024

● 本書の複製権，翻訳・翻案権，上映権，譲渡権，公衆送信権，二次的著作物利用権は克誠堂出版株式会社が保有します。
● 本書を無断で複製する行為(複写，スキャン，デジタルデータ化など)は，「私的使用のための複製」など著作権法上の限られた例外を除き禁じられています。病院，診療所，企業などにおいて，業務上使用する目的(診療，研究活動を含む)で上記の行為を行うことは，その使用範囲が内部的であっても，私的使用には該当せず，違法です。また私的使用に該当する場合であっても，代行業者等の第三者に依頼して上記の行為を行うことは違法となります。
● JCOPY　＜(社)出版者著作権管理機構　委託出版物＞
本書の無断複写は著作権法上の例外を除き禁じられています。複写される場合は，そのつど事前に(社)出版者著作権管理機構（電話 03-5244-5088, FAX 03-5244-5089，e-mail: info@jcopy.or.jp)の許諾を得てください。